WALTER PIERPAOLI
WILLIAM REGELSON
Melatonin

Buch

Das Hormon Melatonin wird im menschlichen Körper durch die Zirbeldrüse produziert und beeinflußt das Wohlbefinden und den Alterungsprozeß. Eine zusätzliche Einnahme von Melatonin verspricht ein wesentlich besseres Befinden bis ins hohe Alter und womöglich sogar eine faktische Lebensverlängerung um mehrere Jahre bis Jahrzehnte. Abschließende Erkenntnisse zu diesem Punkt liegen noch nicht vor, doch die Forschung läuft weiter, und schädliche Nebenwirkungen des Hormons sind bislang nicht bekannt. Die Autoren sind die Entdecker dieser bahnbrechenden Erkenntnisse über das Wunderhormon, und sie zeigen auf, was ihre Erkenntnisse für die Menschen heute und in der Zukunft bedeuten können und wie man sich das erstaunliche Hormon zunutze machen kann.

Autoren

Walter Pierpaoli ist international bekannter Mediziner und Spezialist auf dem Gebiet der Alterungsprozesse und des Immunsystems. Er arbeitet überdies in der Schweiz und spricht fließend Deutsch.
William Regelson ist Medizinprofessor an der Virginia Commonwealth University und seit über zwanzig Jahren einer der führenden Köpfe auf dem Gebiet der Alterungsprozesse.
Carol Colman ist eine preisgekrönte Medizinjournalistin und Ko-Autorin einer Reihe von Büchern.

Walter Pierpaoli
William Regelson
mit Carol Colman

Melatonin

Schlüssel zu ewiger Jugend,
Gesundheit und Fitneß

Aus dem Amerikanischen
von Susanne Seiler

GOLDMANN

Die Originalausgabe erschien 1995 unter dem Titel
The Melatonin Miracle bei Simon & Schuster, New York

Deutsche Erstausgabe

Umwelthinweis:
Alle bedruckten Materialien dieses Taschenbuches
sind chlorfrei und umweltschonend.
Das Papier enthält Recycling-Anteile.

Der Goldmann Verlag
ist ein Unternehmen der Verlagsgruppe Bertelsmann

Deutsche Erstausgabe April 1996
© 1996 der deutschsprachigen Ausgabe
Wilhelm Goldmann Verlag, München
© 1995 der Originalausgabe Walter Pierpaoli und William Regelson
Umschlaggestaltung: Design Team München
Übersetzung des wissenschaftlichen Anhangs
von Klaus-Werner Wenzel
Satz: All-Star-Type Hilse, München
Druck: Elsnerdruck, Berlin
Verlagsnummer: 12710
Herstellung: Martin Strohkendl, München
Lektorat: Olivia Baerend
Redaktion: Ingrid Holzhausen
Made in Germany
ISBN 3-442-12710-6

3 5 7 9 10 8 6 4

Widmung

Für meine Eltern Giuseppina und Mario Pierpaoli, denen ich die Genetik meines Körpers, meines Bewußtseins und meiner Seele sowie meine Ausdauer und die Fähigkeit zu lieben und zu leiden verdanke. Ich stehe ebenfalls zutiefst in der Schuld der Skeptiker, auf deren Herausforderungen die Beweise für die Altersuhr an dieser Stelle eingehen.

WALTER PIERPAOLI

Für Anna Regelson und Sylvia Phillips Regelson.

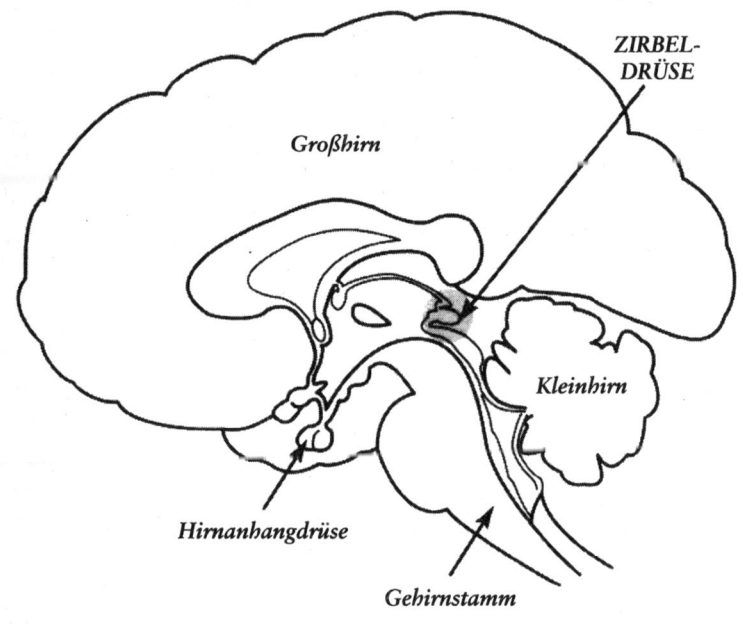

Inhalt

Eine Bemerkung an den Leser 9
Vorwort 11
Vorwort des wissenschaftlichen Übersetzers 19

Teil I: Die Verjüngungshormone der Natur 21
1. Das Melatonin-Wunder 23
2. Die Geschichte Pierpaolis: Erste Anhaltspunkte
   bei der Jagd nach der Altersuhr 23
3. Die Altersuhr wird gefunden 36
4. Die Zirbeldrüse: Ihr »Drittes Auge« 79
5. Melatonin: Jünger werden 98

Teil II: Das Anti-Krankheitshormon der Natur 111
6. Das Immunsystem: Leibwächter der Natur 113
7. Melatonin schützt gegen Krebs
   und wirkt als Anti-Krebsmittel 131
8. Melatonin für ein starkes Herz 151
9. Aufregende Fronten: Die Verheißung der Zukunft 162

**Teil III: Das sexfördernde Hormon der Natur
und andere Vorzüge von Melatonin** 183
10. Melatonin und Sex 185
11. Das streßreduzierende Hormon 197
12. Das Schlafmittel der Natur 208
13. Sich wieder einpendeln: Wie man Jet-lag
    und jahreszeitbedingte Störungen überwindet 221
14. Die richtige Dosierung 232

Nachwort: Für ein neues Paradigma des Alterns 248
Anhang 252
Ausgewählte Literatur 276

Danksagungen

Dieses Buch wäre ohne die außerordentlichen Fähigkeiten, die Begeisterung und sehr harte Arbeit der Autorin Carol Colman und dem persönlichen Engagement und der brillanten Vision von Laurie Bernstein nicht zustande gekommen. Dankbare Anerkennung geht an unsere Agentin Barbara Lowenstein, aber auch an Owen Davies für seinen Beitrag und seine Starthilfe. Wir verdanken viel der Inspiration von Walters Arbeit über das Altern seinem geliebten Freund, dem verstorbenen Vladimir Dilman aus St. Petersburg in Rußland, dessen Begriff des Zerfalls des zentralen hypothalamischen Rückmeldemechanismus während des Alterns die Uhr des Alterns um Jahrzehnte vorwegnahm. Wir möchten auch Ashley Montagu danken, dessen Intuition für uns ein Angelpunkt war und sehr geschätzt wurde. Außerdem erwähnen möchten wir Nicola Fabris, Gonzague Kistler, Novera Spector, Changxian Yi, Vladimir Lesnikov, E. Mocchegiani, Samuel McCann und alle anderen lieben Kollegen am INRCA in Ancona wegen unseres gemeinsamen Ziels, für ein besseres Leben das Altern zu überwinden.

Walter dankt Annemarie, Ezra und Sarah Pierpaoli sowie Gualberto Gualerni dafür, daß sie am vielschichtigen Verlauf seines Lebens teilhatten und nach wie vor teilnehmen, und Gott für seine Frau Lisa, die während jener äußerst dunklen Tage im Tessin bei ihm war, als die ersten Anzeichen der Altersuhr auftauchten.

William dankt für die Hilfe von Don Yarborough und Sen sowie von Alan Cranston, dessen Bemühungen FIBER ins Leben riefen, das viele Wissenschaftler verband, um Untersuchungen auf dem Gebiet der Biologie des Alterns voranzutreiben.

Eine Bemerkung an den Leser

In diesem Buch erzählen wir Ihnen, wie Melatonin Ihnen helfen kann, sich zu »verjüngen« (Teil I), gesund und länger sexuell aktiv zu bleiben (Teil II), nachts besser zu schlafen und Ihre Lebensqualität auf vielfältige Art zu steigern (Teil III). Wir wissen, daß Sie, haben Sie einmal mehr über die Art und Weise erfahren, wie Melatonin diese »Wunder« vollbringt, begierig darauf sein werden, genau zu erfahren, wie Sie Melatonin einnehmen können, um all seine Vorzüge auszuschöpfen. Wir möchten, daß Sie wissen, daß alle nötigen Informationen über Dosierungen sowie die genauen Anweisungen, wann und wie Melatonin einzunehmen ist, in Kapitel 14 zu finden sind.

Die Ideen, Verfahren und Anregungen in diesem Buch ersetzen keinesfalls die Dienste eines ausgebildeten Arztes. Alle Angelegenheiten, die Ihre Gesundheit betreffen, bedürfen einer medizinischen Betreuung. Wenn Sie bereits an irgendwelchen Beschwerden leiden, sollten Sie Ihren Arzt konsultieren, ehe Sie die Vorschläge und Verfahren anwenden, die Sie in diesem Buch beschrieben finden. Jede Anwendung der hier beschriebenen Behandlungsweisen geschieht auf eigenes Risiko. Falls Sie regelmäßig rezeptpflichtige Medikamente einnehmen, konsultieren Sie bitte Ihren Arzt, ehe Sie mit Melatonin beginnen. In manchen Fällen kann Melatonin die Wirkung gewisser Medikamente verstärken, weshalb die Dosis unter Umständen entsprechend zu reduzieren ist.

Vorwort

Am 4. Juni 1993 versammelte sich eine Gruppe von fünfzig prominenten Wissenschaftlern aus aller Welt auf Stromboli, einer idyllischen Insel nahe der italienischen Küste, um an der Dritten Stromboli-Jahreskonferenz über Krebs und Alterung[*] teilzunehmen. Die Männer und Frauen, die sich uns an diesem Tag anschlossen, berichten über die unvergeßlich geladene Atmosphäre, die sie empfanden, eine Atmosphäre, die manche den Auswirkungen des uralten Vulkans der Insel zuschreiben. Denn nach wie vor bricht der Vulkan in Abständen von 15 Minuten (sanft) aus, wie er es schon seit Jahrtausenden tut. Der zeitlose Vulkan war zwar eine passende Kulisse für diese Konferenz, doch ziehen wir es vor anzunehmen, daß der wirkliche Grund für die Elektrizität in der Luft der erstaunliche wissenschaftliche Durchbruch war, der die hervorragenden Gelehrten, Ärzte und medizinischen Forscher zusammenführte.

Diese Entdeckung enthält die sehr reale Verheißung, daß wir noch zu unseren Lebzeiten in der Lage sein werden, unser Leben nicht nur um Jahre, sondern um Jahrzehnte zu verlängern. Darüber hinaus werden wir diese zusätzlichen Dekaden in einem gesunden, starken und jugendlichen Körper zubringen.

Für die Organisatoren der Konferenz markierte ihre fünftägige Dauer den Höhepunkt jahrzehntelanger Studien und Forschungen, durch die sich unsere Sicht des Alterungsvorgangs radikal veränderte. Ebenso erging es den Konferenzteilnehmern, als wir ihnen un-

---

[*] Die Berichte, die anläßlich dieser Konferenz vorgestellt wurden, sind veröffentlicht worden in *The Aging Clock: The Pineal Gland and Other Pacemakers in the Progression of Aging and Carcinogenesis – Third Conference on Aging and Cancer* (NATO Advanced Research Workshop No. 920909), Annalen der New Yorker Akademie der Wissenschaften, Band 719, 31. Mai 1994 (Walter Pierpaoli, William Regelson und Nicola Fabrics, Hg.).

sere Resultate mitteilten. Bevor noch mehr Zeit verstreicht, möchten wir diese Einsichten mit Ihnen teilen. Wir sind überzeugt, daß sich auch Ihre Sicht des Alterungsprozesses völlig verändert haben wird, wenn Sie dieses Buch gelesen haben.

Auf der Stromboli-Konferenz präsentierten wir unsere Entdeckung dessen, was wir die »Altersuhr« nennen, das Zentrum im Gehirn, das den Alterungsvorgang kontrolliert. Wir stellten ebenfalls die Resultate unserer Arbeit mit Melatonin vor, jenem bemerkenswerten Hormon, das von der Altersuhr ausgeschüttet wird und als deren chemischer Bote dient. Wir erklärten, daß die Altersuhr unserem Körper durch ihren Boten Melatonin sagt, wann er altern soll. Wir zeigten auf, daß Melatonin, das in synthetischer Form rezeptfrei in Apotheken und Drogerien in den Vereinigten Staaten erhältlich ist, lebensverlängernd wirken und vielen körperlichen und psychischen Krankheiten vorbeugen kann, die in hohem Maße mit dem Alterungsprozeß assoziiert werden. In diesem Buch werden Sie viel über die Altersuhr und auch über das erfahren, was wir das Melatonin-Wunder nennen.

Bevor wir jedoch weiterfahren, möchten wir Ihnen zunächst etwas über uns, die Autoren dieses Buches, erzählen. Erst möchte ich Ihnen den Mann vorstellen, der die Stromboli-Konferenz über Alter und Krebs ins Leben rief, den Mann, der unsere Vorstellung vom Altern revolutionierte, meinen Kollegen und Ko-Autoren Dr. med. Dr. phil. Walter Pierpaoli. Walter ist Direktor der Biancalana-Masera-Stiftung für Altersforschung in Ancona, Italien, eines der innovativsten Forschungsinstitute der Welt. Ich genieße nun schon seit zwei Jahrzehnten das Privileg, mit Walter zusammenzuarbeiten, und bin immer wieder beeindruckt von seiner Kreativität und seinen außergewöhnlichen Leistungen. Walter ist Arzt und ein international anerkannter Wissenschaftler, der einige der interessantesten Arbeiten auf Gebieten wie Immunologie, Endokrinologie und Altersforschung hervorgebracht hat. Er ist eine jener seltenen Mischungen: Ein Mann, der nicht nur eine Vision hat, sondern auch über die Ausbildung, die Intelligenz, die Mittel und die Beharrlichkeit verfügt, um diese Vision in die Wirklichkeit umzusetzen. Er ist einer der weltbesten Wissenschaftler, doch ist er – wie die besten seiner Kollegen – auch ein Humanist. Walter ist vielleicht immer schon so etwas wie ein Einzelgänger gewesen und verdankt seinen außerordentlichen Erfolg möglicherweise dem Umstand, daß er während seiner ganzen Laufbahn stets bereit war, wissenschaftliche Dogmen in Frage zu stellen, wenn seine Intuition es von ihm verlangte.

Sie können sich vielleicht an eine Zeit erinnern, als Ärzte Patienten, die sich ohne ersichtlichen Grund krank fühlten, mit der Bemerkung abspeisten, sie würden sich ihre Symptome nur »einbilden«. Wenn Ärzte heute seltener zu solchen Aussagen neigen und anerkennen, daß emotionaler (und körperlicher) Streß alle Organsysteme beeinträchtigen kann, und wenn sie demzufolge ihre Patienten entsprechend behandeln, haben wir das zum Teil Walter zu verdanken. Er war einer der ersten Forscher, der das herstellte, was wir heute die Körper-Geist-Verbindung nennen. Er zeigte auf, daß unser Immunsystem und unser Drüsenhaushalt, die unter anderem darüber entscheiden, wie wir auf Streß reagieren, uns gesund halten und in ständigem Austausch stehen, und daß das, was dem einen geschieht, das andere unweigerlich beeinflußt. Ich denke, Sie werden bald mit mir darin übereinstimmen, daß Walters größte Gabe – das, was aus ihm einen brillanten Wissenschaftler macht – seine Fähigkeit ist, intuitiv Verbindungen herzustellen oder zu sehen, die von anderen vielleicht nicht bemerkt werden.

Ich betrachte meine Arbeit mit Walter als Höhepunkt einer Karriere, die ich der Pionierarbeit auf neuen Gebieten gewidmet habe. Als ich mein Medizinstudium abgeschlossen hatte, spezialisierte ich mich am Memorial Sloan Kettering Cancer Research Institute, wo ich einer der Forscher der ersten Stunde auf dem Gebiet der Krebschemotherapie und Immunotherapie war. Vor der Chemotherapie und der Immunotherapie gab es als Krebsbehandlung nur die Bestrahlung und den chirurgischen Eingriff, Behandlungsmethoden, die sich in bezug auf die meisten Krebsarten als ineffektiv erwiesen. Nach dem Zweiten Weltkrieg wurden jedoch neue Medikamente entwickelt, die das Wachstum von Tumorzellen hemmen konnten. Diese Medikamente lieferten die Grundlage für die ausgeklügelten chemotherapeutischen Maßnahmen, die heute zum Teil mit viel Erfolg bei einer ganzen Reihe von Krebsarten angewandt werden. Ich führte meine Forschungen am Buffalo's Roswell Park Memorial Institute fort, dem ältesten Krebsforschungsinstitut der Vereinigten

Staaten, und zog später nach Richmond, um mich der Fakultät des Medical College of Virginia der Virginia Commonwealth University anzuschließen.

Mein Interesse am Alterungsvorgang ist ein natürlicher Ableger meiner Arbeit in der Krebsforschung, denn obgleich Krebs jeden in jedem Alter treffen kann, ist er vor allem eine Alterskrankheit. Anders ausgedrückt, unser Risiko, an Krebs zu erkranken, nimmt mit zunehmendem Alter bedeutend zu. Krebs hat in den Vereinigten Staaten und anderen westlichen Ländern epidemische Ausmaße angenommen, und wir haben eine solch schreckliche Angst vor ihm, daß wir alles Mögliche gegen ihn unternehmen. Wir essen Knoblauchzehen, schlucken pfundweise Vitamine, zählen Fettprogramme und verzehren große Mengen bestimmter Nahrungsmittel wie beispielsweise Brokkoli. Es gibt sicherlich Hinweise für positive Effekte dieser Maßnahmen, und ich meine nicht, daß Sie sie aufgeben sollten. Ich mache das ja zum Teil selbst auch. Dennoch bin ich zu dem Schluß gekommen, daß eine noch effektivere Art, Krebs zu vermeiden, darin besteht, unseren körperlichen Verfall im Laufe des Alterungsprozesses zu stoppen. Wir Altersforscher nennen es »jugendlich bleiben«. Jugendlich bleiben, heißt nicht, daß wir nicht älter werden. Die Zeit vergeht, egal was wir tun. Doch wird unser Körper nicht den für unseren heutigen Alterungsvorgang typischen rapiden Verfall erleben. Wenn wir jugendlich bleiben, können wir unseren Körper jung und stark erhalten, und wir machen uns weniger anfällig für Krebs und andere Leiden. Wie wir erklären werden, kann Melatonin uns dabei helfen, Kontrolle über die Altersuhr unseres Körpers zu erlangen.

Dem Gedanken, der Mensch könne irgendwie auf den Alterungsprozeß einwirken, ist seitens der medizinischen Gemeinschaft seit jeher ein gewisses Maß an Widerstand entgegengebracht worden. Als Arzt kann ich Ihnen sagen, daß die meisten Mediziner konservativ sind und daß es Jahre dauern kann, bis sogar eine äußerst wertvolle neue Idee Fuß faßt und an Akzeptanz gewinnt. Die Geschichte ist voller Beispiele, wie die Gemeinschaft der Ärzte sich vehement gegen neue Ideen wehrte, die sie später voll und ganz bejahte. Noch vor einem Jahrhundert lachte man Louis Pasteur aus, weil er meinte, die winzigen Organismen, die er Mikroben nannte, könnten tatsächlich Krankheiten übertragen. Ähnlich ging es Ignaz Philipp Semmelweis in Wien, der wegen seiner Ansicht schikaniert wurde, Ärzte sollten sich vor Eingriffen die Hände waschen. Vor einem halben Jahrhundert belächelte man Forscher, die die Meinung vertraten, Vitamin E leiste gute Dienste bei der Behandlung von Herzleiden. Heute gibt man Herzpatienten routinemäßig hohe Dosen Vitamin E nach einer Bypassoperation am Herzen, weil sich gezeigt hat, daß es den Heilungsprozeß beschleunigt und erneut Verstopfungen entgegenwirkt. Vor einem Jahrzehnt entdeckten zwei australische Mediziner, Drs. Barry Marshall und Robin Warren, daß ein Bakterium namens *h. pylori* für die meisten Magengeschwüre verantwortlich ist und daß Magengeschwüre mit Antibiotika statt Antiazida geheilt werden können. Ihre Ankündigung wurde von beinahe jedem Verband von Magen-Darm-Spezialisten mit Skepsis aufgenommen. Heute ist ihre Behandlungsweise bei Magengeschwüren jedoch die meist verbreitete. Ich könnte weitere Beispiele anführen, doch ich denke, diese reichen, um Sie davon zu überzeugen, daß viel Zeit vergehen kann, bis neue Ideen in die medizinische Praxis Eingang finden, und daß es meist der Patient ist, der unter diesem Mangel an Akzeptanz leidet.

Ich empfehle keine Anwendung von Medikamenten und Therapien, die nicht hinreichend erprobt worden sind. Ich will damit nur andeuten, daß viele gute Ideen nicht eingehender untersucht werden, weil sich die moderne Medizin gegenüber neuen Behandlungsweisen oft sehr verschlossen zeigt. Wenn es darum geht, Forschungsgelder locker zu machen, geraten viele einfallsreiche und wirklich innovative Forscher ins Hintertreffen gegenüber jenen, die den konventionell etablierten Regeln folgen. Nach mehreren Jahrzehnten medizinischer Forschungsarbeit in einem Klima, das sich Veränderungen gegenüber allzuoft resistent zeigte, entschloß ich mich, es Wissenschaftlern leichter zu machen, neue und unerkundete Pfade zu beschreiten. Im Jahre 1980 organisierte ich den Foundation Fund for Integrative Biomedical Research (FIBER), eine Gruppe von Wissenschaftlern, die sich dem Ziel verschrieben, innovative Forschung auf dem Gebiet des Alters zu ermutigen und zu finanzieren. FIBER hatte sich das Ziel gesetzt, interdisziplinäre Forschungsprogramme zu fördern und Startkapital für Wissenschaftler bereitzustellen, die neue Ideen verfolgen wollten, damit sie die Anerkennung erhielten, die es ihnen erlauben würde, zusätzliche Mittel aus traditionellen Quellen zu beziehen. Außerdem sollte durch FIBER der Geist der Partnerschaft und Zusammenarbeit zwischen Wissenschaftlern gefördert werden. Vor allem wenn Forschungsgelder knapp sind, verhalten sich Wissenschaftler, die eigentlich ihre Gedanken austauschen sollten, gerne geheimnisvoll; sie konkurrieren miteinander, was niemandem dient, am wenigsten dem öffentlichen Interesse. FIBER hatte zum Ziel, den freien Gedankenaustausch zwischen Wissenschaftlern zu fördern. Das ist uns gelungen, indem wir eine Reihe interessanter Konferenzen veranstalteten und wesentliche Forschungen anregten, die sich mit der Wiederherstellung und der Aufrechterhaltung unserer Jugendlichkeit befaßten.

Walter Pierpaoli ist einer der innovativen Forscher, auf die FIBER aufmerksam wurde. Wir brachten ihn in die Vereinigten Staaten, um mehr über seine bemerkenswerte Arbeit zu erfahren und ihn in Hinblick auf eine Zusammenarbeit anderen Wissenschaftlern vorzustellen.

Jene Wissenschaftler, denen ich während meiner Arbeit mit FIBER begegnet bin, haben mir nicht wenig in bezug auf neue Errungenschaften in der Altersforschung beigebracht, und das hat mich dazu inspiriert, mich der Erforschung eines Hormons mit dem schönen Namen Dehydroepiandrosteron or Dhea zuzuwenden. Es hat sich gezeigt, daß dieses Hormon erstaunliche Eigenschaften besitzt. Unter anderem scheint es gegen Krebs und Herzkrankheiten zu schützen, das Gedächtnis zu erhöhen und bei Männern die sexuelle Funktionsfähigkeit zu verbessern. Obwohl Dhea den Alterungsprozeß nicht hemmen oder rückgängig machen kann wie Melatonin, könnte es sich herausstellen, daß es ein weiteres nützliches Mittel bei der Aufrechterhaltung unserer Gesundheit und unserer Kraft darstellt. Es wird Sie nicht erstaunen zu erfahren, daß Wissenschaftler sich seit über dreißig Jahren ernsthaft mit Dhea befassen, wohingegen die herkömmliche Medizin erst anfängt, einen genaueren Blick auf dieses Hormon zu werfen. Da Dhea nur auf Rezept erhältlich ist, wird es einige Jahre dauern, bis die Öffentlichkeit von seinem Nutzen erfährt.

Das ist genau der Grund, weshalb Walter und ich beschlossen, dieses Buch zu schreiben. Wir wollen in bezug auf Melatonin die Katze aus dem Sack lassen und zeigen, wie es uns dabei helfen kann, unsere Jugend zu erhalten. Unsere Versuche an Tieren haben uns von der Kraft, vom Wert und von der Sicherheit von Melatonin überzeugt, und wir sind sicher, daß Melatonin dieselben positiven Wirkungen auf den Menschen zeigen wird. Deshalb nehmen wir es selbst und empfehlen es unseren Freunden und unseren Angehörigen. Jetzt ist es an der Zeit für das National Institute of Aging, Melatoninversuche am Menschen einzuleiten, damit wir mehr über dieses bemerkenswerte Hormon in Erfahrung bringen können.

Wir möchten unsere Kollegen, die pharmazeutische Industrie und die Gesundheitsbehörden darüber informieren, daß vieles an der Pathologie des Alterns vermeidbar ist. Der Kongreß und die Öffentlichkeit müssen angeregt werden, sich für Untersuchungen stark zu machen, die gewisse Aspekte des Alterns als Syndrome ansieht, welche rückgängig gemacht oder vermieden werden können.

Ich bin siebzig Jahre alt. Zu meiner Überraschung bin ich mir plötzlich meiner Sterblichkeit bewußt geworden. Ich kann es mir nicht leisten, weitere dreißig Jahre zu warten. Ich möchte nicht zusehen, wie meine Kreativität, meine Fähigkeit, die Schönheit dieser Erde zu genießen, und die sinnliche Freude meines Körpers durch einen Prozeß zerstört werden, den unsere Untersuchungen uns als reversibel und gar als vermeidbar darstellen.

Doch schrieben wir dieses Buch nicht nur aus persönlichen Gründen. Wir möchten ganz allgemein auf das Gebiet der Altersforschung aufmerksam machen und haben das Gefühl, wir seien damit nicht eine Minute zu früh. Die Bevölkerung der Vereinigten Staaten wird rapide älter. Die erste Nachkriegsgeneration ist fünfzig! Diese Generation hat sich dem Leben in vielem auf andere Weise genähert als ihre Eltern und Großeltern. Ob zum Guten oder zum Schlechten, es ist den Mitgliedern der Nachkriegsgeneration gelungen (und wir meinen im allgemeinen zum Guten), beinahe jede Institution zu verändern, mit der sie in Berührung gekommen ist. Dank dessen, was wir entdeckt haben, glauben wir, daß es jetzt auch gelingen wird, die Institution des Alterns zu revolutionieren.

In der Überzeugung, daß unser Wunsch wahr werden kann, wünschen Walter und ich Ihnen gute Gesundheit und ein langes Leben.

WILLIAM REGELSON
Medical College of Virginia
Virginia Commonwealth University

Vorwort
des wissenschaftlichen Übersetzers

Die aus Amerika zu uns herüberschwappende Welle einer Melatonin-Euphorie bringt in diesen Monaten mehrere Bücher zu diesem Thema auf den Markt. Das vorliegende Buch von Pierpaoli & Regelson ragt insofern heraus, als es von Wissenschaftlern der vordersten Front der Melatonin-Forschung verfaßt ist. Die etwas amerikanisch-populäre Darstellungsweise mag manchen anspruchsvolleren Leser etwas befremden, wird aber durch den Abdruck der beiden grundlegenden Veröffentlichungen der Autoren im Anhang dieses Buches sicherlich aufgewogen. Andererseits ermöglicht die etwas simplifizierende Darstellung auch breiten Leserschichten, die Bedeutung des Zirbeldrüsenhormons Melatonin zu erfassen. Die Begeisterung Prof. Pierpaolis über die Tragweite seiner Entdeckungen teilt sich dem unbefangenen Leser mit.

Die Flut von wissenschaftlichen Veröffentlichungen auf verschiedensten Gebieten in jüngster Zeit zeigt auf, daß dieses eigentlich recht einfache Molekül einer modifizierten Aminosäure offenbar in der biologischen Entwicklungsgeschichte schon sehr früh eine Stelle in der Regulierung von Schutzmechanismen eingenommen hat, denn anscheinend sind dem Melatonin sogar bei Pflanzen nutzbringende Eigenschaften zuzuschreiben. Beim jüngsten Zweig der Evolution, den Säugetieren, scheint Melatonin generell für Biorhythmen verantwortlich geworden zu sein. Der Umstand, daß die Bedeutung der Biorhythmen, denen faktisch alle Stoffwechselvorgänge in unserem Körper unterliegen, erst in jüngster Zeit erkannt wurde und wird, erklärt auch den Widerspruch, daß dieses älteste »Hormon« erst jetzt in seinem Stellenwert gewissermaßen als »Meister-Hormon« erkannt wird.

Wesentliche Erkenntnisse über Krebsbekämpfung, Förderung des Immunsystems und insbesondere die Theorie der inneren »Altersuhr« fußen zwar auf Tierversuchen –, deren eindeutige Ergebnisse machen allerdings die Übertragbarkeit auf den Menschen wahrscheinlich. Klinisch genutzt wird Melatonin zumindest schon bei Schlafstörungen (Einschaltung natürlicher Mechanismen ohne chemische Narkose), bei sogenannten Jet-lag, bei Schichtarbeit, bei bestimmten Krebstherapien. Als einfache Aminosäure ist Melatonin offensichtlich nicht toxisch. Selbst 1000 mg Melatonin pro Tag wurden von Versuchspersonen problemlos toleriert, und die LD_{50} (Steigerung einer Medikamentendosis bis 50%, bei der Versuchstiere gestorben sind) ist nicht bestimmbar, weil die Versuchsratten praktisch nur noch Melatonin zu sich nehmen und deshalb verhungern würden.

Prof. Dr. med. Klaus-Werner Wenzel

Teil I

Die Verjüngungshormone der Natur

1.
Das Melatonin-Wunder

Stellen Sie sich folgendes vor:

Es ist Ihr neunzigster Geburtstag. Sie lieben Ihre Arbeit, nehmen aber den heutigen Nachmittag frei und verlassen Ihr Büro früher als sonst, um zu feiern. Sie treffen sich mit einem Freund und spielen ein paar Runden Squash. Später machen Sie sich auf den Heimweg zu Ihrer Gemahlin, mit der Sie seit sechzig Jahren verheiratet sind. Sie wissen, daß Ihnen ein besonderer Abend bevorsteht – Essen in Ihrem Lieblingsrestaurant, ein Konzert- oder Theaterbesuch und danach ein Schlummertrunk oder ein Espresso in einem gemütlichen Jazzlokal. Doch das Beste steht Ihnen noch bevor. Sie werden die Nacht in demselben kleinen, aber feinen Hotel verbringen, wo Sie Ihre goldene Hochzeit gefeiert haben. Sie haben die Brautsuite reserviert, die über ein Jacuzzi für zwei Personen verfügt. Morgen werden Sie ebenfalls sehr beschäftigt sein, denn Sie haben Ihren Enkeln versprochen, mit ihnen Rollschuh zu fahren, sobald Sie Ihre täglichen Besorgungen erledigt haben.

Kommt Ihnen das phantastisch vor? Haben Sie Mühe zu glauben, daß Sie, wenn Sie einmal neunzig sind, immer noch in der Lage sein werden, im gleichen Stil und mit gleicher Kraft und Heftigkeit zu arbeiten, zu leben und zu lieben wie mit fünfunddreißig oder vierzig?

Sie können es ruhig glauben.

Drei Jahrzehnte Forschung und Praxis auf den Gebieten der Immunologie, Onkologie, Biochemie und Pathologie haben uns gelehrt, daß Altern nicht eine unvermeidliche Abwärtsbewegung bedeuten muß, mit der wir uns abzufinden haben. Im Gegenteil, es gibt wissenschaftliche Beweise, die uns in dem Glauben bestärken, daß diese deprimierende Perspektive des Alters der Vergangenheit angehört.

Dieses Buch beinhaltet keine futuristische Vision des Lebens Ihrer Großenkel in hundert Jahren, sondern handelt vielmehr von *Ihrem* Leben, wenn Sie hundert sind und Ihre Zeit mit Ihren Großenkeln verbringen (insofern Sie nicht anderweitig beschäftigt sind). Sie haben auch keinen Science-fiction-Roman vor sich, sondern ein wissenschaftliches Werk. Dreißig Jahre Forschung haben uns zu einer außergewöhnlichen Entdeckung geführt. Unsere Entdeckung hat nicht nur die Art verändert, wie wir den Alterungsprozeß verstehen, sondern sie wird uns tatsächlich anders altern lassen. Was wir entdeckt haben, wird Ihr Leben nicht nur um Jahrzehnte verlängern, es wird Ihnen auch ermöglichen, diese Jahre in einem starken, gesunden und jugendlichen Körper zu verbringen.

Wie sehen Sie das Alter? Wir bitten Sie, die Augen zu schließen und sich als »alten« Menschen vorzustellen. Welches Bild kommt Ihnen dabei? Wahrscheinlich sehen Sie sich gebeugt und gebrechlich im Laufe der Jahre zunehmend schwächer und kranker werden, als jemand, dessen Geburtstage eine Flut sehnsüchtiger Gedanken an die gute alte Zeit aufkommen lassen; was für ein toller Mensch Sie damals doch waren! Kurzum, Sie sehen sich als jemand, der sich nach seiner verlorenen Jugend, Kraft und Lebensfreude sehnt.

Es ist Zeit, dieses Stereotyp abzulegen. Unsere Entdeckung hat uns gelehrt, daß der unweigerliche körperliche und geistige Verfall, an den wir uns in Zusammenhang mit dem Altern nur allzusehr gewöhnt haben, nicht stattzufinden braucht. Dank unserer Entdeckung werden Sie, wenn Sie die oberen Jahrzehnte erreichen, nicht herumsitzen und den Verlust der Kraft und Gesundheit beklagen, über die Sie etwa in Ihren Vierzigern verfügten. Sie werden keinen Anlaß dazu haben, weil ein solcher Verlust nicht stattfinden wird.

Wir behaupten nicht, daß wir dem Altern völlig Einhalt gebieten können. Die Jahre werden weiterhin verstreichen. Doch während sie das tun, wird der Übergang von Ihren Sechzigern zu Ihren Siebzigern, Achtzigern und Neunzigern sich nicht ereignisvoller gestalten als die Veränderung von Ihren Zwanzigern zu Ihren Dreißigern und Vierzigern. Wir werden nicht verfallen und welken.

Unsere Vision stellt natürlich eine radikale Abkehr von der traditionellen Sicht des Alterns dar. Jahrtausendelang haben Wissenschafter den Vorgang des Alterns als so unumgänglich angesehen wie das Verstreichen der Zeit. Heute ist der Alterungsprozeß synonym mit »Vergreisung«, ein trauriger, entmutigender medizinischer Ausdruck, der von Ärzten verwendet wird, um den körperlichen und geistigen Verfall zu beschreiben, den wir gewohnheitsmäßig als Teil des Alterns akzeptieren. Gemäß der überlieferten Sicht ist das Alter eine abwärts gerichtete Spirale, die durch eine Reihe degenerativer Krankheiten führt und mit dem Ableben endet. Ärzte, die sich um alternde Patienten kümmern, neigen dazu, diese als Reisende ohne Rückfahrkarte zu betrachten, wobei jedes Leiden ein unangenehmer, doch unvermeidlicher Halt auf ihrem Weg darstellt. Während ein System nach dem anderen zusammenbricht, wird der Patient von einem Spezialisten zum anderen geschickt. Jeder Spezialist wendet sich seinem eigenen kleinen Stück des Alterspuzzles zu – im Versuch dieses zu reparieren oder zu ersetzen.

Doch so talentiert diese Ärzte auch sein mögen, sie sehen das Puzzle oder den Patienten nicht als Ganzes, sondern zielen darauf ab, jedes Symptom so zu behandeln, wie es einzeln auftritt (und wenn sie ihren Namen verdienen, werden sie ihre Patienten rücksichtsvoll und mit Respekt behandeln). Leider müssen wir trotz aller Achtung gegenüber allen Beteiligten sagen, daß sie ihr Ziel so nicht erreichen können. Unserer Meinung nach sollten wir uns nicht nur auf einzelne Symptome konzentrieren, sondern auch auf die zugrundeliegende Krankheit als Ganzes.

Die ursächliche – ultimative – Krankheit ist das Altern. Dieses Buch zeigt auf, wie man sie behandelt.

Wir betrachten das Altern als die »Krankheit schlechthin«, weil uns bei diesem Prozeß das Zusammenbrechen der Körpersysteme krankheitsanfälliger macht. Wir glauben, daß es einen Weg gibt, hier Einhalt zu gebieten, und diesen Zyklus von Altern-Krankheit-Altern durchbrechen zu können. Wenn uns dies gelingt, wirken wir sowohl einer der Hauptursachen als auch einer der wichtigsten Auswirkungen dessen entgegen, was wir Altern nennen. Behandeln wir mit anderen Worten das eigentliche Altern – statt nur dessen unheilvolle Symptome –, so wird die Häufigkeit und die Wirkung dieser Symptome nachlassen.

Dieses Konzept – revolutionär, wie es scheinen mag – ist das Produkt einer Evolution unseres Denkens, das Ergebnis unserer Arbeit auf mehreren Gebieten, inklusive dem Gebiet der Immunologie, Pathologie und Onkologie. Keiner von uns beiden ist Gerontologe und, um es offen auszusprechen, es ging uns nicht darum, eingefleischte Theorien über den Alterungsvorgang zu überprüfen. Wir sind der Meinung, daß wir gerade weil unsere Forschungen multidisziplinär waren, ironischerweise eine umfassendere Sicht des Alterungsvorgangs entwickeln konnten. Dadurch gelang es uns, Zusammenhänge wahrzunehmen, die anderen Forschern mit einem engeren Fokus entgingen. Unsere Arbeit führte uns zur Entdeckung des Wie und Warum des Alterungsvorgangs und, was noch viel wichtiger ist, zur Beherrschung dieses Prozesses.

Wir haben den genauen Punkt im Gehirn identifiziert, der für das Altern zuständig ist, und nennen ihn die Altersuhr. Wir haben festgestellt, wie sie funktioniert, und haben die Schlüssel entdeckt, um sie zurückzudrehen. In diesem Buch werden wir unsere Untersuchungen, die bis jetzt nur in wissenschaftlichen Fachzeitschriften veröffentlicht wurden, in allen Einzelheiten beschreiben und unsere Entdeckung sowie die Funktionsweise der Altersuhr einer breiten Öffentlichkeit vorstellen. Dabei werden wir Ihnen zeigen:

- Wie Melatonin, ein sicherer und billiger Nahrungszusatz, Ihre Altersuhr zurückdrehen kann, damit Sie von heute an Ihren Alterungsprozeß bremsen oder gar umkehren können.
- Wie Sie Ihre Lebenserwartung von den normalerweise angenommenen 75 Jahren auf 120 Jahre steigern können.
- Wie Sie Ihr Geschlechtsleben beleben können (ob Sie nun dreißig, sechzig oder neunzig sind).
- Wie Sie Ihr Immunsystem auf Vordermann bringen, um ein Jahrhundert oder länger zu leben.

Unsere hier zusammengefaßten Forschungsergebnisse, die im Brennpunkt mehrerer internationaler wissenschaftlicher Konferenzen standen, haben uns gezeigt, daß die Zirbeldrüse, ein Gebilde von der Größe einer Erbse, das tief in unserem Gehirn eingebettet liegt, der Schlüssel zum Verständnis und zur Kontrolle unseres Alterungsprozesses ist. Die Zirbeldrüse ist ein noch wenig untersuchter, jedoch seit langem verehrter Teil unseres Körpers. Im Hinduismus zum Beispiel wird ihr eine mystische Bedeutung zugeschrieben, sie wird das »Dritte Auge« genannt; und dies stimmt in gewisser Hinsicht. Die Zirbeldrüse, die Pigmentzellen enthält, die jenen des Auges gleichen, ist lichtempfindlich und reagiert auf helle und dunkle Zeitfolgen, die ihr durch unsere Augen übermittelt werden. Sie regelt die biologische Uhr unseres Körpers, jenen inneren Mechanismus, der uns sagt, wann es Zeit ist zu schlafen oder aufzuwachen. Wissenschaftler bezeichnen diesen täglichen Zyklus von Schlaf und Wachen als »zirkadian«. Die Zirbeldrüse wirkt durch ein Melatonin genanntes Hormon, das sie hauptsächlich nachts ausschüttet, während wir schlafen.

Doch regelt die Zirbeldrüse mehr als nur unsere Schlafmuster. Sie bestimmt unseren eigentlichen Lebensrhythmus. Das ist nirgends wichtiger als im Tierreich, da die natürlichen Rhythmen des Tierlebens nicht von Weckern oder Piepsignalen gestört werden. Im Frühjahr weckt die Zirbeldrüse lustvolle Gefühle, die Tieren anzeigt, daß es Zeit zur Paarung ist. Wenn der Sommer in den Herbst übergeht, signalisiert die Zirbeldrüse den Zugvögeln die Zeit zum Aufbruch. Die Zirbeldrüse fungiert sogar als inneres Navigationssystem, indem sie den Schwarm auf Kurs hält, während er über die Kontinente fliegt. Wenn der Winter naht und die Tage kürzer werden, warnt die Zirbeldrüse Tiere, daß es Zeit ist, zum Überwintern Schutz zu suchen. Monate später, wenn die Tage wieder länger werden, weckt die Zirbeldrüse sie aus ihrem Winterschlaf.

Beim Menschen spielt die Zirbeldrüse eine subtilere, doch ebenso tiefgreifende Rolle. Für uns ist sie der Regler aller Regelsysteme, die Meisterdrüse, die das Funktionieren aller anderen Drüsen überwacht. Deshalb spürt jede Zelle unseres Körpers ihren Einfluß. Sie hilft uns, den normalen täglichen und jahreszeitbedingten Hormonspiegel aufrechtzuerhalten, und regelt und überwacht unser Wachstum und unsere Entwicklung von Kindheit an bis ins Erwachsenenalter.

Die Zirbeldrüse produziert und wirkt durch ein Hormon, das Melatonin heißt. Von Kindheit an reguliert das Melatonin unsere täglichen Rhythmen und legt sie fest. Werdende Mütter geben durch die Plazenta Melatonin an ihr sich entwickelndes Baby ab. Obgleich Säuglinge erst vom dritten oder vierten Lebenstag an ihren eigenen

Melatoninvorrat herstellen, ist das Hormon in der Muttermilch vorhanden. Der Melatoninspiegel ist während der Kindheit am höchsten. Während der Pubertät senkt er sich und löst dadurch einen Anstieg anderer Hormone aus, die dem Körper wiederum die Zeit der Geschlechtsreife signalisieren. Während wir älter werden, senkt sich unser Melatoninspiegel kontinuierlich, wobei die stärkste Abnahme etwa im Alter von fünfzig Jahren erfolgt. Sind wir einmal sechzig, produziert unsere Zirbeldrüse nur halb soviel Melatonin als mit zwanzig. Nicht von ungefähr beginnen wir mit zunehmender Abnahme unseres Melatoninspiegels ernsthafte Anzeichen des Alterns aufzuweisen.

Wir glauben, daß dieser Verfall des Melatoninspiegels und die Abwärtsspirale, die wir Altern nennen, stattfinden, weil die Zirbeldrüse – unsere Altersuhr – allmählich in ihrer Funktion nachläßt. Die Gründe hierfür werden wir in den anschließenden Kapiteln genauer erläutern. Wenn die Altersuhr anfängt, selbst Zeichen von Altersschwäche zu zeigen, signalisiert sie anderen Körperteilen, daß es auch für sie Zeit ist, alt zu werden. Das Resultat ist der nur allzu bekannte, fortschreitende Verfall eines Systems nach dem anderen, der zu Krankheit, Invalidität und schließlich zum Tode führt. Der Alterungsprozeß ereilt manche von uns später als andere. Doch auch die stärksten unter den Betagten fallen ihm irgendwann zum Opfer. Es gelingt nur wenigen von uns, unser Leben lang gesund und symptomfrei zu bleiben, und es ist nur einigen Glücklichen vergönnt, ihr gesamtes Lebenspotential aufrechtzuerhalten – ganz zu schweigen, es zu genießen.

Doch unsere Forschungen haben erwiesen, daß es möglich ist, den Alterungsprozeß völlig zum Erliegen zu bringen. Wir haben entdeckt, wie wir die Altersuhr »reparieren« oder neu stellen können, damit wir unser ganzes Leben lang – und ganz bestimmt bis in unser neuntes und zehntes Jahrzehnt – gesund und stark bleiben können. Wir sind ebenfalls der Meinung, daß wir unser biologisches Potential erfüllen und 120 Jahre und vielleicht sogar noch älter werden können. Obgleich der Tod nach wie vor unumgänglich ist, sind wir sicher, daß wir ihn hinauszögern können, und das nicht nur, indem wir trostlose »goldene Jahre« anhängen, zugebracht in freudlosen Krankenhäusern, Alten- und Pflegeheimen. Wir sprechen von produktiven und genußreichen Jahren, die jeder von uns mit Recht zu unseren besten zählen würde.

Um zu verstehen, wie wir die Altersuhr reparieren, müssen Sie wissen, warum sie überhaupt versagt. Später werden wir dies detaillierter erläutern, doch eine Übersicht dürfte sich an dieser Stelle als hilfreich erweisen. Wir Menschen sind in hohem Maße sozialisierte »Tiere«, die, im Gegensatz zu unseren wilderen Ahnen, über die rein biologische Rolle hinausgewachsen sind, welche die Natur uns zugedacht hat. Wir denken und träumen, erschaffen und verfolgen Ziele. Was die Natur anbelangt, sind wir allerdings nur aus einem Grunde hier, nämlich um uns fortzupflanzen. Wenn wir also ein gewisses Alter erreichen und uns theoretisch oder tatsächlich fortgepflanzt haben, sind wir in den Augen der Natur überflüssig geworden. Die Natur kümmert sich nicht um unsere Lebensträume und um die Ambitionen, die wir noch erfüllen möchten. Das klingt vielleicht hart, aber wenn wir darüber nachdenken, erscheint es uns völlig logisch, und es gilt nicht nur für den Menschen, sondern auch für andere Gattungen. Lachse sterben zum Beispiel kurze Zeit nach dem Laichen. Das Tintenfischweibchen hungert sich nach der Fortpflanzung buchstäblich zu Tode. Das Beuteltiermännchen, ein Verwandter des Kängurus, stirbt nach der Paarungszeit. Wie Sie sehen, geht es uns etwas besser als diesen Tieren. Auch wenn unsere reproduktive Zeit einmal vorbei ist, bleiben uns immerhin noch einige Jährchen. Dennoch beginnen wir deutlich, in vieler Hinsicht nachzulassen.

Wir werden schwächer, weil die Zirbeldrüse – die Altersuhr – nachläßt. Das geschieht, weil die Zirbeldrüse unseren Körper nach Zeichen des Verfalls absucht, zum Beispiel nach einer Abnahme der Produktion von Sexualhormonen. Wenn die Zirbeldrüse entdeckt, daß wir die besten reproduktiven Jahre hinter uns haben, beginnt sie selbst, auch langsamer zu werden. Dadurch signalisiert sie unserem Körper, daß es Zeit ist, alt zu werden. Wir haben einen einfachen Weg gefunden, um die Zirbeldrüse »auszutricksen«, damit sie glaubt, wir seien immer noch jung und stark. Es ist uns gelungen, den Prozeß, den wir bisher für einen normalen Alterungsvorgang hielten, aufzuhalten und gar rückgängig zu machen.

Melatonin ist der Schlüssel, der die Uhr »neu einstellt«. Tierstudien an der Biancalana-Masera-Stiftung für Altersforschung in Ancona haben aufgezeigt, daß die Einnahme von Melatonin zur rechten Zeit die Alterung stoppen und rückgängig machen kann. In einem unserer ersten Versuche gaben wir einer Gruppe alter Mäuse Melatonin ins nächtliche Trinkwasser und verglichen ihre körperlichen Merkmale und ihr Verhalten mit einer identischen Gruppe von Mäusen, denen wir kein Melatonin verabreichten. Sechs Monate später zeigten die unbehandelten Mäuse Anzeichen des Alterns – sie entwickelten kahle Stellen, wurden faltig, verloren ihre neuromuskuläre Beherrschung, ihr Immunsystem und ihre Schilddrüse reagierten nicht mehr gut, und sie wurden langsamer, bis sie alle mit der Zeit an Krebs starben, was dem typischen Verlauf des Alterungs- und Sterbevorgangs dieser Sorte von Mäusen entspricht. Die Mäuse, die mit Melatonin behandelt wurden, erfuhren ein völlig anderes Schicksal. Zu unserem Erstaunen schienen sie sich praktisch über Nacht zu »verjüngen«. Ihr Fell wurde dicht und glänzend, ihr Körper schlank und beweglich, und die motorischen Fähigkeiten ihrer Jugend kehrten zurück. Tests zeigten, daß ihre Immunität gegen Krankheiten drastisch zugenommen hatte. Ihr Energiepegel stieg an, und zu unserer großen Überraschung hatten sie auch wieder Lust auf Sex. Noch aufregender ist, daß die Melatonin-Mäuse im Durchschnitt dreißig Prozent länger lebten als die unbehandelten, was im Vergleich zum Menschen einem Zuwachs von etwa 20 bis 25 Jahren entspricht. Noch erstaunlicher war der Umstand, daß die Melatonin-Mäuse nicht dem Krebstod anheimfielen, dem ihre Rasse unweigerlich ausgeliefert ist.

Seit unseren ersten Studien haben wir weitere Versuche unternommen, die die Zirbeldrüse sogar noch dramatischer als die Altersuhr des Körpers und Melatonin als deren Botschafter identifizieren. In einer Reihe bahnbrechender Untersuchungen, die die Aufmerksamkeit der internationalen wissenschaftlichen Gemeinschaft erregten, transplantierten wir die Zirbeldrüsen junger Tiere auf alte. Erfreut stellen wir fest, daß die alten Tiere mit den jüngeren Zirbeldrüsen anfingen, sich zu verjüngen, bis sie sich wie junge Tiere verhielten und auch so aussahen. Dann transplantierten wir Zirbeldrüsen von alten Mäusen auf junge Tiere. Die jungen Mäuse mit den alten Zirbeldrüsen begannen, schnell zu altern. Sie sahen wie alte Mäuse aus, verhielten sich wie alte Mäuse und starben lange vor ihrer Zeit. Später werden wir noch auf diese Experimente und ihre Bedeutung für den Alterungsprozeß eingehen.

Ausgehend von dreißig Jahren Forschung und Experimentiertätigkeit sind wir überzeugt, daß Melatonin der Schlüssel zu Gesundheit und Langlebigkeit ist. Wir und auch unsere Mitarbeiter am Laboratorium nehmen es selbst. Wir empfehlen es auch unseren Freunden und Angehörigen. Dr. Pierpaolo verschreibt seiner ehemaligen Schwiegermutter Emmy seit 1984 – als sie 74 Jahre alt war – Melatonin, um frühen Symptomen der Parkinsonschen Krankheit entgegenzuwirken, einem neurologischen Leiden, das ältere Menschen häufig befällt und zu so starkem Zittern führen kann, daß selbst das Halten einer Teetasse unmöglich werden kann. Heute, zehn Jahre später, ist Emmy wach, aktiv und frei von Symptomen der Parkinsonschen Krankheit. Wir glauben, daß dies mit der Melatoninbehandlung zusammenhängt. Wir sollten hinzufügen, daß ihre Haut so glatt und praktisch faltenfrei ist, wie sie es vor zehn Jahren war. Als unsere Versuche mit Melatonin bekannt wurden und weitere Experimente die bemerkenswerte Wirkung von Melatonin bestätigten, begannen viele andere Forscher auf dem Gebiet des Alterns ebenfalls, Melatonin einzunehmen. Anhand dieser und anderer Studien, auf die wir später in diesem Buch noch eingehen werden, haben wir festgestellt, daß der Alterungsprozeß verzögert und gar rückgängig gemacht werden kann, einfach indem Melatonin in ausreichender Menge, entsprechend eines jugendlichen Niveaus, zugeführt wird.

Auch wenn die meisten Menschen noch nie von Melatonin gehört haben, ist die Hormonersatztheorie weder neu noch unerprobt. Im Gegenteil: Heute erhalten Millionen von Frauen nach der Menopause regelmäßig Hormonersatztherapie, um ihr Östrogen auf ein jugendlicheres Niveau anzuheben. Die Theorie ist hier sehr ähnlich. Wenn der Melatoninspiegel von Natur aus abzunehmen beginnt (im allgemeinen etwa mit 45 Jahren), empfehlen wir den Leuten, Melatonin einzunehmen, um ihren Spiegel wieder auf das Niveau anzuheben, auf dem er war, als sie zwanzig waren. Wir möchten betonen, daß wir niemandem empfehlen, Melatonin wahllos einzunehmen, und raten zu weitaus geringeren Dosen, als sie auf kommerziellen Melatoninpräparaten angegeben sind. In Kapitel 14, »Die richtige Dosierung«, werden wir erläutern, wie Sie es sicher und wirksam einnehmen und feststellen können, welche Dosis Ihnen entspricht. Wir glauben, daß Sie – einmal ausgestattet mit der Information über den Alterungsmechanismus und die Rolle, die die Zirbeldrüse und Melatonin in diesem Prozeß spielen – in der Lage sein werden, einfache Maßnahmen zu ergreifen, die Ihnen erlauben, die Zeiger der Zeit zurückzudrehen und den Alterungsprozeß hinauszuschieben.

Lassen Sie uns etwas klarstellen: Melatonin ist weder ein Allheilmittel noch eine »Glückspille«, die Sie schnell »in Ordnung bringt« oder oberflächliche Resultate zeigt. Basierend auf dem, was wir über Melatonin wissen, sind seine wohltuenden Wirkungen erst mit der Zeit spürbar. Wenn wir ans Altern denken, neigen wir aus offensichtlichen Gründen dazu, uns auf dessen oberflächliche, äußere Erscheinung zu konzentrieren. Wir bemerken zum Beispiel, daß wir älter werden, wenn unser Haar grau wird, wenn uns unsere ersten Falten auffallen oder wenn wir eine Lesebrille brauchen. Doch so alarmierend wir diese äußeren Alterungssymptome finden mögen, was innerhalb unseres Körpers stattfindet, ist viel subtiler und heimtückischer. Unser Herangehen an den Alterungsprozeß besteht vielmehr darin, uns den verschiedenen inneren Bedingungen zuzuwenden, die zu unterschiedlichen äußeren Symptomen führen. Nur indem wir das Altern sozusagen von innen heraus heilen, werden wir tatsächlich ein effektives Mittel gewinnen, um den äußeren Alterungsprozeß rückgängig zu machen.

Alterung ist der Verlust der Fähigkeit des Körpers, sich an seine Umgebung anzupassen. Unser Körper ist ständig gezwungen, auf verschiedene Stressoren und Stimuli einzugehen, wie beispielsweise Temperaturänderungen auszugleichen, einen Virus abzuwehren oder auch nur zu wissen, wann es Zeit ist zu schlafen und zu wachen. Stellen Sie sich Ihren Körper wie ein Gummiband vor. Wenn wir jung und stark sind, kann er leicht von der Kraft dieser Streßfaktoren abprallen, doch werden wir älter, verlieren wir zunehmend die Fähigkeit, uns schnell an neue Situationen anzupassen – kurzum, wir verlieren unsere Widerstandskraft. Wie ein altes, ausgeleiertes Gummiband brauchen wir immer länger, um unsere Form wiederzufinden. Wir können Kälte (oder Hitze) nicht mehr so gut ertragen wie früher. Wenn wir einem Virus zum Opfer fallen, werden wir kranker und brauchen länger, um uns zu erholen. Wir können schlecht einschlafen. Melatonin kann das normale Gleichgewicht und die Ausdauer wiederherstellen, die wir verlieren, wenn wir älter werden. Es kann unsere Widerstandsfähigkeit erhalten, und diese Widerstandsfähigkeit erhält uns jung.

Das Wunderbare an Melatonin

Melatonin ist ein potentes Verjüngungsmittel, wobei uns klar ist, daß die wichtigste positive Wirkung von Melatonin seine Fähigkeit ist, präventiv zu wirken, indem es der abwärts gerichteten Spirale, die zu Krankheit führt, entgegenwirkt. Wissenschaftler in Laboratorien auf der ganzen Welt untersuchen gegenwärtig die Rolle, die Melatonin bei der Behandlung spezifischer Krankheiten spielt. Um nur einige Beispiele zu nennen:

- Forscher der Tulane University Medical School in New Orleans haben aufgezeigt, daß Melatonin das Wachstum menschlicher Brustkrebszellen hemmen kann. In Mailand haben Onkologen bereits Melatonin eingesetzt, um damit Krebspatienten zusätzlich zur herkömmlichen Chemotherapie und Immuntherapie zu behandeln. Sie berichten, daß Patienten, die mit Melatonin behandelt wurden, rückgängige Tumore aufwiesen und länger lebten, wobei sie unter geringeren Nebenwirkungen zu leiden hatten als diejenigen, die kein Melatonin erhielten.
- Mehrere Studien weisen darauf hin, daß Melatonin ein unbedenkliches und wirksames Mittel gegen Schlaflosigkeit ist. Anders als andere Schlafmittel, die den REM(Traum-)Schlaf stören, führt Melatonin zu normalen Schlaf-und Traumphasen.
- Melatonin ist ein ausgezeichnetes Mittel gegen Zeitverschiebung (Jet-lag). Zur rechten Zeit eingenommen, kann Melatonin normale Schlaf-Wach-Zyklen wiederherstellen helfen, die durch den Flug über die Zeitzonen aus dem Gleichgewicht geraten sind.
- Melatonin trägt möglicherweise dazu bei, Herzinfarkte zu vermeiden, die häufigste Todesursache von Frauen und Männern in den meisten Industrienationen. Untersuchungen haben erbracht, daß Melatonin den Cholesterinspiegel von Menschen mit zu viel

Cholesterin im Blut senken kann und so dazu beiträgt, einen wichtigen Risikofaktor für Herzinfarkte und Schlaganfälle einzudämmen.

Auf all diese und weitere aufregende Anwendungsmöglichkeiten des Hormons, das zu Recht als Wunderhormon unserer Generation gilt, werden wir in späteren Kapiteln dieses Buches noch eingehen.

Warum dieses Buch, warum wir, warum jetzt?

Wir haben dieses Buch aus mehreren Gründen geschrieben. Erstens sind wir begeistert von den Resultaten unserer Forschungen und ihrem Potential zur Verbesserung des menschlichen Lebens und Lebensstils. Wir möchten sie mit anderen teilen und finden es wichtig, daß wir das jetzt tun und nicht in zehn oder zwanzig Jahren. Manche unserer konservativen Kollegen werden uns vielleicht vorwerfen, voreilige Schlüsse gezogen und unsere Resultate vorzeitig veröffentlicht zu haben, noch bevor Melatonin eine Anzahl »offizieller« Prüfungen unterzogen wurde, einschließlich der Mühen einer klinischen Untersuchung am Menschen. Offen gestanden, bis Melatonin (das in den Vereinigten Staaten bereits frei erhältlich ist) gründlich untersucht und von jeder offiziellen Kommission geprüft worden ist, wird die Zeit für die meisten von uns abgelaufen sein.

Die Wissenschaft kann sich (notwendigerweise) nur langsam entwickeln, vor allem in Ländern wie in den Vereinigten Staaten, wo Jahrzehnte verstreichen können, ehe eine neue Idee von der Allgemeinheit akzeptiert wird. Die Beziehung zwischen Essensgewohnheiten, Krebs und Herzkrankheiten sind gute Beispiele dafür. Wenn Sie mittleren Alters sind wie wir, können Sie es sich nicht leisten, zwanzig Jahre zu warten. Beim Schreiben dieses Buches ist Walter, der kürzlich eine neue Ehe eingegangen ist, jugendliche sechzig und William bemerkenswerte siebzig. Er hat eine ebenso bemerkenswerte Frau, sechs erwachsene Kinder und sechs Enkel. Wir haben beide viel, für das es sich zu leben lohnt: Wir führen ein ausgefülltes, äußerst lebhaftes und interessantes Leben, das wir lieben, und wir möchten noch so lange wie möglich weiterleben. Wenn es etwas gibt, das wir heute tun können, um den Alterungsprozeß rückgängig zu machen und unser wissenschaftliches Verständnis des Alterns unter die Leute zu bringen, dann bitte gleich jetzt. Wir sind nicht willens, die zwei oder drei Jahrzehnte zu warten, die es brauchen wird, ehe Melatonin wissenschaftlich anerkannt ist, und wir glauben, es sei auch nicht fair, die Öffentlichkeit so lange warten zu lassen.

Außerdem haben wir allen Grund zur Annahme, daß wir insbesondere unsere Forschungsergebnisse mit Melatonin an die Öffentlichkeit bringen müssen, um sicherzustellen, daß es auch von der wissenschaftlichen Gemeinschaft die Aufmerksamkeit bekommt, die es verdient. Wir geben gerne zu, daß wir erst begonnen haben, die Geheimnisse von Melatonin und seine Wirkung auf den Alterungsprozeß zu ergründen. Ausgehend von der Verheißung Melatonins als Verjüngungsmittel – das sich auch als effektive Behandlung gegen Krebs und andere lebensbedrohende Krankheiten erweisen könnte – besteht ein dringender Bedarf nach mehr Forschung. Die Erforschung wird nur stattfinden, wenn die Öffentlichkeit darauf besteht. Weil Melatonin (wie Vitamin C) in der Natur vorkommt, kann es nicht patentiert werden. Deshalb besteht für die chemische Industrie wenig Anreiz, Hunderte Millionen von Mark aufzuwenden, die nötig wären, um Melatonin klinisch zu testen. Damit ist es den Regierungen überlassen. Melatoninstudien zu finanzieren – aber werden sie es tun? Da viele Regierungen ihre Forschungsetats beschnitten haben, kämpfen Wissenschafter heute schon um jeden Pfennig. Viele gute und solide Ideen werden nicht untersucht – was tragischerweise zum Verlust von Leben führen kann –, weil es an Mitteln fehlt. Wir hoffen, zunehmend Interesse an Melatonin zu wecken und dadurch weitere Forschungen anzuregen.

Viele Untersuchungen, die heute öffentliche und private Gelder erhalten, befassen sich mit der Krankheit des Alterns, jedoch nicht mit dem eigentlichen Alterungsprozeß. Verglichen mit den großen Fortschritten, die auf anderen Wissenschaftszweigen erzielt wurden, wie zum Beispiel in der theoretischen Physik, befindet sich die Biologie immer noch in der Steinzeit. Wir haben immer noch keine Mittel gegen jene Krankheiten gefunden, die uns schon vor Jahrhunderten plagten, und sind hilflos, wenn wir mit neuen Plagen konfrontiert werden. Wir haben große Fortschritte auf dem Gebiet der Lebensverlängerung erzielt, aber das ist vor allem einer besseren Ernährung, besseren hygienischen Bedingungen und der Verwendung von Antibiotika und Impfungen zu verdanken und nicht einem besseren Verständnis grundsätzlicher biologischer Vorgänge, von denen wir glauben, daß sie den wahren Schlüssel zur Krankheitsbekämpfung liefern. Wenn wir uns einmischen und den Alterungsprozeß gar rückgängig machen können, können wir dadurch das Auftreten vieler Krankheiten von vornherein verhindern. Natürlich wollen wir keine kostbaren Mittel von Forschungen abziehen, die zu wertvollen Behandlungsmethoden für bereits kranke Menschen führen, doch sind wir der Überzeugung, daß auf längere Sicht mehr Menschen von unserem präventiven Ansatz profitieren werden.

Wir befürchten auch, daß Gier – manchmal unter dem Deckmantel des deplazierten Wunsches, die Öffentlichkeit »schützen« zu wollen – dem Recht der Öffentlichkeit auf Informationen ein Schnippchen schlagen könnte. Es kursieren Gerüchte, wonach gewisse Pharmakonzerne, die Profit machen wollen, indem sie Melatonin als Schlafmittel vermarkten, sich bei der amerikanischen Gesundheitsbehörde dafür einsetzen, Melatonin auf die Liste rezeptpflichtiger Medikamente zu setzen. Wir sind der festen Überzeugung, daß das ein schrecklicher Fehler wäre. Etwas, das unbedenklich und so wichtig für unsere Gesundheit ist wie Melatonin, sollte billig und der Öffentlichkeit leicht zugänglich bleiben. Das sollte für alle gelten und nicht nur für einige wenige, die sich Rezepte verschaffen oder es sich leisten können, die teuren Preise neu patentierter Medikamente zu zahlen, die heute unbehelligt in die Regale gelangen. Natürlich werden, vor allem im Hinblick auf Melatoninprodukte tierischen Ursprungs, auch legitime Fragen bezüglich solch wichtiger Probleme wie Qualitätssicherung gestellt. Es gibt jedoch eine bessere Lösung für dieses Problem als einen schlichten Rückzug. Aus Gründen der Sicherheit, Hygiene und Beschaffenheit empfehlen wir den Gebrauch einer synthetischen Form von Melatonin. Es sind bereits verschiedene synthetische Produkte auf dem Markt, und wir sagen voraus, daß es in dem Maße mehr davon geben wird, wie die Nachfrage nach Melatonin steigt, und daß diese Produkte von denselben renommierten Firmen hergestellt werden, die auch andere hochqualitative Nahrungszusätze vermarkten.

Schließlich – und in vielerlei Hinsicht ist das sogar der wichtigste Grund – haben wir dieses Buch geschrieben, um Ihre Erwartungen an das Alter zu verändern. Wenn unsere Gesellschaft die Frage des Alters weiterhin vernachlässigt, wenn wir die überlieferte Weisheit, die Alterung sei eine unvermeidliche Abwärtsspirale, nicht in Frage stellen, betrügen wir uns selbst um Lebensjahrzehnte – und nicht etwa eines Lebens in einem angeschlagenen Zustand, sondern eines Lebens, wie wir es heute schätzen: in einem starken, gesunden und jugendlichen Körper.

Im ersten Teil dieses Buches werden wir uns auf die wissenschaftliche Reise konzentrieren, die zur Entdeckung der Altersuhr geführt hat. Diese Odyssee wird den Leser rund um die Welt führen – von der Schweiz nach Italien und bis nach Rußland – zu einer Anzahl verschiedener Labore, wo Walter und ich diese bahnbrechenden Experimente durchführten. Sie werden mehr über die bemerkenswerte Zirbeldrüse und all ihre Funktionen erfahren. Sie werden ebenfalls alles erfahren, was es zum heutigen Zeitpunkt über Melatonin zu erfahren gibt, und wie es Ihr Leben buchstäblich verändern kann.

Natürlich geht es bei diesem Buch letztlich um das Leben. Wir hoffen, daß unsere Leser das Buch als die Würdigung des Lebens entgegennehmen werden, als die es gedacht ist, und daß es jeden Leser dazu inspirieren wird, sein eigenes Schicksal in die Hand zu nehmen und sich mit unserer lebensbejahenden Botschaft anzufreunden: Es ist möglich, länger zu leben, als Sie es sich je vorgestellt haben. Was noch wichtiger ist: Es ist möglich, diese zusätzlichen Jahrzehnte auf demselben Niveau von Gesundheit und Kraft zuzubringen, die wir mit unserer Jugend und dem mittleren Alter assoziieren.

2.
Die Geschichte Pierpaolis: Erste Anhaltspunkte bei der Jagd nach der Altersuhr

Es ist unmöglich, daß jemand anfangen kann, etwas zu lernen, von dem er glaubt, er wüßte es bereits.

Epiktet

Wenn ich den Leuten die Altersuhr und die Rolle erkläre, die die Zirbeldrüse bei der Einstellung unserer Körperuhr spielt, stelle ich fest, daß sie es schnell begreifen, wenn ich einen Vergleich bemühe. Stellen Sie sich ein Symphonieorchester vor. In einer Abteilung sitzen die Streicher, in einer anderen die Holzbläser, in wieder einer anderen die Bläser usw. Wenn Sie Geige spielen, sitzen Sie zwischen den anderen Geigen und spielen Ihre Partitur. Spielen Sie Klarinette, sitzen Sie zwischen den anderen Klarinettisten und spielen Ihre Partitur. Da Ihre Partituren sehr verschieden sind, könnte es den Eindruck erwecken, als hätten sie nichts Gemeinsames und seien völlig unabhängig voneinander. Aber wir wissen natürlich, daß dem nicht so ist. Wir brauchen nur zurückzutreten und uns an den Platz des Dirigenten zu begeben, um zu hören, wie das Spiel jedes Orchesterteils von den anderen abhängt. Wenn die Musiker den Anweisungen des Dirigenten folgen, bringen sie wunderschöne Musik hervor.

Wir haben entdeckt, daß die Zirbeldrüse das für den Körper darstellt, was ein Dirigent für ein Orchester ist. Es ist die Aufgabe der Zirbeldrüse, die Funktion einer Anzahl von Körpersystemen zu regeln und zu harmonisieren. Eines dieser Systeme ist unser endokrines System, das aus Drüsen besteht, welche die Hormone ausschütten, die von der Kindheit bis zur Reife für unser Wachstum zuständig sind. Ein weiteres dieser Systeme ist das Immunsystem, das uns gegen Krankheit schützt. In seiner Kapazität als Steuermechanismus dieser Systeme, ist die Zirbeldrüse ebenfalls die Altersuhr des Körpers. Wenn die Zirbeldrüse altersschwach wird, geht es den Systemen unter seiner Kontrolle ebenso. Um zu unserem Vergleich zurückzukehren: Es ist, als wäre der Dirigent zu müde, um das Orchester zu leiten. Die Musiker geraten durcheinander und können nicht länger zusammenspielen, bis die Darbietung zusammenbricht und schließlich ganz eingestellt wird.

Wenn ich die Theorie der Altersuhr in diesen Ausdrücken erkläre, sagen meine Zuhörer: »Aha. Das ergibt einen Sinn.« Natürlich erscheint es völlig sinnvoll, daß ein so komplexer Körper wie der unsere, in dem buchstäblich Tausende von Aktivitäten gleichzeitig ablaufen, irgendeiner zentralen Steuerung bedarf, um diese Aktivitäten zu überwachen, sie im Einklang miteinander und mit der Außenwelt zu halten und um ihnen zu bedeuten, wann sie ein- und ausschalten sollen. Im nachhinein ist man immer klüger. Als ich jedoch vor mehr als dreißig Jahren meine Karriere als Wissenschaftler begann, wäre schon der Vorschlag, es könnte so etwas wie eine zentrale Steuerung geben, als absolut lächerlich von der Hand gewiesen worden. Der damalige Stand der Wissenschaft ging davon aus, daß jedes Körpersystem unabhängig arbeitet. Ganz philosophische Schulen entstanden rund um ein spezifisches Organ oder System. Man war entweder ein »Herz-«, »Knochen-« oder »Drüsenmann«. (Ich benutze das Wort »Mann« absichtlich, weil es damals in der Medizin kaum Frauen gab.) Gerontologen, die sich auf das Studium des Alters spezialisieren, glaubten, die Alterung finde willkürlich in den einzelnen Zellen statt und der Körper altere dann langsam und sterbe, wenn mehr und mehr Zellen abgenutzt sind. (Um wieder auf unseren Vergleich mit dem Orchester zurückzukommen: Das wäre so, als würden einzelne Musiker beschließen, sie seien jetzt müde, ihre Instrumente weglegten und die Bühne verließen. Würden ihnen ihre Kollegen nach und nach folgen, so würde die Musik abklingen und schließlich völlig verstummen.) Den Gedanken, dieses zellulare

Abbrennen könne von einer zentralen Steuerung oder einem Dirigenten ausgelöst oder beherrscht werden, hätte man für absurd gehalten. Wenn mir damals ein Kollege oder ein Student eine derartige Theorie unterbreitet hätte, so hätte ich ihn und seine Idee wahrscheinlich auch als abwegig abgetan.

Um die Altersuhr zu entdecken, mußte in meinem Gehirn und in meiner Sichtweise ein radikales Umdenken stattfinden. Dazu mußte auch ich einen Schritt zurücktreten, mich in die Lage des Dirigenten versetzen und den gesamten Körper durch ein Weitwinkelobjektiv betrachten, anstatt mich nur auf eines oder zwei seiner scheinbar getrennten Systeme zu konzentrieren. Es waren dazu aber auch buchstäblich Tausende von Stunden und dreißig Jahre in meinen Laboratorien nötig – mit zahlreichen Fehlschlägen und der gelegentlichen Offenbarung, die meine Arbeit vorantrieb. So ist es nun einmal in der Wissenschaft.

Wenn ich als Wissenschaftler Erfolg gehabt habe, so schreibe ich diesen zu einem großen Teil meiner Ausbildung zu – oder, um genauer zu sein, meinen verschiedenen Ausbildungswegen zu. Ich bin weder Gerontologe, Altersforscher, noch Pinealoge (Zirbeldrüsenforscher). Ich ziehe es vor, mich als Generalisten zu bezeichnen, weil ich mich im Zuge meiner Laufbahn als Wissenschaftler sehr bemüht habe, mich nicht auf eine kleine Ecke der Medizin festzulegen. Ich habe immer befürchtet, eine Überspezialisierung könnte zur intellektuellen Isolation führen, was für einen Wissenschaftler tödlich sein kann. Es ist von entscheidender Bedeutung, sich über Entwicklungen auf allen Gebieten zu informieren und herauszufinden, was diese für das eigene Interessengebiet bedeuten. Oft kann eine wichtige Entdeckung auf einem wissenschaftlichen Gebiet ein anderes zutiefst beeinflussen.

Meiner Einstellung gemäß habe ich mich stets sehr bemüht, mehrere wissenschaftliche Disziplinen zu meistern. Ich bin Mediziner mit einer Spezialausbildung in Biochemie und Pathologie und Doktor der Immunologie. Ein Pathologe untersucht den Krankheitsprozeß, um Strategien und Heilmittel zu entwickeln. Pathologe zu sein ist ein würdiger Beruf, aber mir reichte er nicht. Ich habe immer das Gefühl gehabt, die wirkliche Herausforderung bestehe darin, das Auftreten einer Krankheit präventiv zu unterbinden. Ich hielt die Schlacht schon für halb verloren, wenn der Patient bereits erkrankt war. Dies führte mich zum Studium der Immunologie, denn, wenn wir krank werden, ist dies einem Defekt in unserem Immunsystem zu verdanken. Das Immunsystem ist die erste körperliche Verteidigungslinie gegen Krankheit. Es funktioniert als Überwachungssystem, das den Körper ständig nach der Anwesenheit von Viren, Bakterien und anderen fremden Eindringlingen abtastet, einige Arten von Krebszellen inbegriffen. Ist unser Immunsystem grundsätzlich gesund und stark, wird es uns gesund halten. Doch wenn unser Immunsystem schwächer wird, wird es weniger in der Lage sein, virale und bakterielle Entzündungen abzuwehren, oder es kann nicht länger zwischen normalen und abnormalen Zellen unterscheiden, bis gewisse Krebsarten auftreten. Daher schien es mir immer möglich, die meisten unserer lebensbedrohenden Krankheiten abzuwehren, wenn wir nur herausfinden könnten, wie unser Immunsystem optimal funktionstüchtig erhalten wird. Eine solche Leistung bildet gemäß meiner Philosophie den Kern einer wahrhaft präventiven Medizin.

Ich bin nicht nur Pathologe und Immunologe, sondern auch Arzt und dazu ausgebildet, mit Patienten zu arbeiten. Das hat die Art beeinflußt, wie ich meine Forschung betreibe. Viele Forscher, die keine Ärzte sind, machen ihre Untersuchungen, indem sie Zellen in einem Reagenzglas beobachten. Das nennt man *in-vitro*-Versuche. Es ist nicht die Methode, die ich bevorzuge. Meiner Meinung nach, die zweifellos durch die Erfahrung im Umgang mit Patienten beeinflußt ist, besteht ein echter Unterschied zwischen der Arbeit *in-vitro* und jener *in-vivo*, das heißt, mit lebendigen, atmenden, fühlenden Wesen aus Fleisch und Blut. Auch wenn ich mir eine Laufbahn als Forscher ausgesucht habe, arbeite ich lieber mit Tiermodellen statt mit isolierten Zellen. Tierversuche sind viel zeitraubender und heikler durchzuführen als Studien im Reagenzglas, aber es gibt keinen besseren Weg, Wissenschaft zu betreiben. Als Arzt wurde mir beigebracht, den ganzen Patienten anzusehen und mich nicht nur auf die Krankheit zu konzentrieren. Wenn Sie wirklich wissen möchten, wie ein Molekül in einem Körper reagiert oder wie ein Körpersystem mit einem anderem interagiert, müssen Sie diese Reaktionen an einem lebendigen Körper beobachten. Für mich ist es undenkbar, daß jemand die Ursache des Alterns finden kann, indem er lediglich Zellen in einer Petrischale beobachtet.

Ich arbeite mit Mäusen. Manchmal scherze ich, ich sei ein »Mäusedoktor«, weil ich im Laufe der vergangenen dreißig Jahren buchstäblich mit Tausenden von Mäusen gearbeitet habe. Ich denke, ich kann mit Fug und Recht sagen, daß ich alles weiß, was es über Mäuse zu wissen gibt. Nun ist das nicht so eigenartig oder lustig, wie es vielleicht klingen mag, da Mäuse tatsächlich ein wunderbares Modell für das Studium menschlicher Krankheiten abgeben. Diese winzigen Wesen fallen denselben Krankheiten zum Opfer wie wir, und in ihnen ist die Pathologie dieser Krankheiten (d. h., die Art, wie sie sich in unserem Körper auswirken) beinahe identisch mit der Pathologie dieser Krankheiten im Menschen. Wissenschaftler wissen das sehr wohl. Daher werden in der heutigen Forschung so häufig Mäuse verwendet, sei es, um ein neues Krebsmedikament zu testen oder eine Impfung gegen HIV zu entwickeln.

Mäuse unterliegen ebenfalls denselben grundsätzlichen biologischen Rhythmen wie wir. Offen gesagt, wenn ich nur mit Zellen in einem Reagenzglas gearbeitet hätte, wären mir mehrere lebenswichtige Hinweise entgangen, die ich nur bekommen habe, weil ich das Verhalten von Lebewesen beobachten konnte, die denselben Lebenszyklen unterworfen sind wie wir. Doch ich greife vor. Ich werde Ihnen das alles später noch erzählen.

Ich begann meine Arbeit als Forscher auf dem Gebiet der Immunologie in den sechziger Jahren. Damals Immunologe zu sein war für mich, als wäre ich ein Entdeckungsreisender in den Tagen eines Columbus oder Vasco da Gama – zwei Männer, die die alte Welt mit der neuen verbanden und dadurch den Verlauf der Geschichte veränderten. In der Immunologie wurden ebenfalls beinahe täglich neue Grenzen abgesteckt. Die Wissenschaft begann erst, die Geheimnisse des Immunsystems zu entdecken. Sie war dabei zu erkennen, wie Immunzellen Antikörper erzeugen, die genau darauf zugeschnitten sind, feindliche Antigene abzuwehren, Gene, die dem Körper gefährlich sind. Es wurde auch allmählich klar, daß Lymphozyten genannte Immunzellen Viren, Bakterien und andere fremde Stoffe angreifen, die der Körper nicht als seine eigenen identifiziert. Immunologen versuchten verzweifelt zu erfahren, wie das

Immunsystem abgeschaltet werden konnte, damit Organe wie Herzen und Nieren verpflanzt werden konnten, ohne daß diese vom Körper des Empfängers abgestoßen wurden.

Körper und Geist verbinden

Ich begann meine Reise auf einem Gebiet, dem große Umwälzungen und neue Entdeckungen bevorstanden, und mir war oft so, als müßte ich mein Boot durch unbekannte und manchmal feindliche Gewässer steuern. Heute ist zum Beispiel der Ausdruck »Körper-Geist-Verbindung« an der Tagesordnung. Wir verlassen uns darauf, daß der Geist und der Rest des Körpers untrennbar miteinander verwoben sind und daß jeder von ihnen eine tiefgreifende Wirkung auf den anderen hat. Heute wissen wir, daß unsere körperliche Gesundheit sich nicht von unseren Gefühlen und Gemütsregungen trennen läßt. Die Wissenschaft hat uns beispielsweise gelehrt, daß extremer Streß die Fähigkeit des Immunsystems, Krankheit zu bekämpfen, vermindern kann. Wir wissen, daß die Hormone, die in uns ernsthaften oder andauernden körperlichen oder emotionalen Streß hervorrufen, die krankheitsbekämpfenden Zellen in unserem Körper sogar zerstören und unseren Widerstand gegenüber Bakterien und krebsverursachenden Wirkstoffen verringern können, wenn diese unseren Körper überschwemmen. Wir wissen, daß der Streß bei einer Maus mit einem Krebstumor, die auf eine ständig rotierende Plattform gesetzt wird – eine Situation, die für die Maus extrem belastend ist –, schnelleres Krebswachstum auslösen wird. Wir wissen, daß Langstreckenläufer, während sie für ein großes Rennen trainieren, anfälliger sind für Erkältungen und Schnupfen. Wir wissen auch, daß Menschen, die emotional deprimiert sind, auch eine verringerte Immunreaktion zeigen. Wir wissen auch, daß es Krankheiten wie chronische Übermüdung gibt, denen man körperliche und psychische Ursachen zuschreibt.

Die Heiler des Altertums und die Schamanen oder Medizinmänner der Indianer scheinen die Verbindung zwischen körperlicher und emotionaler Gesundheit intuitiv erfaßt zu haben, und sie schrieben die Krankheit des Körpers oft einer zugrundeliegenden Krankheit der Psyche – der Seele – zu. Doch in den sechziger Jahren hätten viele kluge Leute – darunter manch konventioneller Wissenschaftler – die Körper-Geist-Verbindung, die heute von weiten Kreisen als Tatsache akzeptiert wird, als reinen Blödsinn abgetan. Sie müssen wissen, daß die Immunologie jener nicht so weit zurückliegenden Zeit davon ausging, daß das Immunsystem eine eigenständige Festung darstelle. Man glaubte, das Immunsystem sei eine gesonderte Armee, die zum Takt ihrer eigenen Trommel marschierte und Marschbefehlen folgte, die sich von jenen unterschieden und abhoben, die andere Körpersysteme regelten. Es wäre lächerlich gewesen, auch nur anzudeuten, daß Hormone, die von einem anderen Körpersystem ausgeschüttet wurden, einen Effekt auf das isolierte Immunsystem haben könnten.

So sahen Immunologen die Welt. Dann gab es die Endokrinologen. Die Endokrinologen jener Zeit waren ebenfalls der Meinung, »ihr System«, das endokrine System, sei eine *eigenständige* Insel. Sie konnten sich nicht vorstellen, daß ihre Drüsen, die die Hormone ausschütten, welche für Wachstum und sexuelle Reife zuständig sind und beeinflußten, wie wir auf Streß reagieren, möglicherweise fähig seien, auch das Immunsystem zu beeinflussen. Natürlich wissen wir heute, daß diese scheinbar getrennten Systeme in Wirklichkeit in ständiger Kommunikation miteinander stehen und ohne gegenseitigen Austausch nicht funktionieren können. Während wir fortfahren, werde ich Ihnen diese Interdependenz noch genauer erklären, und ich werde Ihnen auch schildern, wie dieses Konzept schließlich zur Entdeckung der Schlüsselrolle der Zirbeldrüse als »Regler« vieler unserer körperlichen Tätigkeiten führte. Erst müssen Sie etwas über das endokrine System und die Hormone wissen, die es ausschüttet, und erfahren, wie das mit der Uhr zusammenhängt, die für das Altern zuständig ist.

Ein Hormon ist ein chemischer Botenstoff, der den Körperzellen anzeigt, was wann zu tun ist. Hormone kontrollieren praktisch jede Körperfunktion. Insbesondere sind sie für Wachstum, sexuelle Entwicklung und Alterung zuständig. Wenn Sie an Hormone denken, denken Sie wahrscheinlich an Sex und das mit gutem Grund. Die Geschlechtsorgane spielen eine Hauptrolle in diesem endokrinen System, und die darin erzeugten Hormone machen aus uns sexuelle Wesen. Östrogen, das in den weiblichen Eierstöcken produziert wird, verleiht Frauen ihre »femininen« Merkmale: Es macht ihre Haut weich, ihre Brüste voll und ist zusammen mit anderen Hormonen für ihre monatliche Regelblutung zuständig. Testosteron, das in den männlichen Hoden hergestellt wird, verleiht Männern ihre »Männlichkeit«. Es läßt Haare auf ihrem Gesicht und Körper sprießen und ihre Stimme in der Pubertät tiefer werden, und es ist wesentlich für die Spermaproduktion. Wenn wir einander berühren, umarmen, küssen und uns lieben, führen diese Handlungen dazu, daß unsere Drüsen Hormone ausschütten, die uns erregen und uns unsere Sexualität genießen lassen.

Hormone sind an einem Großteil des Alterungsprozesses beteiligt, von Kindheit an bis ins hohe Alter. Die Pubertät ist ein Ereignis, das durch einen drastischen Anstieg im Geschlechtshormonspiegel ausgelöst wird. Die Wechseljahre, die bei Frauen den Übergang von der Jugend zum mittleren Alter kennzeichnen, finden statt, weil die Östrogenproduktion jäh abnimmt. Auch wenn Männer keine Wechseljahre als solche durchmachen, erfahren sie, wenn sie älter werden, eine subtile Veränderung in ihrem Hormonspiegel. Das endokrine System besteht aus vielen Drüsen. Sie haben wahrscheinlich schon von der Hirnanhangsdrüse gehört, die manchmal auch Meisterdrüse genannt wird, weil sie Hormone produziert, welche andere Drüsen steuern. Sie befindet sich tief im Gehirn und stellt unter anderem das Hormon her, das für das kindliche Wachstum zuständig ist. Wenn Kinder nicht genug von diesen Hormonen bekommen, ist ihr Wachstum gehemmt. Ein weiteres neuroendokrines Zentrum, der Hypothalamus, der sich am Hirnstamm befindet, übt eine gewisse Kontrolle über die Hirnanhangsdrüse aus. Er hilft ebenfalls, solch essenticlle Körperfunktionen wie das Gefühl von Hunger und Durst zu regeln. Noch eine weitere endokrine Drüse, die Schilddrüse, die sich unten am Hals befindet, schüttet Hormone (Thyreoide) aus, die die Stoffwechselvorgänge regeln, die anzeigen, wie schnell der Körper Sauerstoff verbrennt, um den Großteil seiner anderen Aktivitäten durchführen zu können. Wenn nicht genügend Thyreoide ausgeschüttet werden, fühlen Sie sich matt, Sie werden Mühe haben, ihre Körpertemperatur aufrechtzuerhalten und an Gewicht zunehmen, wobei jedes wichtige System in Ihrem Körper langsamer funktioniert. Die Nebennieren, die sich oberhalb der eigentlichen Nieren befinden, bringen Streßhormone hervor, also jene Hormone, die uns überfluten, wenn wir unter Druck stehen. Adrenalin, das von den Nebennieren produziert wird, ist als »Flucht-oder-Kampf«-Hormon bekannt, weil es einen Energieschub bereitstellt, der es dem Körper erlaubt, schnell auf Streßsituationen zu reagieren. Die Nebennieren produzieren ebenfalls Sexualhormone. Es mag so scheinen, als würde das endokrine System, das diese Fülle von Hormonen erzeugt, und das Immunsystem mit seiner Armee krankheitsbekämpfender Zellen unabhängig voneinander funktionieren. Doch die Verbindungen sind da. Wie viele andersartig aussehende und klingende Instrumente im Orchester, arbeiten auch diese Systeme übereinstimmend. Ich stelle mir gerne vor, ich hätte das Glück gehabt, diese Verbindung früh zu erkennen und bei deren Herstellung so etwas wie ein Pionier gewesen zu sein. Es war meine Arbeit auf diesem Gebiet, die mich auf den Weg zur Entdeckung der Rolle führte, die die Zirbeldrüse als Orchesterchef und schließlich als Altersuhr spielt. Durch diese Verbindungen lernte ich, wie wir altern und wie der Alterungsprozeß rückgängig gemacht werden kann. Vor diesem Hintergrund werde ich die Windungen und Kurven beschreiben, auf die ich im Laufe meines Weges gestoßen bin.

Menschen, die keine Wissenschaftler sind, haben selten die Gelegenheit, hinter die Kulissen zu schauen und zu sehen, was für einen wissenschaftlichen Durchbruch alles notwendig ist. Wenn alles vorbei ist, können Sie darüber im wissenschaftlichen Teil Ihrer Tageszeitung lesen, doch diese Artikel neigen dazu, sich auf die Bedeutung wichtiger Entdeckungen zu konzentrieren, und berichten selten von der harten Kleinarbeit, die zum Durchbruch führte. Ich finde das schade, nicht nur, weil ich glaube, Wissenschaftlern gebühre Anerkennung für ihre harte Arbeit, sondern weil die wissenschaftliche Reise manchmal genauso interessant sein kann wie ihr Ziel. Um meinem Standpunkt Nachdruck zu verleihen, werde ich die nächsten Seiten dazu verwenden, Ihnen einen Blick zu gewähren auf das, was es bedeutet, ein Wissenschaftler auf der Suche nach einer Antwort zu sein. Ich werde Ihnen zeigen, wie Hinweise sich manchmal aneinanderfügen und wichtige Antworten gefunden werden können, wenn die richtigen Fragen gestellt werden.

Nummer Eins:
Die Thymusdrüse und die »alternden« Mäuse

Meine Jagd nach der Altersuhr begann vor mehr als dreißig Jahren. Nachdem ich die Schlußfolgerungen eines wissenschaftlichen Experiments studiert hatte, die von einem meiner brillanten Kollegen durchgeführt worden waren, verfolgte mich etwas, das mir dabei aufgefallen war. Um die Sensation zu verstehen, die mich auf die Fährte der Altersuhr brachte, muß ich Ihnen einige Hintergrundinformationen liefern.

Die Geschichte der Medizin ist voller Fälle, bei denen Organe und Drüsen, die lange Zeit als verkümmert und unnütz galten, sich später als äußerst wichtig herausstellten. Ein Beispiel dafür ist die Zirbeldrüse, heute bekannt als die wichtigste Steuerzentrale überhaupt. Bis ins letzte Jahrzehnt nahm man jedoch an, sie sei überflüssig. Die Thymusdrüse, eine graurosa Drüse, die sich hinter dem Brustbein befindet, ist eine weitere Drüse, von der man früher annahm, sie sei bestenfalls überflüssig und vielleicht sogar gefährlich.

Jahrhundertelang war die Thymusdrüse von Mythen und Märchen umrankt. Sie wiegt bei der Geburt etwa fünfzehn Gramm und hat zu Beginn der Pubertät die doppelte Größe erreicht. Dann beginnt sie aus unbekannten Gründen zu schrumpfen und zu verschwinden, bis sie im Erwachsenen langsam durch Fettgewebe ersetzt wird. Bis in die sechziger Jahre hielt man die Thymusdrüse (und die Zirbeldrüse) für völlig wertlos. Hatte jemand eine größere Thymusdrüse, so wurde das für eine ernsthafte gesundheitliche Bedrohung gehalten.

In den sechziger Jahren entdeckten zwei große Wissenschaftler, der verstorbene Branislav D. Jankovic aus Belgrad, einer meiner engsten Freunde, und der Australier Jacques Miller, daß die Thymusdrüse weder unnütz noch gefährlich ist. Im Gegenteil, sie stellten fest, daß diese Drüse eine Schlüsselrolle bei der Immunität spielt. In unabhängigen Versuchen entfernten diese Wissenschaftler die Thymusdrüse neugeborener Mäuse und Ratten. Die Wirkung war höchst dramatisch: Die Tiere entwickelten nie ein normales Immunsystem. Die thymusdrüsenlosen Mäuse konnten keine Antikörper herstellen, die Zellen, die gegen Krankheiten ankämpfen – kein Wunder, daß sie vorzeitig starben.

Im Lichte dessen, was wir heute über die Thymusdrüse wissen, sind diese Resultate absolut logisch. Dank Jankovic und Miller hat die Wissenschaft herausgefunden, daß die Thymusdrüse voller T-Lymphozyten oder T-Zellen ist – wichtige Immunzellen, die Infektionen bekämpfen. Ohne T-Zellen würden Sie sterben. Das genau geschieht mit AIDS-Patienten, weil der HIV-Virus ihre T-Zellen angreift und zerstört, was sie krankheitsanfällig macht. Bei Kindern wandern die T-Zellen vom Knochenmark, wo sie hergestellt werden, in die Thymusdrüse, wo sie reifen und gelagert werden, bis sie zur Verteidigung gegen eindringende Organismen auf den Plan gerufen werden. Ohne Thymusdrüse kann sich das Immunsystem nicht entwickeln und zur Reife gelangen.

Als ich in meinem eigenen Labor neugeborenen Mäusen die Thymusdrüse entfernte, fiel mir auf, daß diese nicht nur krank, sondern in meinen pathologisch geschulten Augen sogar verlebt und erschöpft aussahen. Ihr Fell war räudig, ihre Muskeln verkümmert. Sie sahen aus wie verschrumpelte kleine Greise. Ich konnte das Gefühl nicht loswerden, daß diese Mäuse nicht nur krank, sondern auch »gealtert« seien, ohne in Wirklichkeit alt zu werden.

Eine Frage ging mir immer wieder durch den Kopf: Was hatte diese Mäuse dazu gebracht, so schnell zu altern? Konnte die Thymusdrüse, von der wir heute wissen, daß sie eine wichtige Rolle bei der Erhaltung unserer Gesundheit spielt, auch etwas mit dem Alterungsvorgang zu tun haben? Hing sie vielleicht irgendwie mit den endokrinen Drüsen zusammen, die für Wachstum und Alterung zuständig sind? Gab es eine Verbindung zwischen der Thymusdrüse und der Hirnanhangsdrüse? Den Geschlechtsdrüsen? Ich entwickelte einen Versuch, um zu sehen, ob die Thymusdrüse irgendwie mit diesen anderen Drüsen »sprach«.

Hypothese:
Die Thymusdrüse »spricht« mit der Hirnanhangsdrüse

Die Thymusdrüse entscheidet darüber, wie wir vom Säuglings- bis zum Erwachsenenalter wachsen und reifen. Wie bereits erwähnt, schüttet sie Wachstumshormone aus, die das Wachstum des Kindes bestimmen, und wacht über weitere Drüsen, die Geschlechtshormone produzieren.

Wir haben gesehen, daß die Entfernung der Thymusdrüse bei jungen Mäusen dazu führt, daß diese rapide »erwachsen« und zudem krank werden. Deshalb fragte ich nach einer Verbindung zwischen dem Immunsystem – das Krankheit bekämpft – und dem endokrinen System – das Wachstum und Alterung unseres Körpers regelt. Ich zog die Möglichkeit in Betracht, daß die Hirnanhangsdrüse, die für normales Wachstum und sexuelle Reifung essentiell ist, die Thymusdrüse irgendwie beeinflußen könnte und umgekehrt. Um meine Theorien zu testen, entwickelte ich einige Versuche.

Bei ersten Versuchen injizierte ich jungen erwachsenen Mäusen ein Serum, das ihre Hirnanhangsdrüse davon abhalten würde, Hormone auszuschütten. Mit anderen Worten, es würde so sein, als hätten diese Tiere überhaupt keine Hirnanhangsdrüse. Wie zu erwarten war, entwickelten sie sich nicht normal. Sie nahmen ab und wurden von einer ähnlichen Krankheit dahingerafft wie die, welche ich bei Mäusen ohne Thymusdrüse gesehen hatte. Nicht nur das: Ihre Thymusdrüse schrumpfte oder verkümmerte vollständig. Sie erinnern sich, daß die Thymusdrüse Teil des Immunsystems ist, jenes Systems, das eine »eigenständige Festung« sein sollte. Aber mein Versuch zeigte, daß die Funktion des Immunsystems auch von der Hirnanhangsdrüse beeinträchtigt wurde, die für Wachstum und sexuelle Entwicklung zuständig ist. Jetzt war es Zeit, die Frage umzukehren und zu sehen, was mit der Hirnanhangsdrüse passieren würde, wenn ich die Thymusdrüse entfernte. Anders ausgedrückt, ich hatte aufgezeigt, daß die Hirnanhangsdrüse mit der Thymusdrüse sprach. Jetzt wollte ich sehen, ob die Thymusdrüse der Hirnanhangsdrüse auch antwortete.

Bei meinem zweiten Versuch entfernte ich die Thymusdrüse neugeborener Mäuse und untersuchte dann ihre Hirnanhangsdrüse in unterschiedlichem Alter. Wieder führte der Verlust der Thymusdrüse zu denselben degenerativen Erscheinungen, und wieder fiel mir auf, wie sehr die Mäuse kleinen alten Männern glichen. Ich stellte ebenfalls fest, daß ihre Hormonproduktion völlig aus dem Gleichgewicht geraten war. Als ich mir die Hirnanhangsdrüse dieser Mäuse ansah, verstand ich, warum. An der Stelle in der Hirnanhangsdrüse, wo

Wachstumshormone hergestellt werden, gab es große Abweichungen in den Zellen. Die Hirnanhangsdrüse konnte nicht länger die korrekte Menge der Wachstumshormone herstellen. Kein Wunder, daß die Mäuse so abnormal alt geworden waren!

Aus diesen Studien schloß ich, daß die Thymusdrüse und die Hirnanhangsdrüse tatsächlich miteinander redeten und voneinander abhingen und daß weder eine Maus (noch ein Mensch) sich normal entwickeln konnte, wenn diese beiden Drüsen nicht intakt waren und sich in ständiger Kommunikation befanden. Die Brücke war geschlagen: Die Thymusdrüse, die Teil des Immunsystems ist, ist von wesentlicher Bedeutung für das richtige Funktionieren der Hirnanhangsdrüse, die Teil des endokrinen Systems ist. Das Gegenteil ist ebenso wahr.

Diese Befunde führten mich dazu, noch eine weitere Frage zu stellen. Wenn das Entfernen der Thymusdrüse eine solch nachteilige Wirkung auf die Hirnanhangsdrüse hatte und die Alterung irgendwie beschleunigte, war dann die Thymusdrüse vielleicht am eigentlichen Alterungsprozeß beteiligt? Werden wir älter, weil unsere Thymusdrüse uns auffordert zu altern? Ich war nicht der einzige Wissenschaftler, der sich diese Frage stellte. Manche Forscher hatten begonnen zu vermuten, daß die Thymusdrüse vielleicht sogar der Ort im Körper sei, der das Altern bestimmt: die sogenannte Altersuhr. Ehrlich gesagt, bezweifelte ich das. Ich war der Meinung, die Thymusdrüse sei ein wichtiger Mitspieler beim Alterungsvorgang, dafür mußte es aber eine umfassende Erklärung geben. Ich mußte weitere Versuche entwickeln, um meine Theorie zu überprüfen.

Hypothese: Die Thymusdrüse ist nicht die Altersuhr

Gleichzeitig mit anderen Wissenschaftlern begann ich zu vermuten, daß es irgendwo im Körper einen »Schalter« gab, der darüber bestimmte, wie und wann wir altern. Wir hatten angefangen, ihn die »Altersuhr« zu nennen. Wir wußten nur nicht, wo oder was sie war. Manche meiner Kollegen glaubten, es sei die Thymusdrüse, die sich hinter dem Brustbein befindet und krankheitsabwehrende T-Zellen enthält, aber ich hatte den Verdacht, daß die Thymusdrüse nicht die Antwort war.

Meine nächste Versuchsanordnung betraf Mäuse, deren Thymusdrüse bei der Geburt entfernt worden war. Ich hatte viele Experimente an Mäusen ohne Thymusdrüse durchgeführt. Von diesen Versuchen her wußte ich, daß ich die normale Immunfunktion wiederherstellen konnte, wenn ich eine Thymusdrüse von einer normalen Maus auf eine Maus ohne Thymusdrüse übertrug. Diese Maus würde danach ein normales Alter erreichen und nicht vorzeitig krank und alt werden. Manche Wissenschaftler glaubten, daß die Thymusdrüse für das Aufrechterhalten der Lebensdauer zuständig sei. Ich meinte jedoch, die normale Lebensdauer bei diesen Mäusen sei nicht nur kürzer, weil die Thymusdrüse die Lebensdauer bestimmte oder verlängern konnte, sondern weil deren Entfernung die Immunfunktion beeinträchtigte.

Um meine Theorie zu testen, mußte ich beweisen, daß Mäuse ohne Thymusdrüse irgendwie gesund bleiben und ihrer normalen Lebenserwartung entsprechen konnten. Das würde beweisen, daß sie wegen ihres schlechten Immunsystems jung starben und nicht, weil ihnen die Thymusdrüse fehlte. Damit sie gesund blieben, mußte ich sie unter völlig sterilen Bedingungen halten und sie vom Kontakt mit schädlichen Viren oder Bakterien isolieren.

Sie haben wahrscheinlich schon von Kindern gehört, die mit einem derart angeschlagenen Immunsystem auf die Welt kommen, daß ihr Überleben davon abhängt, in einem sterilen Umfeld zu leben, damit sie keinerlei krankmachenden Organismen ausgesetzt sind. Sogar ein einfacher Erkältungsvirus, den ein gesundes Kind in ein paar Tagen abschütteln würde, kann für diese immundefekten Kinder tödlich sein. Man hat sie »Kugelkinder« genannt, weil sie in einer versiegelten, sterilen Plastikkugel leben, die sie vor einer Welt voller Keime schützen soll. Tragischerweise können nicht einmal ihre eigenen Eltern sie ohne viele Lagen schützender Kleider berühren oder umarmen. Ich mußte für meine immunschwachen Mäuse ein ähnliches Umfeld schaffen. Ich wußte, daß Ciba-Geigy, ein Schweizer Pharmakonzern, über ein einmaliges Labor verfügte, in welchem Tiere in einer völlig keimfreien Umgebung aufgezogen wurden, die der Plastikkugel ähnlich war. Ich sorgte dafür, daß ich diese einmalige Einrichtung benutzen konnte.

Wir leben in einer Welt voller Keime. Es gibt viele hundert Milliarden mehr von ihnen als von uns. Sie zu vermeiden, ist eine wahre Kunst. Mein Versuch verlangte äußerste Präzision und Detailliebe. Alles und jeder, der mit diesen Mäusen in Berührung kam, mußte absolut sauber sein. Wir ergriffen extreme Maßnahmen, um strikt sterile Bedingungen aufrechtzuerhalten. Die ersten keimfreien Mäuse wurden durch Kaiserschnitt auf die Welt gebracht, damit sie nicht von den Bakterien im Geburtskanal infiziert werden könnten. Das war ein sehr heikler Vorgang, der unter einem chirurgischen Spezialmikroskop durchgeführt wurde und den Einsatz winziger Instrumente verlangte. Was die Herausforderung noch größer machte, war der Umstand, daß ich, um ein steriles Umfeld aufrechtzuerhalten, Spezialhandschuhe tragen und durch den Vorhang eines Isolators arbeiten mußte, der es noch schwieriger machte, die heiklen chirurgischen Instrumente zu handhaben. Während dieser Zeit lebte ich buchstäblich im Labor und überwachte meine Mäuse Tag und Nacht gewissenhaft.

Das Resultat war der Mühe wert. Unter diesen absolut reinen Bedingungen bestand kein Unterschied zwischen der Lebensdauer der Mäuse ohne Thymusdrüse und jener mit Thymusdrüse. Mit anderen Worten, die Mäuse ohne Thymusdrüse waren an einer Krankheit jung gestorben, weil sie eine schlechte Immunreaktion hatten und nicht weil die Thymusdrüse von wesentlicher Bedeutung war bei der Bestimmung ihrer Lebenserwartung.

Dieser Versuch bewies eindeutig, daß die Thymusdrüse nicht für die Lebenserwartung zuständig und daß sie nicht die Altersuhr war. Doch wenn sie nicht die Altersuhr war, was denn? War es eine andere Drüse? Und befand sie sich irgendwo im Gehirn oder sonstwo? Oder handelte es sich um etwas, daß ich noch gar nicht in Betracht gezogen hatte?

Hypothese: Sex und Immunität hängen zusammen

Als Teil meiner Forschungen zu Wachstum und Alter unternahm ich viele weitere Versuche und jeder identifizierte weitere Verbindungen zwischen dem Immunsystem und den Hormonen, die unser Wachstum und unsere sexuelle Entwicklung mitbestimmen. Ich erkannte, daß die Thymusdrüse mit den Nebennieren verbunden ist. Die Nebennieren befinden sich oberhalb der eigentlichen Nieren und stellen unter anderem Geschlechtshormone her. Wenn ein Tier keine Thymusdrüse hat, kann es nicht genügend Geschlechtshormone produzieren und entwickelt sich nicht normal. Ein abnormal niedriger Geschlechtshormonspiegel führt zu einem verkümmerten Wachstum und einem eigenartig schrumpeligen Aussehen.

Ich fand eine weitere interessante Verbindung, dieses Mal zwischen der Schilddrüse und der Thymusdrüse. Wenn ein Tier keine Schilddrüse hatte, brachte es nicht die richtige Menge Thyreoide hervor. Das Thyreoidhormon ist sehr wichtig für eine normale Immuntätigkeit, und es ist ebenfalls von großer Bedeutung für ein normales Wachstum. Wenn ein Baby mit einer Schilddrüsenunterfunktion zur Welt kommt, kann es zu schwersten geistigen Behinderungen kommen, wenn das Problem nicht behandelt wird.

Diese Befunde ermutigen mich, der Verbindung zwischen Immunsystem und Wachstum nachzugehen. Ich wollte genau wissen, welche Rolle das Immunsystem bei der Alterung spielte. Andere Versuche, die ich mit meinem Kollegen und Freund Nicola Fabris durchführte, betrafen Zwergmäuse, eine weitere Mäuseart mit einem genetischen Defekt, der sie davon abhält, eine normale Größe zu erreichen. Zusätzlich zu ihren geringen Massen weisen sie ernste hormonale und immunologische Abweichungen auf. Ihre Schilddrüse ist sehr klein. Sie sind krankheitsanfällig, werden schnell alt und leiden unter demselben schleichenden Syndrom wie Mäuse ohne Thymusdrüse. Ihr Hormonspiegel vieler lebenswichtiger Hormone wie die Wachstumshormone ist wesentlich niedriger als der von normalen Mäusen. Wissenschaftler wie ich haben viel Zeit mit dem Versuch zugebracht, diese Abnormitäten in Zwergmäusen zu koorigieren, und indem wir dies taten, haben wir mehr über die Wirkungsweise verschiedener Hormone erfahren.

Beim ersten Versuch wurde die Verbindung zwischen Immunität und Wachstum noch offensichtlicher. Wir injizierten Zwergmäusen ein Wachstumshormon, das von der Hirnanhangsdrüse hergestellt wird, und waren erstaunt festzustellen, daß ihre Thymusdrüse größer und ihr Immunsystem stärker wurde. Auch lebten sie viel länger, als es gewöhnlich bei Zwergmäusen der Fall ist. Das lieferte zusätzliche Hinweise auf einen direkten Kommunikationsdraht zwischen Immunität und Wachstum.

Mein zweites Experiment mit Zwergmäusen war einfach, aber es erbrachte einige interessante Resultate. Wir spritzten ihnen ausgereifte Lymphozyten (Immunzellen) normaler Mäuse. Ihr Immunsystem belebte sich, aber noch überraschender war, daß sie besser alterten als die unbehandelten Mäuse. Sie schienen mehr wie normale Mäuse zu wachsen. Das war ein weiterer Hinweis dafür, daß die Zellen des Immunsystems irgendwie mit dem endokrinen System »sprachen« und nicht nur die Immunität, sondern auch das Wachstumsmuster beeinflußten.

Ein eindeutiges und unmißverständliches Muster schälte sich heraus. Es war klar, daß die Drüsen, die mit Wachstum und sexueller Entwicklung zusammenhingen – die Hirnanhangsdrüse, die Nebennieren, die Schilddrüse und vielleicht noch weitere –, alle miteinander kommunizierten, und sie kommunizierten ebenfalls mit der Thymusdrüse und dem Immunsystem. Die Natur hatte die Drüsen, die für Wachstum, Fortpflanzung und Immunität zuständig sind, alle in einem interdependenten Netzwerk verkoppelt. Ich wußte nicht, warum sie es so eingerichtet hatte, aber ich nahm an, daß es aus gutem Grund geschehen war. Ich dachte, es gäbe vielleicht einen zentralen Mechanismus, der sie überwachte. Diese kleine Deduktion half mir später dabei, die Theorie zu formulieren, die zur Entdeckung der Altersuhr führen würde.

Der Orchestergraben füllte sich langsam mit Musikern, aber wo war der Dirigent?

Etwas im Gehirn

Als ich mit meiner Arbeit auf diesem neuen und aufregenden Gebiet fortfuhr, stellte ich fest, daß jede Antwort weitere Fragen aufwarf. Ich wollte mehr über die Beziehung zwischen den Hormone ausschüttenden Drüsen und dem Immunsystem erfahren. Ich wollte wissen, warum sie zusammenhingen und was sie überwachte.

Mein nächster Versuch ging auf eine Ahnung zurück. Heutzutage wird Ihnen eine Ahnung keine Forschungsmittel verschaffen; vielmehr müssen Sie zahllose Papierstöße unterbreiten, die Ihre These belegen und erklären, warum und wie ihr Experiment stattfinden wird. Intuition reicht da nicht aus. Sie können mich einfältig nennen, aber es scheint mir, daß, wenn der Wissenschaftler genug weiß, um diese ganze Dokumentation vorderhand zusammenzustellen, es gar nicht nötig sein dürfte, den Versuch durchzuführen. Glücklicherweise erlaubte mir die Position, die ich damals am Institut für Medizinische Forschung in Davos in der Schweiz innehatte, meinen Ahnungen nachzugehen.

Lassen wir die Politik. Wenden wir uns den Tatbeständen zu. Mein nächster Versuch betraf athymische Nacktmäuse, ein besonders genetischer Mäusestrang, der ein phantastisches »Labor« für einen Immunologen abgibt. Wie ihr Name vermuten läßt, werden diese Mäuse ohne Thymusdrüse und unbehaart geboren. Die Gene dieser Mäuseart sind rezessiv; in einem Wurf von zehn Mäusen sind etwa vier Exemplare athymisch.

Athymische Nacktmäuse teilen dasselbe Schicksal wie junge Mäuse, denen die Thymusdrüse entfernt wird. Sie entwickeln sich nicht richtig, haben ernsthafte immunologische Probleme und sterben früh an derselben schleichenden Krankheit, die dem Greisentum oder der Alterung so ähnlich ist. Nun gab es etwas an den athymischen Nacktmäusen – jenen Mäusen, die ohne Thymusdrüse auf die Welt kamen –, das mich faszinierte. Mir fiel auf, daß es mir trotz aller Versuche nicht gelungen war, ihr Fell zum Wachsen zu bringen. Als ich diesen Mäusen eine Thymusdrüse einsetzte, konnte ich ihre Immunität wiederherstellen und ihr Wachstum normalisieren, aber ich konnte immer noch kein Fell hervorbringen. Haarwachstum wird von Hormonen gesteuert, und mir schien, daß es ein unbekanntes Hormon geben müßte, welches im Gehirn normaler Mäuse, nicht jedoch in diesen athymischen Mäusen anzutreffen war. Warum das Gehirn? Sie erinnern sich, daß sich die Hirnanhangsdrüse im Gehirn befindet, was auch für den Hypothalamus gilt, der die Zirbeldrüsen regeln hilft. Da ich nicht genau wußte, welche Hormone ich suchte, braute ich einen groben Gehirnextrakt aus den Zirbeldrüsen normaler Mäuse und injizierte diesen den athymischen. Es gelang mir nicht, ihnen dadurch zu einem Fell zu verhelfen, aber manche Mäuse reagierten auf andere Weise sehr gut darauf. Obgleich sie kahl blieben, ging es ihrem Immunsystem viel besser. Dennoch gab es Tiere, denen es kaum besser ging, und ich konnte mir einfach nicht vorstellen, warum. Es war äußerst mysteriös.

Ich studierte meine Aufzeichnungen und durchforstete meine Labornotizen nach einer Erklärung dafür, warum das Experiment solch unterschiedliche Resultate hervorgebracht haben könnte; Reaktionen, so verschieden wie Tag und Nacht. Dann begriff ich es. Die Mäuse, denen es besser ging, hatten ihre Spritze mit Gehirnextrakt am späten Nachmittag erhalten, und die anderen, denen es nicht so gut ging, am frühen Morgen. Warum? Ich fing an, über zirkadiane Rhythmen nachzudenken, die täglichen und jahreszeitlich bedingten hormonellen Schwankungen, die den natürlichen Lebenszyklus von Tier und Mensch bestimmen. Mein Labor lieferte den idealen Hintergrund, um über solche Dinge nachzudenken. Versteckt in den Schweizer Alpen, mit einer spektakulären Aussicht auf die Landschaft ringsum, glaubte ich der Natur so nahe zu sein, wie jemand es nur sein konnte, der außerdem die Vorteile einer hochtechnischen Ausrüstung genoß. In dieser Umgebung spürten wir den Wechsel der Jahreszeiten sehr stark, und mir fiel auf, daß die Tiere in- und außerhalb des Labors ebenfalls sehr stark davon betroffen waren. Vierhundert Jahre vor unserer Zeitrechnung glaubte Hippokrates, der »Vater der modernen Medizin« – dessen Eid wir noch heute schwören, wenn wir Ärzte werden –, Medizinstudenten sollten als erstes lernen, was die Jahreszeiten für Mensch und Tier bedeuten und wie sie uns beeinflussen. Laut Hippokrates haben die Jahreszeiten eine tiefgehende Wirkung auf Gesundheit und Verhalten, und wenn ein Arzt diese Zyklen nicht versteht, kann er unmöglich begreifen, was mit seinen Patienten los ist. Was Hippokrates intuitiv wußte, ist seither schlüssig bewiesen worden. Die Wissenschaft hat einige ausgeklügelte Bluttests entwickelt, die zeigen, daß die Spiegel diverser Hormone von einer Jahreszeit zur anderen und im Verlauf eines Tages von einer Stunde zur anderen schwanken. Diese Veränderungen haben einen großen Einfluß auf den Lebenszyklus von Mensch und Tier. Ich begann, mich zu fragen, ob Veränderungen in der täglichen Hormonproduktion möglicherweise einen Einfluß auf das Immunsystem haben könnten. Könnte das erklären, warum es den Mäusen, die abends eine Injektion erhielten, so viel besser ging als jenen, die morgens ihre Spritze bekamen? Da ich wußte, daß das Immunsystem mit den Drüsen in Verbindung steht, die für Wachstum und Fortpflanzung zuständig sind, konnte ich nicht umhin, mich zu fragen, ob diese täglichen Rhythmen bei diesen Aktivitäten nicht ebenfalls eine Rolle spielten.

Ein Unterschied wie Tag und Nacht: Ich begann, in Begriffen der Zirbeldrüse zu denken

Ich begann, so viel wie möglich über zirkadiane Rhythmen in Erfahrung zu bringen und kämmte die wissenschaftlichen Journale nach Berichten über die Zirbeldrüse ab. Ich studierte die Zirbeldrüse, weil man bereits zuvor festgestellt hatte, daß diese kleine Drüse, die sich tief im Innern des Gehirns befindet, der Mechanismus ist, der in Tier und Mensch die zirkadianen Rhythmen bestimmt – darunter auch der Schlaf-Wach-Zyklus und die Anpassung an die Jahreszeiten. Es war auch bereits früher festgestellt worden, daß die Zirbeldrüse diese Kontrolle mittels der Herstellung eines Melatonin genannten Hormons bewerkstelligte. In meiner Suche nach mehr Informationen schloß ich mich der neu entstandenen Europäischen Forschungsgruppe für Pinealogie an und nahm an einer wissenschaftlichen Konferenz über die Zirbeldrüse in Jerusalem teil. Festzuhalten ist, daß ich als einziger Immunologe in einem See von Zirbeldrüsenexperten schwamm.

Ich begriff, daß die Zirbeldrüsenforschung, die lange vernachlässigt worden war, die Aufmerksamkeit von mehr und mehr Wissenschaftlern auf sich zog. Ihre Arbeit half mir, mich auf meine Forschungen zu konzentrieren. Einiges von ihrer Arbeit wirkte auf mich sehr faszinierend. Eine Studie zeigte zum Beispiel auf, daß ihr Melatoninspiegel drastisch abnahm, wenn Tiere älter wurden. Ein weiterer Versuch, den ich besonders aufschlußreich fand, berichtete, daß Blinde mit einer seltenen Krankheit, die sich retrolentale Fibrosis nennt – sie führt dazu, daß man absolut kein Licht wahrnehmen kann –, bedeutend länger lebten als solche, die über eine gewisse Lichtempfindlichkeit verfügen. Für mich war das ein starker Beweis dafür, daß Reaktionen auf hell und dunkel und Veränderung in den Zyklen von Licht und Dunkelheit die Langlebigkeit irgendwie beeinflußten. Daraus leitete ich die Theorie ab, daß der Schlaf-Wach-Zyklus ebenfalls eine Rolle spielen konnte. Wenn das stimmte, müßte die Unterbindung natürlicher Lichtzyklen die Lebenserwartung verändern.

Soviel war mir klar: Licht ist sehr wichtig für die Regulierung des zirkadianen Zyklus und für das Funktionieren der Zirbeldrüse, die die Anwesenheit von Licht aufspürt und auf Licht reagiert, indem sie mehr oder weniger Melatonin ausschüttet. Ich ersann einen Versuch, um die Wirkung einer ständigen Lichtzufuhr auf das Wachstum und die Entwicklung von Mäusen zu bestimmen.

Ich isolierte eine Gruppe männlicher und weiblicher Mäuse und zog sie unter ständigem Kunstlicht auf. Die ersten paar Generationen dieser Mäuse entwickelten sich normal, paarten sich, warfen und hielten sich an die für sie typische Lebenserwartung. Bei der vierten Generation war der Unterschied frappant. Sie sahen nicht länger wie gesunde Mäuse aus: Ihre Muskeln begannen zu schrumpfen, sie wurden faltig, sie bekamen kahle Stellen, ihre Thymusdrüse (wo die T-Zellen gespeichert werden) entwickelte Fettgewebe, und ihre Immunreaktion war schlecht. Sie sahen wie müde, alte Mäuse aus, alterten schnell und starben jung. Indem ich die Mäuse ständig bestrahlte und sie daran hinderte, die normalen Tag-Nacht- und Schlaf-Wach-Zyklen aufrechtzuerhalten, hatte ich in ihnen vorzeitiges Altern hervorgerufen.

Warum brauchte es vier Generationen von Mäusen, bis es soweit war? Ich denke, daß es daran liegt, daß die zirkadianen Zyklen uns von Natur aus derart eingeprägt sind – sie sind so fundamental für das Leben –, daß mehrere Generationen nötig sind, um dieses biologische Mandat zu löschen. Diese Zyklen werden von den Eltern an die Kinder übertragen, und die Erinnerung an sie währt noch lange Zeit, nachdem sie unterbrochen worden sind. Doch wenn ein Tier seine Zyklizität verliert, die Fähigkeit, sich an seine täglichen Lebensrhythmen anzupassen, wird es schnell altern und vorzeitig sterben. Wie ich bald entdecken würde, gilt dasselbe auch für Menschen.

Als Resultat dieser Versuche verlagerte sich der gesamte Brennpunkt meiner Forschung. Ich fühlte mich gezwungen, mehr über die Zirbeldrüse in Erfahrung zu bringen, dem Meister der zirkadianen

Zyklen, und über das faszinierende Hormon, das sie herstellt, Melatonin. Mir kam ein Gedanke, der damals ausgesprochen phantastisch schien. Konnte die Zirbeldrüse der Meister unseres Schicksals sein? Hatte ich endlich den Orchesterchef gefunden?

3.
Die Altersuhr wird gefunden

Zweifle immer an dem, was du glaubst. Epiktet

Meine Forschungen hatten mich davon überzeugt, daß meine Vorstellungen über das Altern falsch waren. Ich konnte die herkömmliche Weisheit, Alterung fände statt, wenn einzelne Zellen – eine nach der anderen – willkürlich nachließen, nicht länger akzeptieren. Im Gegenteil, alles, was ich über die Interdependenz unseres Körpersystems und die Drüsen und Organe in Erfahrung gebracht hatte, aus denen es besteht, hatte mich davon überzeugt, daß die Natur sich so viel Mühe gegeben hatte beim Entwurf unseres Körpers, daß es unmöglich schien, daß sie das Alter dem Zufall überlassen hätte. Ich wußte, daß es irgendwo in unserem Körper eine Altersuhr geben mußte, einen Hauptregler, der den Alterungsvorgang kontrollierte. Vom Säuglingsalter, durch die Pubertät hindurch, während unserer reproduktiven Jahre und darüber hinaus folgen wir einem vorgeschriebenen Stundenplan von Ereignissen, die in einem präzisen Takt ablaufen und derart subtil orchestriert sind, daß es irgendwo einen »Dirigenten« geben muß. Ich hatte auch das intuitive Gefühl, ich hätte diese Uhr bereits gefunden, ohne es zu wissen, und sie hätte sich irgendwo im Verlauf meiner vielen Versuche bereits gezeigt. Wie so viele Wissenschaftler, die sich auf ein Stück der Puzzles fixieren, war ich zu kurzsichtig geworden, um die Wahrheit zu erkennen. Ich befand mich entweder mitten in einem Versuch oder plante den nächsten und war zu beschäftigt, um einen Schritt zurückzutreten und die Perspektive zu erlangen, die ich brauchte, um das fehlende Stück zu finden. Das spürte ich, und ich wußte, daß ich Zeit zum Nachdenken brauchte.

Ich habe immer geglaubt, daß ein echter Forscher mehr als ein geschickter Techniker sein muß. Wiewohl es wichtig ist zu wissen, wie man die richtigen Versuche anordnet, sie präzise durchführt und Daten korrekt festhält und interpretiert, hat ein Forscher, der diese Werkzeuge beherrscht, nur die halbe Arbeit geleistet. In Wirklichkeit muß ein echter Wissenschaftler auch ein wenig Philosoph sein. Ich bin also der Meinung, das Beschaffen und Interpretieren von Forschungsergebnissen reicht nicht aus. Wenn ein Versuch vollendet ist, und es liegen Ergebnisse vor, muß der Forscher eine Pause einschalten, um sich Gedanken zu machen über das, was wir das »größere Bild« nennen könnten. Es ist wichtig, von unserer eigenen Arbeit aufzuschauen, um zu sehen, wie sie sich in einen breiteren Rahmen einfügt. Es ist ein Prozeß der Synthese oder der Kombination von Ergebnissen mit anderen Ergebnissen, um eine zusammenhängende Theorie oder Erklärung dafür zu finden, warum die Dinge so sind, wie sie sind.

Ich hatte oft den Eindruck, als seien meine wichtigsten Durchbrüche nicht im Labor zustande gekommen – auch wenn ich sehr stolz auf meine Laboruntersuchungen bin –, sondern in den ruhigen Stunden, die ich damit zubrachte, über meine Ergebnisse und ihre größeren Zusammenhänge nachzudenken. Es war während einer dieser nachdenklichen Zeiten der Synthese, als es mir gelang, vor lauter Bäumen dennoch sozusagen den Wald zu sehen, und ich begann die Theorie – oder auch Philosophie – zu entwickeln, die mich schließlich dazu führte, die Altersuhr zu bestimmen.

Im letzten Kapitel habe ich meine Erforschung des Drüsenapparats beschrieben, des hormonproduzierenden Systems, das die wichtigsten Aspekte unseres Lebens regelt, bis hin zur Regelung unseres Wachstums und unserer körperlichen und sexuellen Entwicklung. Ich beschrieb auch meine Forschungen zum Immunsystem, dessen besondere Zellen uns vor Krankheit schützen. Ich schilderte, wie ich viele Forschungsjahre darauf verwandt hatte zu beweisen, daß es eine Verbindung zwischen diesen beiden Systemen gibt, und wie es mir schließlich gelang aufzuzeigen, daß die beiden Systeme tatsächlich zusammenhängen und daß die Hormone des Drüsenapparats in ständigem Austausch mit den besonderen Zellen des Immunsystems stehen.

Als ich endlich Zeit zum Nachdenken hatte, fiel mir der Umstand auf, daß das Immunsystem und die endokrinen Drüsen eng miteinander zusammenhängen. Ich verbrachte viel Zeit damit, mich zu fragen, warum dies so war. Ich war sicher, daß es kein Zufall sein konnte. Der menschliche Körper ist eine äußerst subtile Maschine, und die Natur als deren Designerin hat sich die größte Mühe gegeben, unsere lebenswichtigen Organe zu perfektionieren und sie genau aufeinander abzustimmen.

Wenn die Natur das endokrine Drüsensystem mit dem Immunsystem verbunden und daraus eine derart wichtige Verbindung gemacht hatte, mußte es dafür einen zwingenden Grund geben. An diesem Punkt angelangt, übernahm der Philosoph in mir die Führung, und je öfter ich mir diese synergetische Beziehung durch den Kopf gehen ließ, desto klarer wurde mir, daß der Zusammenhang zwischen den beiden Systemen tiefer war, als ich mir zunächst vorgestellt hatte.

Um zu verstehen, was ich meine, müssen auch Sie den größeren Zusammenhang sehen und sich die Nische vorstellen, die wir in der Welt bewohnen. Wir sind nur eine Gattung auf einem Planeten, der von mehr als einer Million Arten bewohnt wird. Was uns (und jede einzelne Tierart) von jeder anderen Art unterscheidet, ist unsere einmalige genetische Identität. Die menschliche DNA sieht beispielsweise nicht genauso aus wie die eines Affen, und keine dieser beiden kommt der DNA eines Hundes gleich. Jede Gattung verfügt über ihren eigenen genetischen Code. Sogar innerhalb derselben Art gibt es subtile Unterschiede, die ein Tier oder einen Menschen von einem anderen unterscheiden. Ihre DNA und die Ihres Nachbars oder Ihrer Geschwister ist nicht vollkommen gleich. Darum ist der DNA-Test zu einem derart wichtigen Werkzeug bei der Verbrechensaufklärung geworden.

Weil wir Menschen die dominante Gattung sind, vergessen wir manchmal, daß wir Teil eines Ökosystems sind und daß das Leben für viele Arten in unserem Ökosystem gefährlich sein kann. Wenn eine Art ausstirbt, so geschieht dies hauptsächlich, weil sie sich aus irgendwelchen Gründen – Hunger, Krankheit, chemische Verseuchung – nicht länger paaren oder fortpflanzen kann. Turmfalken waren zum Beispiel vom Aussterben bedroht, weil Pestizide in ihre

Nahrungskette gelangten und ihre DNA veränderten, was dazu führte, daß die Schalen ihrer Eier zu weich wurden. Es ist ganz klar, daß eine Gattung, die sich nicht fortpflanzen kann, ihre einmaligen genetischen Anlagen nicht an zukünftige Generationen weitergeben kann. Die Linie kann nicht fortgeführt werden. Ohne Vermehrung kann es kein Weiterbestehen einer – tierischen oder menschlichen – Gattung geben. Ohne Anziehung und Sex (oder einen Retortenersatz dafür) gäbe es keine Möglichkeit zur Fortpflanzung.

So weit so gut. Wir wissen, daß uns das genetische Material, aus dem wir auf der zellularen Ebene bestehen, sowohl als Gattung als auch als Individuen einmalig macht. Wir wissen, daß wir uns fortpflanzen und dieses genetische Material weitergeben müssen, damit unsere Linie fortbestehen kann. Um uns fortzupflanzen, müssen wir unseren Körper gesund und kräftig und unser genetisches Material sicher und intakt halten. In diesem größeren Zusammenhang wird ersichtlich, daß die Arbeit unseres Immunsystems nicht nur darin besteht, *uns* von Krankheit *zu schützen*, sondern *unsere Gattung* vor dem Aussterben *zu bewahren*. Indem es uns und unsere Zellen schützt, erlaubt uns unser Immunsystem, uns fortzupflanzen und unsere Identität als Gattung und als Individuen an zukünftige Generationen weiterzugeben.

Das Immunsystem schützt uns vor eindringenden Bakterien und Viren, die Entzündungen verursachen können. Das Immunsystem ist aber auch eine innere Überwachungsanlage, die unseren Körper ständig abtastet, um abnorme Zellen, die die DNA zerstören könnten, aufzuspüren und zu neutralisieren. Eine der wichtigsten Aufgaben des Immunsystems besteht darin, unsere eigenen von fremden Zellen zu unterscheiden und zwischen dem zu differenzieren, was Immunologen »Selbst« und »Nichtselbst« nennen. Es weiß, welche Zellen zu unserem Körper gehören und welche nicht, und wenn es fremde Zellen identifiziert, greift es sie an. Ohne unser Immunsystem wären wir entweder zu schwach, um uns fortzupflanzen, oder würden genetisch defektes Material weitergeben. In beiden Fällen würde unsere Gattung mit der Zeit aussterben. Das Immunsystem ist demnach der Hüter unseres genetischen Erbes.

Die Natur wußte also eindeutig, was sie tat, als sie das Immunsystem mit dem endokrinen Drüsensystem koppelte, das für die

Fortpflanzung zuständig ist. Indem es uns schützt und gesund hält, ermöglicht es den Fortpflanzungsakt. Hätten wir kein Immunsystem, so würden wir unsere Identität als Gattung einbüßen. Wir würden die Fähigkeit verlieren, unsere DNA an zukünftige Generationen weiterzugeben und würden aussterben.

Diesem Umstand Rechnung tragend, schien es mir an der Zeit zu sein, einen weiteren Schritt zurückzutreten, um mir eine noch größere Perspektive zu verschaffen. Wir haben das Immunsystem, das mit den endokrinen Drüsen in Verbindung steht, und diese Systeme arbeiten zusammen, um uns dabei zu helfen, unser Überleben als Individuum und als Gattung zu sichern. Ich fragte mich, was sie sonst noch in bezug auf dieses gemeinsame Ziel vereinte.

Diese Frage führte mich selbstverständlich zur Zirbeldrüse zurück.

Die Wissenschaft hatte mittlerweile wiederholt aufgezeigt, daß die Zirbeldrüse, der Regler aller Regler, das Funktionieren unseres reproduktiven (endokrinen) Systems und unseres Immunsystems überwachen und harmonisieren hilft. Es wurde beispielsweise festgestellt, daß die Instruktionen, welche Tieren den Befehl geben, ihre Brutstätten aufzusuchen und sich zu paaren, von der Zirbeldrüse ausgehen. Sie wacht auch über den Beginn der Geschlechtsreife beim Menschen. Andere Studien – von denen manche in meinem eigenen Labor stattfanden – hatten erbracht, daß die Zirbeldrüse das Funktionieren unseres Immunsystems durch die Ausschüttung des Hormons Melatonin beeinflußte.

Warum, fragte ich mich, hatte die Wissenschaft der Zirbeldrüse die Überwachung dieser beiden Systeme zugeschrieben – Systeme, die die Essenz und das Fortbestehen des Lebens definierten und festlegten? Und wozu war diese bemerkenswerte Drüse *sonst noch* in der Lage? War es möglich, daß ihre Macht sich über diese beiden Systeme hinaus erstreckte und wenn ja, *wie weit*?

Sie können es eine deduktive Ableitung, Logik oder reine Glaubenssache nennen, aber ich hatte das Gefühl, daß ich auf ein Ziel zusteuerte, das sich seiner Entdeckung bisher stets entzogen hatte. Konnte es sein, postulierte ich, daß die Zirbeldrüse die Altersuhr des Körpers war? Konnte es sein, daß sie der Mechanismus war, der darüber bestimmte und wachte, wie wir altern?

Nun wollte ich alles wissen, was ich über Melatonin – dem Hormon, das hauptsächlich während der Nacht von der Zirbeldrüse ausgeschüttet wird – in Erfahrung bringen konnte, um meine Hypothese zu überprüfen und feststellen zu können, ob es für meine Intuition irgendeine reelle Grundlage gab. Halten Sie sich vor Augen, daß Zirbeldrüsenexperten mittlerweile aufgezeigt hatten, daß die Melatoninproduktion abnimmt, wenn Menschen (und auch Tiere) älter werden. Natürlich hielten sie das für eine weitere dieser unumgänglichen Tatsachen des Alters. Wenn ich es aber aus der Sicht der Rolle der Zirbeldrüse als Regler des endokrinen Drüsensystems und des Immunsystems betrachtete, war es eine Offenbarung. *Was sie lediglich für ein Symptom des Alterns hielten, begann ich als dessen Ursache zu betrachten.*

Ich wußte, daß Melatonin nicht wie andere Hormone war, weil ich bei meinen eigenen Versuchen beobachtet hatte, welch verheerende Folgen eine Unterbrechung der Herstellung von Melatonin nach sich ziehen kann. Als wir Mäuse unter ständigem Licht hielten – was ihre Melatoninproduktion verringerte und unregelmäßig werden ließ –, brach ihre Immunfunktion zusammen, und sie wurden vorzeitig alt und starben jung. Darüber hinaus hörten sie nach vier Generationen völlig damit auf, sich zu vermehren. Wenn ich die Alterung beschleunigen konnte, indem ich die Zirbeldrüse an der Ausschüttung von Melatonin hinderte, müßte es mir auch gelingen, den Alterprozeß zu verzögern und meinen Versuchstieren ihre jugendliche Kraft zurückzugeben. Wenn ich ein junges Tier nehmen und es altern lassen konnte, müßte ich ebenfalls in der Lage sein, das Gegenteil zu tun und ein altes, müdes Tier zu verjüngen. Ich glaubte, die könnte durch eine Erhöhung des Melatoninspiegels in der zweiten Lebenshälfte möglich sein, zu einem Zeitpunkt, wenn der natürliche Spiegel zurückging.

Um festzustellen, ob der Melatoninspiegel den Alterungsprozeß tatsächlich beeinflußt, überlegte ich mir eine strikte Versuchsanordnung in einem großangelegten Experiment, dessen Inhalt und erstaunlichen Resultate ich jetzt beschreiben werde.

Aus alt mach jung

Im Herbst des Jahres 1985 begann ich mit dem ersten einer langen Reihe von Versuchen, um die Folgen der Verabreichung von Melatoninzusätzen an älteren Mäusen zu untersuchen. Für meinen ersten Versuch wählte ich gesunde Mäusemännchen, die 19 Monate alt waren. Da die einzelnen Exemplare dieser besonderen Mäuseart etwa 24 Monate alt werden, entsprechen 19 Monate einem menschlichen Alter von etwa 65 Jahren. Ich teilte die Mäuse in zwei Gruppen auf. Der ersten Mäusegruppe wurde abends Melatonin ins Trinkwasser gegeben, die zweite erhielt normales Leitungswasser. Außer dem unterschiedlichen Trinkwasser am Abend wurde alle Mäuse gleich behandelt. Sie aßen dasselbe und lebten unter denselben Bedingungen. Um für regelmäßige und uniforme Trinkgewohnheiten zu sorgen, entfernten wir die Trinkflaschen beider Gruppen jeden Morgen und stellten sie abends in die Käfige zurück.

Ausgehend von früheren Untersuchungen vermutete ich, daß die Melatoninzusatze wahrscheinlich eine positive Auswirkung auf die Immunfunktion haben würden, was die Tiere länger gesund erhalten würde. Aber ich war mir nicht sicher, was für Wirkungen Melatonin, wenn überhaupt, sonst noch haben mochte.

Zunächst konnte ich kaum einen Unterschied zwischen den beiden Mäusegruppen feststellen. Nach fünf Monate war er jedoch erstaunlich. Die unbehandelten Mäuse begannen die erwarteten Anzeichen der Alterung zu zeigen und wurden greis. Sie verloren Muskelmasse, entwickelten kahle Stellen, ihre Augen trübten sich, ihre Verdauung ließ nach, wie beim Alterungsprozeß generell üblich. Kurzum, sie schienen verbraucht, müde und alt.

Die mit Melatonin behandelten Mäuse hingegen führten sich wie ihre eigenen Enkel auf. Ihr Fell war noch dichter geworden und glänzte, ihre Augen waren klar und frei von grauem Star, ihre Verdauung hatte sich verbessert, und anstatt dünn und verlebt zu sein wie die Mäuse, die kein Melatonin erhalten hatten, behielten sie ihre Kraft und ihren Muskeltonus bei. Die Kraft und Energie, mit der sie in ihrem Käfig umherrannten, glich der von halb so alten Mäusen.

Doch am wichtigsten war: Die mit Melatonin behandelten Mäuse lebten länger, viel länger! Die unbehandelten Mäuse begannen zu sterben, wenn sie das für ihre Gattung typische Alter von 24 Monaten (70 bis 75 Jahre nach menschlichem Maßstab) erreicht hatten. Doch die Melatonin-Mäuse lebten erstaunliche sechs Monate länger, was nach menschlichen Maßstäben einem Zuwachs von 25 Jahren entspricht, womit wir bei über hundert Jahren angelangt wären.

Darüber hinaus verbrachten diese Mäuse ihre zusätzliche Lebenszeit in einem starken und gesunden Körper. Als ich sie später untersuchte, um ihre Todesursache festzustellen, stellte ich fest, daß die meisten unbehandelten Mäuse, wie bei ihrer Rasse zu erwarten, an Krebs gestorben waren. Die mit Melatonin behandelten Mäuse waren zu meiner großen Überraschung während ihres verlängerten Lebens frei von Krankheit geblieben. Ihre Organe waren geschrumpft, was typisch für ihr Alter war, doch sie litten nicht und starben nicht an Krebs.

Ich denke, wir können in aller Bescheidenheit sagen, daß wir mit diesem Versuch etwas Bemerkenswertes erreicht hatten. Es war uns gelungen, den Alterungsprozeß unserer Versuchstiere rückgängig zu machen, ihre Lebenserwartung um ein Drittel zu verlängern und sie gesund und vital zu erhalten, bis sie fortgeschrittenen Alters starben. Neben diesen Ergebnissen war das, was der Versuch über den Alterungsprozeß enthüllte, noch viel bemerkenswerter: Es stellte sich heraus, daß Krankheit nicht ein unvermeidbarer Teil des Alterns ist und daß es uns nicht nur möglich ist, länger zu leben, sondern diese zusätzlichen Jahre in einem kräftigen, unbeschwerten und gesunden Körper zuzubringen. Das Greisenalter, die Abwärtsspirale, die wir normalerweise mit Alterung assoziieren, muß nicht auftreten. Melatonin kann diese Spirale stoppen.

Wir verließen uns nicht nur auf unsere Augen oder die ablaufende Zeit, um die überraschenden und drastisch verjüngenden Wirkungen von Melatonin zu dokumentieren, sondern führten eine ganze Reihe Tests durch, um noch mehr objektives, unvoreingenommenes Datenmaterial zu sammeln. Wir wußten, daß die mit Melatonin behandelten Tiere dem bloßen Auge viel gesünder und kräftiger erschienen, aber wir wollten konkretere Beweise für ihre Verjüngung. Deshalb sahen wir uns den Zustand ihres Immunsystems an, die Immunfunktionsrate. Wenn die Melatoninzusätze die Immunfunktion auf jugendliche Spiegel zurückgeführt hatten, mußte es sich nicht einfach nur um ein verjüngtes Aussehen, sondern um eine echte physiologische Verjüngung handeln. Wir probierten folgendes: Es gibt eine chemische Substanz, die Entzündungen hervorruft, wenn man sie auf die Haut jüngerer Mäuse aufträgt, aber keine solche Reaktion bei der Haut älterer Mäuse hervorruft. Ältere Mäuse reagieren nicht auf diese Chemikalie, weil sie eine schwächere Immunreaktion aufweisen. Wir bestrichen die Haut von Mäusen beider Gruppen mit dieser Substanz. Die Mäuse, die kein Melatonin erhalten hatten, reagierten genau in der Art und Weise auf die Substanz, wie ältere Mäuse das durchweg tun. Sie zeigten keine Anzeichen von Entzündung. Mit anderen Worten, sie reagierten, wie dies von Mäusen ihres fortgeschrittenen Alters zu erwarten war. Die mit Melatonin behandelten Mäuse manifestierten jedoch eine schnelle und starke Immunreaktion, die jener jüngerer Mäuse glich. Dadurch war bewiesen, daß die Immunreaktion der mit Melatonin behandelten Mäuse einem jugendlichen Melatoninspiegel entsprach. Doch wir wollten noch eine weitere Bestätigung haben.

Also untersuchten wir auch die Schilddrüsenfunktion, da sie bei älteren Tieren ebenfalls zu Verfallserscheinungen neigt. Die Schilddrüse schüttet Hormone aus, die den Zellstoffwechsel regeln, indem sie die Sauerstoffzufuhr in den Zellen erhöht. Bei jungen Tieren fällt der Schilddrüsenhormonspiegel nachts, was auf eine, der Ruhezeit angemessene, Beruhigung ihres Zellstoffwechsels hindeutet. Bei älteren Tieren bleibt dieser Thyreoidspiegel nachts jedoch hoch. Bei den Mäusen, die kein Melatonin bekamen, blieb die Thyreoidfunktion auch nachts so hoch, wie man es bei Tieren ihres Alters erwarten würde. Bei den mit Melatonin behandelten Mäusen fiel dieser Spiegel nachts jedoch ab, wie es bei jüngeren Tieren der Fall ist. Die Melatoninabgabe hatte viele sogenannte normale Alterssymptome korrigiert.

Doch das Beste kommt erst noch.

Der wissenschaftliche Standard verlangte, daß wir den Versuch mehrmals wiederholten, um sicherzustellen, das wir die Ergebnisse wiederholen konnten, so daß unsere bemerkenswerte Arbeit nicht als Zufall oder Abweichung dargestellt werden konnte. Bei allen weiteren Versuchen genossen die älteren Tiere, die mit Melatonin behandelt worden waren, eine auffallend verbesserte Gesundheit und lebten viel länger als normal. Doch in einem unserer Versuche, bei dem wir Männchen und Weibchen verwendeten, entdeckten wir etwas Neues und Aufregendes: Sowohl die Männchen als auch die Weibchen wiesen die sexuelle Kraft von viel jüngeren Mäusen auf und waren sogar bis zu ihrem Tode sexuell aktiv. Das war so, als wären hundertjährige Männer und Frauen mit einem sexuellen Interesse und der Ausdauer von vierzigjährigen ausgerüstet!

Das deckte sich mit unserer Feststellung, daß die Geschlechtsorgane der behandelten Tiere wuchsen und besser aussahen als die der unbehandelten. Beim Mäuseweibchen schrumpfen die Eierstöcke (die die Geschlechtshormone produzieren) mit zunehmendem Alter, genau wie bei Frauen nach den Wechseljahren. Bei den mit Melatonin behandelten Tieren behielten die Eierstöcke jedoch ihre jugendliche Größe. Mit 24 Monaten (nach menschlichem Maßstab etwa 75 Jahre) waren die Eierstöcke von mit Melatonin behandelten Mäusen doppelt so schwer wie die unbehandelter Mäuse. Das war vergleichbar mit der Eierstockgröße von halb so alten Mäusen und deutete darauf hin, daß diese Mäuse etwas von ihrer jugendlichen Geschlechtsfunktion beibehalten hatten.

Bei den Männchen waren die Ergebnisse nicht weniger drastisch. Ihre Hoden (wo Sperma und Testosteron produziert werden) schrumpfen ebenfalls, wenn sie älter werden. Doch die Hoden der mit Melatonin behandelten Mäuse zeigten keinerlei Anzeichen einer Schrumpfung und waren vergleichbar mit den Hoden viel jüngerer Tiere.

Wir glauben, daß ein direkte Verbindung besteht zwischen dem jugendlichen Zustand der Geschlechtsorgane und dem Pegel sexueller Aktivität. Ausgehend von diesen Ergebnissen, haben wir keinen Zweifel, daß Melatonin die Alterung der sexuellen und reproduktiven Funktionen dauerhaft hinauszögern kann. Melatonin ist ein Hormon, das Sex verstärkt.

Das waren für mich die aufregendsten Entdeckungen von allen, nicht nur, weil sie aufzeigten, daß Melatonin hilft, das Geschlechtsleben älterer Tiere zu beleben (wobei Rückschlüsse auf den Menschen naheliegen), und nicht nur, weil sie unseren Glauben erhärteten, daß die Systeme, die unsere Entwicklung, unsere Immunfunktion und unsere Fortpflanzung überwachen, zusammenhängen, *sondern weil sie zeigten, daß Melatonin nicht nur in der Lage ist, Leben zu verlängern, sondern es auch auf eine Weise verlängern kann, die es lebenswert macht.* Für mich ist das die treibende Kraft für unsere Forschungen. Was hätten wir schließlich davon, wenn die gewonnenen Jahre keine glücklichen Jahre sein können? Aber es gab konkrete Beweise dafür, daß es möglich war, mehr als ein Jahrhundert lang zu leben und immer noch im besten Sinne sexy, vital, leidenschaftlich und jugendlich zu sein.

Diese Versuche veränderten meine Sicht des Alterns für immer. Ich war jetzt von der Vorstellung begeistert, daß wir viel mehr Kontrolle über den Alterungsvorgang ausüben konnten, als wir es uns je vorgestellt hätten, aber ich wußte auch, daß wir lernen mußten, wie diese Kontrolle auszuüben war. Ich hatte bewiesen, daß es durch die Zugabe von Melatonin möglich ist, den Alterungsprozeß zu verzögern und unseren Körper ein Leben lang jugendlich, stark, sexuell anziehend und vital zu erhalten. Doch ich wußte auch, daß das, was wir gesehen hatten, lediglich Teil eines größeren Bildes war. Einmal mehr trat ich einen Schritt zurück, um unsere Befunde zu begutachten. Folgendes wußten wir:

1. Die Zirbeldrüse produziert – vor allem nachts – Melatonin.
2. Die Zirbeldrüse produziert immer weniger Melatonin, desto älter wir werden.
3. Wird zusätzliches Melatonin eingenommen, können die Auswirkungen des Alters zu einer Zeit im Leben umgekehrt werden, wenn der Melatoninspiegel von Natur aus zurückgeht.

Wir wußten aber nicht, warum. Die Wirkung von Melatonin war eindeutig, aber warum und wie Melatonin verjüngend wirkte, blieb nach wie vor ein Rätsel. Ich hatte das starke Gefühl, daß Melatonin nicht nur von der Zirbeldrüse produziert wurde, sondern daß es tatsächlich auf sie und durch sie wirkte. Mit anderen Worten, ich vermute, daß nicht nur das Melatonin, sondern die Zirbeldrüse selbst, von der es ausgeschüttet wurde, darüber entschied, wie wir altern. Die Frage war: Wie ließ sich bestimmen, ob meine Theorie etwas wert war?

Ein positiver Beweis

Seit einiger Zeit hatte ich mir überlegt, ein Experiment durchzuführen, das meines Wissens noch nie versucht worden war. Ich wollte eine Zirbeldrüse von einer jungen auf eine alte Maus übertragen. Meine Überlegung war: Wenn eine junge Zirbeldrüse eine alte Maus verjüngen könnte – genau wie die Einnahme von Melatonin alte Mäuse verjüngte, wenn es in ihr abendliches Trinkwasser gegeben wurde –, hätten wir etwas Außerordentliches entdeckt, nämlich, daß die Zirbeldrüse bestimmend auf den Alterungsprozeß einwirkt.

Es ist nicht leicht, eine Zirbeldrüse zu verpflanzen. Die Zirbeldrüse eines Menschen ist etwa so groß wie eine kleine Erbse; die einer Maus ist so groß wie der Punkt am Ende dieses Satzes. Sie ist winzig und zerbrechlich, und es bedarf viel Geduld und Genauigkeit, um sie von einer Maus auf eine andere zu übertragen.

Dann war da die Frage, wo die zu verpflanzende Zirbeldrüse eingesetzt werden sollte. Idealerweise nimmt man bei einer Organverpflanzung das alte Organ heraus und ersetzt es durch ein neues. Das ist bei einer Drüse von der Größe der Zirbeldrüse nicht leicht, weil sie sich in einem extrem empfindlichen Organ, wie das Gehirn es ist, befindet. Auch war die mikrochirurgische Technologie in meinem Labor zu der Zeit, als ich die ersten Versuche unternahm, noch nicht so weit fortgeschritten wie heute. Deshalb war mir klar, daß ich die alte Zirbeldrüse an ihrem Ort belassen mußte. Eine Zeitlang hatte ich mir überlegt, die neue Zirbeldrüse in der Nierenkapsel, die bei Tierversuchen oft als Verpflanzungsort gewählt wird, unterzubringen. Ich besprach das Problem mit William Regelson, der mich damals gerade in meinem Schweizer Labor besuchte. Ich betrachte William als einen der kreativsten und innovativsten Forscher auf dem Gebiet der Altersforschung und bat ihn, bei diesem Versuch mit mir zusammenzuarbeiten. William und ich beschlossen, daß wir die Zirbeldrüse auf die Thymusdrüse übertragen wollten, die sich hinter dem Sternum oder Brustbein befindet. Wie im vorigen Kapitel geschildert, hatte sich ein Großteil meiner früheren Untersuchungen auf die Thymusdrüse bezogen, die wesentlich ist für die Immunfunktion jüngerer Tiere. Die Thymusdrüse und die Zirbeldrüse haben etwas sehr Wichtiges gemeinsam: Sie sind mit demselben

Nervenzentrum im Körper verbunden – dem Ganglion cervicale superius –, das von der Schädelbasis, wo sich die Zirbeldrüse befindet, bis ganz hinunter in das Brustbein und die Thymusdrüse reicht. Da beide, die Thymusdrüse und die Zirbeldrüse, von demselben Nervenstrang gespeist werden, glaubten wir, daß die Thymusdrüse eine natürlichere Umgebung für die Zirbeldrüse darstellte als die Niere.

Bei unserem Versuch entfernten wir die junge Zirbeldrüse drei- bis viermonatiger Mäuse (Halbwüchsige nach menschlichen Maßstäben) und übertrugen sie auf sechs 20 Monate alte Männchen (etwa 65 bis 70 Menschenjahre alt). Wir verpflanzten ebenfalls Zirbeldrüsen von jungen Mäusen auf Weibchen, die 16, 18 und 22 Monate alt waren (beziehungsweise 50, 65 und 70 Menschenjahre). Um eine Ablehnung der neuen Zirbeldrüse zu vermeiden, nahmen wir eigens gezüchtete Mäuse, die genetisch identischen Zwillingen entsprachen. Das Gewebe des Spenders war dem des Empfängers so ähnlich, daß es leicht akzeptiert wurde. Jeder Schritt der Prozedur wurde mit äußerster Vorsicht unter einem chirurgischen Mikroskop vorgenommen. Eine einzelne Zirbeldrüse wurde samt ihrer Membrane auf die Spitze einer Nadel plaziert und sanft in die Thymusdrüse der älteren Maus eingeführt.

Wie die mit Melatonin behandelten Mäuse schienen die Mäuse, die die verpflanzten Zirbeldrüsen erhalten hatten, sich vor unseren Augen zu verjüngen. Ihr Fell wurde schöner, sie waren aktiver, sahen aus und verhielten sich wie jüngere Mäuse. Sowohl ihre Immunreaktion als auch ihre Schilddrüsenfunktion entsprachen jenen viel jüngerer Tiere. Die Thymusdrüsen der verpflanzten Mäuse, die bei Mäusen dieses Alters normalerweise geschrumpft und verkümmert sind, hatten ihre jugendliche Größe und ihren ursprünglichen Zustand wiedererlangt. Das deutete darauf hin, daß Melatonin die Immunfunktion wiederherstellt, indem es die Thymusdrüse verjüngt.

Die Mäuse, die die jüngeren Zirbeldrüsen erhielten, lebten im Durchschnitt drei Monate länger als normal (etwa 10 bis 15 Menschenjahre). Wir beobachten auch, daß sie eine umso längere Lebenserwartung hatten, je früher ihnen die junge Zirbeldrüse eingepflanzt wurde. Bei anderen Versuchen fiel uns zudem auf, daß Mäuse, die im Alter von 22 Monaten eine junge Zirbeldrüse erhielten, drei bis vier Monate oder etwa 20 Prozent über ihre normale Lebenserwartung hinaus lebten. Mäuse, die eine junge Zirbeldrüse erhielten, wenn sie 19 Monate alt waren, lebten bis zu sechs Monate länger, etwa 30 bis 35 Prozent länger als normal. Dieser Versuch zeigte uns auch, daß eine Verjüngung nicht erzielt werden kann, wenn der Eingriff zu spät erfolgt. Wir schlossen daraus, daß es einen Punkt gibt, an dem die Körperorgane bereits zu verschlissen sind, um noch eine Verjüngung zu ermöglichen, und daß die Intervention stattfinden muß, ehe dieser Punkt erreicht ist, wenn dem Alterungsprozeß erfolgreich Einhalt geboten werden soll.

Der Versuch warf noch eine besonders schwierige Frage auf. Wie Sie sich vielleicht erinnern, wurden die Mäuse, die Melatonin in ihrem Trinkwasser erhielten, im Durchschnitt sechs Monate (25 Menschenjahre) älter als bei normaler Lebenserwartung. Die Mäuse, die einer Zirbeldrüsenverpflanzung unterzogen wurden, lebten im Durchschnitt aber nur drei Monate (etwa 15 Menschenjahre) länger als erwartet. Wie kam es zu diesem Unterschied? Warum lebten die Mäuse mit der neuen Zirbeldrüse nicht ebenso lang wie jene, die ihr Melatonin abends mit ihrem Trinkwasser aufnahmen? Wenn die Zirbeldrüse wirklich der Regler aller Regler war und durch ihr Hormon Melatonin wirkte, weshalb hatte die Abgabe von Melatonin dann eine positivere Wirkung auf die Alterung als die Verpflanzung einer jungen Zirbeldrüse? Als wir unsere Resultate und unsere Protokolle durchsahen und uns alles noch einmal durch den Kopf gehen ließen, was wir über die regulierende Funktion der Zirbeldrüse wußten, fiel uns auf, daß diese problematischen Ergebnisse mit dem Umstand zusammenhängen konnten, daß unsere Versuchsmäuse nicht nur eine, sondern zwei Zirbeldrüsen aufwiesen. Sie erinnern sich, daß wir die alte Zirbeldrüse nicht entfernten, als wir die neue auf die alten Mäuse übertrugen. Wir überlegten, daß die alte Zirbeldrüse dem Körper signalisiert haben mußte, älter zu werden, während die neue ihm sagte, er solle nicht altern. Das Ergebnis war, daß die Alterung langsamer vonstatten ging, doch nicht in dem Maße wie bei den Mäusen mit nur einer Zirbeldrüse, die einfach nur Melatonin zusätzlich erhalten hatten. Um zu unserer Metapher des Orchesters zurückzukehren: Es war, als erhielten die Musiker unterschiedliche Anweisungen von zwei verschiedenen Dirigenten.

Die Resultate unserer Verpflanzungsversuche machten uns neugieriger denn je, was die Zirbeldrüse anbelangte, und bestätigten uns in unserer Überzeugung, daß sie nicht nur für den Alterungsprozeß wesentlich ist, sondern die eigentliche Altersuhr darstellt. Wir hatten Anzeichen von Verjüngung bei Tieren festgestellt, denen eine zweite Zirbeldrüse eingepflanzt worden war, wobei diese auch etwas länger lebten, aber wir hatten beide das Gefühl, zusätzliche Informationen und weitere Bestätigung zu brauchen. Die Wissenschaft ist sehr anspruchsvoll, und es gab noch viele Fragen zu klären, ehe wir mit Bestimmtheit sagen konnten, daß die Zirbeldrüse und nur sie allein für die Alterung zuständig ist.[*]

Das letzte Wort: Kreuztransplantation

Als nächstes führte meine Arbeit mich nach Rußland, wo ich Gelegenheit hatte, Vladimir Lesnikov kennenzulernen, einen jungen Forscher, der mich derart beeindruckte, daß ich dafür sorgte, daß er bei mir in der Schweiz arbeiten konnte.

---

[*] Eine dieser Fragen wurde mir von meinem Freund und Kollegen, dem verstorbenen Branislav D. Jankovic gestellt, dessen Arbeiten über die Thymusdrüse wesentlich waren für die Formulierung meiner eigenen Theorie. Jankovic meinte, wir sollten die Möglichkeit ausschließen, die Verjüngung trete nicht auf Grund der neuen Drüse ein, sondern auf Grund des Eingriffs, der die Regeneration der Thymusdrüse irgendwie angeregt haben könnte, was wiederum dazu beigetragen hätte, daß die Mäuse länger lebten und jünger blieben. Ich nahm mir seinen Rat zu Herzen und ordnete noch einen weiteren Versuch an, der im Erfolgsfall unsere früheren Ergebnisse bestätigen würde. Bei diesem Versuch verpflanzte ich nicht die Zirbeldrüse, sondern ein Stück Gewebe vom Hirnstamm jüngerer Spender auf die Thymusdrüse älterer Mäuse. Der Versuch wurde in allen Einzelheiten genau gleich durchgeführt wie die Zirbeldrüsenverpflanzung. Ich war sehr neugierig, was passieren würde, falls überhaupt irgend etwas geschah. Ich wartete geduldig und beobachtete die Mäuse während mehrerer Monate ohne Anzeichen der Veränderung. Es gab keine Verjüngungszeichen. Die Mäuse mit der Hirnstammverpflanzung erreichten ein normales Alter in einem geschwächten Körper. Sie wurden müde und alt und starben genau wie andere normale Mäuse ihres Alters. Das lieferte den nötigen Beweis, daß es nicht etwa eine unerwartete Nebenwirkung des chirurgischen Prozesses war. Vielmehr war die Zirbeldrüsenverpflanzung tatsächlich der wahrscheinliche Grund für die Verjüngung.

Lesnikov hatte eine Spezialapparatur entwickelt, die es ermöglichte, schwierigste Gehirnoperationen an kleinen Tieren durchzuführen. Seine Erfindung, ein stereotaxisches Instrument, lieferte eine dreidimensionale Ansicht des Kopfes, welche es dem Chirurgen erlaubte, ihn genau richtig zu positionieren, um unglaublich heikle Manöver durchführen zu können. Dank Lesnikovs ausgeklügelter Erfindung – und seinen »magischen Händen« – würden wir jetzt in der Lage sein, das eine Experiment durchzuführen, von dem ich glaubte, es würde eindeutig beweisen, daß die Zirbeldrüse die wahre Altersuhr war. Dieses Experiment würde wie kein anderer Versuch die Macht der Zirbeldrüse enthüllen.

Der Versuch, den wir uns ausgedacht hatten, war seinem Konzept nach einfach, doch äußerst schwierig durchzuführen. Wir wollten sehen, was geschehen würde, wenn wir eine Zirbeldrüse von einer jungen Maus auf eine alte Maus und umgekehrt, eine alte Zirbeldrüse auf eine junge Maus übertrugen. Dank solcher Kreuz-Transplantationen würden wir feststellen können, welche Wirkung, wenn überhaupt, eine alte Zirbeldrüse auf ein junges Tier und eine junge Drüse auf ein altes Tier hatte.

Diese Prozedur war weitaus anspruchsvoller als meine ursprünglichen Zirbeldrüsenverpflanzungen auf die Thymusdrüse. Einerseits würden wir die Wirkung der neuen Zirbeldrüse beobachten, wenn sie nicht durch widersprüchliche Anweisungen von der alten Drüse aus dem Konzept gebracht wurde. Wenn wir erfolgreich vorgingen, erholten sich die Nervenenden der Zirbeldrüse, und sie würde wieder normal in ihrer korrekten anatomischen Lage funktionieren. Das würde uns eine realistischere Sicht der Zirbeldrüsenfunktion verschaffen, als durch eine Plazierung der verpflanzten Zirbeldrüse in der Thymusdrüse. Andererseits würden wir auch feststellen können, wie sich eine alte Zirbeldrüse in einem jungen Körper verhielt. Diese Aussicht fand ich besonders aufregend. Ich wußte von vergangenen Versuchen, daß die Altersuhr gebremst werden konnte, aber konnte man sie auch beschleunigen? Würde eine alte Zirbeldrüse den Alterungsprozeß auch in einem jungen Körper beschleunigen?

Der Versuch stellte auch den geschicktesten Chirurgen vor eine große Herausforderung. Wenn auch ihre Macht und ihr Einfluß enorm sind, so ist die Zirbeldrüse doch winzig klein. Wie bereits gesagt, beim Menschen ist sie etwa so groß wie eine Erbse. Bei Mäusen hat sie die Größe eines Punktes und ist mit bloßem Auge kaum sichtbar. Wir konnten an einem Tag nur einige wenige Operationen neu durchführen, da jede Sitzung etwa drei bis vier Tage Vorbereitung und mehrere Stunden am Operationstisch in Anspruch nahm. Es dauerte Wochen, bis wir mit allen Operationen fertig waren.

Bei unserer Versuchsgruppe tauschten wir wechselseitig die Zirbeldrüsen von 4 Monate alten Mäusen (etwa zwanzig Menschenjahre) mit denen von 18 Monate alten Mäusen aus (etwa sechzig Menschenjahre). Bei unserer Kontrollgruppe unternahmen wir Scheinoperationen an Gruppen von 4 und 18 Monate alten Mäusen. Wir entfernten ihre Zirbeldrüsen und setzen sie den gleichen Mäusen sofort wieder ein. Anhand der Kontrollgruppe konnten wir bestimmen, ob es am Eingriff statt an der Verpflanzung lag, wenn eine gesundheitliche Wirkung und eine längere Lebensdauer auftraten.

Die Operationen gelangen, und innerhalb einiger Monate verfügten wir über mehrere Käfige mit Tieren mit wechselseitig verpflanzten Zirbeldrüsen, die nun einander Gesellschaft leisteten.

Wir versahen jede Maus mit einer Markierung. Jede chirurgische Gruppe wurde in ihren eigenen Käfig gesetzt, wodurch in jedem Käfig zwei 4 Monate alte und zwei 18 Monate alte Tiere lebten. Jede Woche untersuchten wir alle Mäuse sorgfältig, überprüften ihre Lebenszeichen und nahmen andere Gesundheitsmessungen vor.

Im Frühjahr 1990 hatten wir mit den Operationen begonnen und konnten danach nur noch geduldig auf deren Ergebnisse warten. Viele Monate verstrichen. Dann kam ich eines Morgens ins Labor, sah zu den Käfigen herüber und war sehr besorgt. In einigen von ihnen schienen alle Mäuse gleich alt zu sein. Ich wußte, daß das nicht sein konnte. Wir hatten die jungen Mäuse vorsichtig mit den alten gemischt, damit wir auffällige Unterschiede in Verhalten und Aussehen besser beobachten konnten. Ich nahm sofort an, einer der Labortechniker hätte sie versehentlich durcheinandergebracht, doch als ich mir ihre Identitätsmarken ansah, erkannte ich, daß die Mäuse sich tatsächlich in den richtigen Käfigen befanden.

Plötzlich verstand ich das volle Ausmaß dessen, was ich sah. Der Grund, weshalb alle Mäuse gleich alt schienen, war, daß der Versuch tatsächlich funktioniert hatte! Die alten Mäuse hatten sich auf Grund der jungen Zirbeldrüsen erholt!

Noch überraschender war der Umstand, daß die jungen Mäuse mit der alten Zirbeldrüse lange vor ihrer Zeit alterten. Beide Mäusegruppen sahen genau gleich alt aus. Ich war so erstaunt über das, was ich sah, daß ich losrannte, um meine Kamera zu holen und Fotos zu machen. Bis zum heutigen Tag schaue ich mir immer wieder diese Bilder an und wundere mich über das, was ich sehe: Zwei Mäuse, Seite an Seite und genau gleich alt aussehend, obwohl eine von ihnen 15 und die andere dreißig Monate alt ist. Nach menschlichen Maßstäben entspräche dies einem Vierzigjährigen, der neben einem Neunzigjährigen steht –, und die beiden würden für Zwillinge gehalten werden.

Doch bald danach wurde der »Altersunterschied« zwischen den beiden Gruppen nur allzu deutlich. Die jungen Mäuse, denen eine alte Zirbeldrüse eingepflanzt worden waren, begannen dahinzuschwinden und zu sterben in einem Maßstab von etwa 30 Prozent früher als üblich. Die alten Mäuse, denen eine junge Zirbeldrüse eingepflanzt worden waren, lebten jedoch im Durchschnitt 30 Prozent länger und behielten ihren jugendlichen und starken Körper bis zum Ende ihres Lebens mit etwa 33 Monaten, was umgerechnet etwa 105 Menschenjahren entspricht. Spätere Untersuchungen ergaben, daß die Thymusdrüsen der alten Mäuse, die eine junge Zirbeldrüse erhielten, sich erholt hatten, während die der jungen Mäuse, die eine alte Zirbeldrüse erhalten hatten, verkümmert waren.

Was war mit den Kontrollmäusen geschehen, die den Scheinoperationen unterzogen worden waren? Nichts. Sie lebten ihr Leben ganz normal weiter und wiesen keine außergewöhnlichen Merkmale auf.

Aus diesem Versuch schloß ich, daß ich die wahre Altersuhr gefunden und endlich verstanden hatte, nicht nur *wie* wir altern, sondern auch *warum* wir altern. Wie ich vermutet hatte, ist die Zirbeldrüse der Schlüssel. Eine junge Zirbeldrüse leitet eine jugendliche Botschaft an den Körper weiter, die ihn gesund und stark hält. Wird die Zirbeldrüse jedoch einmal älter, schickt sie eine ganz andere Botschaft an den Körper und sagt ihm, daß wir alt sind und es Zeit ist, langsam abzubauen. Die verschiedenen Systeme folgen eines nach dem anderen dem Beispiel der Zirbeldrüse, bis wir alt werden und sterben.

Wie Sie sich vielleicht erinnern, war ich in der Lage, das Leben älterer Mäuse, denen ich in früheren Versuchen Melatonin verabreichte, wesentlich zu verlängern und ihren Körper zu verjüngen. Ich war der Überzeugung, daß die Zugabe von Melatonin dazu beitrug, die Zirbeldrüse zu ihrer jugendlichen Verfassung zurückzuführen, und daß sich dadurch die Botschaft veränderte, die sie dem Rest des Körpers sandte, was ihm wiederum seine normale Zyklizität, das Gleichgewicht, wiedergab. Aus diesen Versuchen schloß ich, daß die Aufrechterhaltung des Melatoninspiegels älterer Menschen auf einem jugendlichen Niveau dieselben positiven Wirkungen zeitigen würde.

Also ist die Zirbeldrüse die Altersuhr. Im nächsten Kapitel werden wir sie uns näher ansehen, um zu verstehen, wozu sie in der Lage ist und wie genau sie in unserem Körper im einzelnen funktioniert.

4.
Die Zirbeldrüse: Ihr »Drittes Auge«

Die Zirbeldrüse ist die Altersuhr, der innere Zeitregler, der den Alterungsprozeß bestimmt. Sie schüttet das Hormon Melatonin aus, das anderen Körpersystemen Anweisungen gibt und ihnen sagt, wie und wann sie altern sollen. Wir altern, weil unsere Zirbeldrüse es so will. Letztlich ist dies keine Überraschung, da beinahe alle unsere lebenswichtigen Funktionen auf irgendeine Art von der Zirbeldrüse abhängen. Sie wacht über das endokrine Drüsensystem und seine Hormone, die alle menschlichen Aktivitäten steuern, beispielsweise wie wir schlafen, wachsen und sogar, wie wir uns sexuell entwickeln. Die Zirbeldrüse hat eindeutig eine tiefgehende Wirkung auf alle Aspekte unseres Lebens, und wahrscheinlich übte sie ihre Funktion seit Anbeginn unseres Erdendaseins aus. In mancherlei Hinsicht verdanken wir unser eigentliches Überleben dieser kleinen, fleißigen Drüse.

Bei Säugetieren wie beim Menschen sitzt die Zirbeldrüse tief im Zentrum des Gehirns und hat keinen direkten Zugang zu Licht. Statt dessen »sieht« sie durch unsere Augen. Licht dringt in die Pupille ein und bündelt sich auf der Netzhaut, der lichtempfindlichen Schicht, die das Innere des Auges auskleidet. Von der Netzhaut gelangt eine Botschaft durch den Sehnerv an das Mittelhirn und den suprachiasmatischen Kern, eine Traube von Nervenzellen im Hypothalamus. Der Hypothalamus ist ein Zentrum im Gehirn, das dem Körper ebenfalls als eine Art innere Uhr dient. Täglich löst das Licht, das von den Augen »hereingelassen« wird, den Zeitmechanismus des suprachiasmatischen Kerns aus. Jede Nacht schickt der suprachiasmatische Kern ein Signal am Rückgrat entlang abwärts und zurück den Nacken hinauf bis in die Zirbeldrüse. Die Lichtmenge, die durch die Augen von der Zirbeldrüse registriert wird, ist ausschlaggebend für die Herstellung von Melatonin. Licht unterdrückt die Melatoninproduktion; demnach werden die Melatoningezeiten von der Dauer des Tageslichts beeinflußt, das den Jahreszeiten entsprechend variiert.

Die Zirbeldrüse ermöglicht uns, in Harmonie mit unserer Umwelt zu leben. Lange bevor es Uhren gab, um die Stunden anzuzeigen, oder Satelliten, die durch den Weltraum kreisen, um dem Wetter auf der Spur zu bleiben, verließ der Mensch sich auf die Hinweise der Natur, um zu wissen, wann er rasten, arbeiten, spielen und sich paaren sollte. Diese Hinweise wurden ihm von der Zirbeldrüse gegeben, die diese Funktion noch heute ausübt. Wenn zum Beispiel in alten Zeiten die Sonne unterging und es auf Erden dunkel wurde, produzierte die Zirbeldrüse Melatonin, das unsere Ahnen schläfrig werden ließ. Heute haben wir Uhren, um uns Tag und Nacht zu sagen, wie spät es ist, doch unser Körper folgt nach wie vor einem natürlichen Rhythmus, der von Ausschüttung von Melatonin durch die Zirbeldrüse bestimmt wird. Im Lauf der Jahreszeiten half sie unseren Vorfahren durch ihre Kontrolle über weitere Hormone jeweils ihre Körpertemperatur anzupassen und sich an die sich verändernden Wetterzyklen zu gewöhnen. Das erlaubte ihnen, auf der Suche nach Nahrung frei von einem Klima zum anderen überzuwechseln, und verlieh ihnen einen Vorteil gegenüber anderen Gattungen, die sich nicht anpassen konnten. Die Zirbeldrüse bestimmt sogar die Ausschüttung von Hormonen, die Müttern ermöglichen, eine tiefe Beziehung mit ihrem Nachwuchs einzugehen. Diese Bindung sorgt für den Mutterinstinkt, der eine Mutter dazu treibt, ihre Jungen zu schützen. Er ist heute genau wie vor vielen Jahrtausenden zum Überleben unserer Gattung notwendig.

Der Einfluß der Zirbeldrüse ist bei Tieren nicht weniger tiefgreifend. Im Frühjahr spürt die Zirbeldrüse, wie die Tage länger werden, was Zugvögeln anzeigt, daß es Zeit ist für ihre Frühjahrsreise. Im Herbst, wenn die Tage kürzer werden, löst die Zirbeldrüse bei Tieren zum Überleben der Winterkälte das Wachstum des Winterpelzes aus. Anderen Tieren wiederum signalisiert dieselbe Drüse, wann es Zeit ist, Fett anzusetzen für den langen Winterschlaf, der vor ihnen liegt. Wenn der Winter zu Ende geht, gibt die Zirbeldrüse schlafenden Tieren das Signal zum Aufwachen, indem sie ihren Stoffwechsel anregt. Tieren, die einen Winterschlaf abhalten, signalisiert sie, daß es an der Zeit ist, ihren schweren Winterpelz gegen einen leichteren Frühjahrsmantel einzutauschen.

Im Vergleich zu den Tieren, die nach wie vor sehr von den Launen der Natur abhängen, sind wir ziemlich unabhängig und haben dank modernen Einrichtungen, wie elektrisches Licht und Klimaanlagen, eine gewisse Kontrolle über unsere Außenwelt. Dennoch verlassen wir uns immer noch auf die Zirbeldrüse, die unsere zirkadianen Rhythmen regelt, durch die tägliche Ausschüttung von Hormonen, die für all unsere Aktivitäten von der Nahrungsaufnahme über den Schlaf bis hin zu unseren Stoffwechselprozessen zuständig ist. Am besten sieht man, wie unser zirkadianischer Rhythmus funktioniert, wenn diese Rhythmen gestört sind wie beispielsweise, wenn wir in eine andere Zeitzone reisen. Noch Tage nach dem transatlantischen oder transkontinentalen Flug sind unsere Schlaf- und Essensmuster gestört. Wenn wir uns schließlich an eine neue Zeitzone und ein neues Klima gewöhnen, dann deshalb, weil die Zirbeldrüse die nötige Anpassung vorgenommen hat.

Wir sind nicht die ersten, die über die Wunder der Zirbeldrüse schreiben, und wir bezweifeln, daß wir die letzten sein werden. Die Zirbeldrüse gibt seit mehr als zweitausend Jahren Anlaß zu Spekulationen, Bewunderung und Kontroversen, und dies wird wahrscheinlich auch noch das nächste Jahrtausend so bleiben. Der französische Philosoph René Descartes meinte, die Seele wirke durch die Zirbeldrüse, eine Behauptung, die die Theologen seiner Tage in Aufruhr versetzte.

Hinduistische Mystiker nennen die Zirbeldrüse das »Dritte Auge« und glauben, daß die Seele den Körper im Zustand tiefster Meditation, von der Stelle aus, an der die Zirbeldrüse sitzt, verläßt. Es ist interessant festzustellen, daß diese Philosophen und Mystiker die Bedeutung der Zirbeldrüse irgendwie erahnten, obwohl die Wissenschaft ihrer Zeit sie nicht aufzuzeigen vermochte. Erst während der letzten drei Jahrzehnte haben Wissenschaftler begonnen, die Zirbeldrüse ernsthaft zu untersuchen. Seither haben wir einige faszinierende Dinge über sie in Erfahrung gebracht.

Die Intuitionen hinduistischer Mystiker erwiesen sich als äußerst zutreffend. Die Zirbeldrüse fing bei niedrigen Tierarten tatsächlich als »drittes Auge« an. Wir können dieses dritte Auge am Tuatura beobachten, einer neuseeländischen Eidechse, die einen kleinen Schlitz auf der Stirn aufweist, welcher dem Licht erlaubt, direkt an die Zirbeldrüse zu gelangen. Manche Wissenschaftler meinen, die Zirbeldrüse habe manchen Reptilien einst tatsächlich als Auge gedient. Merkwürdigerweise entwickelte sie sich nie zu einem echten Auge, vielmehr adaptierte die Natur sie für wichtigere Zwecke.

Bei Zugvögeln (die gemeinsame Vorfahren wie die Reptilien haben) ist die Zirbeldrüse von wesentlicher Bedeutung für den jährlichen Flug in wärmere Gegenden. Um auf Kurs zu bleiben, verlassen sie sich bei ihrem Flug über die Erde auf eine Anzahl von Hinweisen, wie beispielsweise die Stellung der Sonne und die Veränderungen in den Zyklen von Tag und Nacht. Bei Vögeln befindet sich die Zirbeldrüse dicht unter der Schädeldecke, die durchsichtig und somit durchlässig ist. Untersuchungen haben gezeigt, daß Schwalben, deren Schädel vor der Wanderung mit schwarzer Tinte abgedeckt wird, die Orientierung völlig verlieren.

Es gibt auch Beweise dafür, daß Vögel möglicherweise in der Lage sind, Abweichungen im magnetischen Feld der Erde wahrzunehmen und demnach über einen eigenen Kompaß verfügen. Das könnte die Zirbeldrüse sein. Das ist nicht so merkwürdig, wie es klingt. Mit ihrem metallischen Kern wirbelt die Erde wie ein gigantischer Magnet durch den Weltraum. Da sie eine viel größere Masse aufweist als die Erde, übt die Sonne ebenfalls eine starke elektromagnetische Anziehung auf die Erde aus, wie das auch in einem geringeren Ausmaß für den Mond gilt. Da die Erde sich um die Sonne und der Mond sich um die Erde dreht, unterliegen die elektromagnetischen Felder der Erde gewissen Schwankungen. Es wird davon ausgegangen, daß die Zirbeldrüse mancher Tiere, und auch des Menschen, empfindlich auf magnetische Kräfte reagiert. Zugvögel können die Veränderungen im elektromagnetischen Feld der Erde möglicherweise durch ihre Zirbeldrüse wahrnehmen, was ihnen wiederum dabei helfen mag, ihren Weg zu finden. So können sie sich Tausende von Kilometern von ihrer Sommerheimat entfernen und im Frühling immer noch zu dem genauen Ort zurückfinden, den sie Monate zuvor verließen, um zu nisten und zu brüten.

Versuche haben ergeben, daß die menschliche Zirbeldrüse möglicherweise auch auf elektromagnetische Impulse reagiert, beispielsweise auf Impulse, wie sie von einfachen Haushaltsgeräten wie Uhren und Haartrockner abgegeben werden. Mehrere Studien deuten darauf hin, daß der Kontakt mit elektromagnetischen Feldern die nächtliche Ausschüttung von Melatonin beeinträchtigen kann. Zwar ist die Theorie umstritten und hat unter Epidemiologen an Glaubwürdigkeit eingebüßt, doch glauben manche Forscher, daß elektromagnetische Felder eine mögliche Ursache für verschiedene Arten von Krebs darstellen könnten.

Die menschliche Zirbeldrüse ist winzig klein. Bei Kindern ist sie größer als bei Erwachsenen, und sie schrumpft, wenn wir älter werden. Aus irgendeinem bislang unentdeckten Grund verfügen Frauen über eine etwas größere Zirbeldrüse als Männer. Vielleicht sollte uns das nicht überraschen, wenn wir bedenken, daß das Leben der Frau stark von Zyklen geprägt ist wie zum Beispiel der 28tägigen Periode. Es ist in diesem Zusammenhang interessant festzuhalten, daß Frauen im allgemeinen länger leben als Männer, und wir können Spekulationen darüber anstellen, ob das wohl auch mit ihrer größeren Zirbeldrüse zusammenhängt.

Ironischerweise nahm die Wissenschaft bis vor drei Jahrzehnten an, die Zirbeldrüse sei von geringer oder keiner Bedeutung. Niemand wußte genau, was von ihr zu halten war. Wenn Forscher Tieren die Zirbeldrüse entfernten, geschah nichts von sichtbarer oder offensichtlicher Bedeutung. Folglich gelangten sie zu der Theorie, die Zirbeldrüse sei nur ein überflüssiges Organ ohne Funktionen, ein Körperteil, der nicht mehr (und vielleicht weniger) zu bedeuten hat als unsere Mandeln oder unser Blinddarm. Natürlich wissen wir heute, daß diese Meinung nicht richtig war. Wenn die Entfernung der Zirbeldrüse keine unmittelbaren Folgen zu haben schien, so lag es daran – wie wir seither erfahren haben –, daß die Drüsen, die das endokrine System ausmachen (zu denen auch die Zirbeldrüse gehört), eng zusammenhängen. Wird eine Drüse entfernt, so wird eine andere diesen Verlust wenigstens teilweise ausgleichen. Darüber hinaus wissen wir, daß die Folgen der Entfernung der Zirbeldrüse je nach Entwicklungsstadium variieren. Einem Tier im Säuglingsstadium die Zirbeldrüse wegzunehmen, hat ganz andere Folgen, als wenn man sie zu einem späteren Zeitpunkt entfernt.

Vor fast einem Jahrhundert erkannte die Wissenschaft, daß die Zirbeldrüse bei der sexuellen Entwicklung eine wichtige Rolle spielt. Schon 1889 beschrieb ein Arzt einen bizarren Fall, der von einem vierjährigen Jungen handelte, der bereits Anzeichen der Geschlechtsreife aufwies. Er entdeckte auch, daß der Junge an einem Tumor der Zirbeldrüse litt. Dieser Fall brachte manchen Forscher zu der Vermutung, die Zirbeldrüse schütte eine Substanz aus, die die sexuelle Funktionsfähigkeit und den Beginn der Pubertät verzögere, der Tumor könnte die Drüse davon abgehalten haben, diese Substanz herzustellen.

Mehr als ein halbes Jahrhundert später, im Jahre 1958, isolierten zwei Wissenschaftler, A. B. Lerner und J. D. Case, die geheimnisvolle Substanz und nannten sie Melatonin, nach einem griechischen Wort *melas,* schwarz, und *tosos,* Labor. Sie wählten diesen Namen, weil sich herausstellte, nachdem sie die Substanz isoliert und auf die Haut von Laborfröschen aufgetragen hatten, daß sie eine Verbindung mit Melanophoren (Hautpigmentzellen) einging und die Haut der Frösche heller oder dunkler färbte. Manche Tiere, wie gewisse Frösche und Reptilien, beispielsweise das Chamäleon, können ihre Hautfarbe praktisch augenblicklich verändern, um sich zu tarnen und sich vor Raubtieren zu verstecken. Diese grundsätzlich lebensrettende Funktion unterliegt der Zirbeldrüse. Als man feststellte, daß es die Geschlechtsfunktion von Ratten beeinträchtigte, denen man es injizierte, wurde Melatonin 1963 als Hormon eingestuft.

Je mehr Aufmerksamkeit die Forschung diesem »neuen« Hormon schenkte, um so spannender wurden ihre Entdeckungen. Man entdeckte, daß die Melatoninproduktion unter Lichteinfluß zurückging und daß der Melatoninspiegel einem täglichen Zyklus unterlag, er stieg nachts an und fiel tagsüber ab. Man beobachtete, daß der Melatoninspiegel im Blut nachts zehnmal so hoch ist wie am Tag; im Blut sind tagsüber praktisch keine Spuren von Melatonin zu finden, da Melatonin innerhalb weniger Stunden nach der Ausschüttung zerlegt und verbraucht wird. Wenn Melatonin Menschen verabreicht wurde, machte es sie schläfrig, woraus man schloß, Melatonin müsse eine wichtige Rolle bei der Überwachung des Schlaf-Wach-Zyklus spielen.

Die Wissenschaft hat noch weitere eigenartige Tatsachen über Melatonin zusammengetragen. Sie entdeckte, daß es bei Kindern in höheren Konzentrationen vorkommt als bei Erwachsenen und daß der Anteil an Melatonin im Blutspiegel im Alter drastisch abnimmt. Wir meinen sogar, daß dieser Rückgang höchst wahrscheinlich dafür verantwortlich ist, daß alte Menschen so häufig unter Schlafstörungen leiden. Es wurde ebenfalls festgestellt, daß Krebspatienten und andere chronisch Kranke typischerweise über einen zu niedrigen Melatoninspiegel verfügten. Stück für Stück begann die Wissenschaft das Bild von Zirbeldrüse und Melatonin zusammenzufügen, und je mehr sie erfuhr, desto größer wurde es.

Melatonin: Die Sex-Verbindung

Bei der Sexualität und bei der Fortpflanzung von Menschen und Tier spielt Melatonin eine große Rolle, worauf wir in Teil II noch näher eingehen werden. Für den Moment ist es wichtig zu wissen, daß Melatonin eine direkte Kontrolle über den Reproduktionszyklus vieler Tiere ausübt. Im Gegensatz zum Menschen, der zu jeder Jahreszeit empfangen kann, sind Tiere nur zu bestimmten Jahreszeiten fruchtbar, zur sogenannten Paarungszeit. Während dieser Zeit, und nur dann, ovulieren die Weibchen (was als Östruszyklus bekannt ist), und die Männchen produzieren Samen. Die Paarungszeit ist äußerst wichtig für das Überleben einer Gattung, weil sie sicherstellt, daß die Jungen unter den besten Bedingungen geboren werden, meistens im Frühjahr oder im Sommer, wenn das Wetter gut und genügend Nahrung vorhanden ist. Schafe paaren sich im Herbst, tragen ihre Jungen während sechs Monaten aus und gebären sie im Frühling, wenn die Felder grün und reif zum Grasen sind. Viele Vögel bauen ihr Nest und legen ihre Eier im Frühjahr, um sie zur warmen Jahreszeit auszubrüten, damit die neuen Vögelchen fliegen und nach Nahrung suchen lernen, ehe die kalte Witterung einsetzt. Wir wissen, daß Tiere auf diese jahreszeitlichen Wechsel reagieren, weil die Zirbeldrüse sie dazu anhält. Beim Tier wird das sexuelle Verhalten durch Licht und die entsprechenden Schwankungen im Melatoninspiegel geregelt. Veränderungen in der Tageslänge führen zur Melatoninausschüttung, welche wiederum die entsprechenden Sexualhormone an- oder abschaltet. Faszinierende Tierversuche haben gezeigt, daß die Fortpflanzungszyklen von Tieren sich ändern, wenn die Lichteinwirkung künstlich verändert wird. Zwingt man beispielsweise Nagetiere, mit verkürzten Lichtzyklen zu leben, die die kurzen Wintertage nachahmen, so erfahren die Männchen einen Rückzug der Hoden, während die Weibchen eine Unterbindung des Östruszyklus erleben. Wenn die Lichtzyklen andererseits angepaßt werden, um die langen Frühlings- und Sommertage nachzuempfinden, werden Ratten fruchtbar.

Wie bereits erwähnt, ist der Winterschlaf eine weitere lebenswichtige Funktion, welche von der Zirbeldrüse geregelt wird. Wenn Tiere Winterschlaf halten, werden alle Körperfunktionen heruntergekurbelt, wie es auch beim menschlichen Schlaf der Fall ist. Die Körpertemperatur sinkt, das Herz schlägt langsamer, die Zellen erzeugen weniger Energie, und das Tier begibt sich in einen tiefen, gesunden Schlaf. Viele Tiere paaren sich vor dem Winterschlaf, damit ihre Jungen im Frühjahr geboren werden. Um die langen Wintermonate zu überstehen, brauchen Tiere genügend Fettreserven, um nicht zu verhungern und um dem Körper die nötige Energie zum Durchhalten zuzuführen. Während des Winterschlafs bestimmt Melatonin darüber, wie und wann das gespeicherte Fett aufgezehrt wird. Kurz bevor es Zeit für das Tier ist, aus seinem langen Schlaf aufzuwachen, beginnt es, schneller Fett zu verbrennen. Dieser rapide Fettabbau ist auch ein Zeichen für das Tier, daß es Zeit ist aufzuwachen. Wenn der Schnee schmilzt, die Blumen blühen und die Zugvögel zurückkehren, sind überwinternde Tiere wie ein Uhrwerk, bereit, es wieder mit der Welt aufzunehmen.

Zwar kennt der Mensch keine Paarungszeiten, doch gibt es Beweise dafür, daß unsere Vorfahren sich sehr wohl nur periodisch liebten. Eine umfaßende Studie in *The Journal of Reproductive Rhythms* untersuchte, ob bei menschlichen Geburten ein jahreszeitliches Muster auftritt. Forscher studierten Millionen Geburteneinträge in Ländern der nördlichen Weltkugel, die sich alle eines gemäßigten Klimas erfreuen und mehr oder weniger denselben jahreszeitlichen Zyklen unterliegen. Sie wiesen zwar nachdrücklich darauf hin, daß Menschen das ganze Jahr über fruchtbar sind und gebären; dennoch fanden sie zwei jährliche Spitzenzeiten – eine im späten Dezember und frühen Januar und eine im Hochsommer. Die Studie stellte fest, daß diese Zeiten auf eine Empfängnis entweder im Frühjahr oder im frühen Herbst hinwies, wenn die Temperatur im allgemeinen zwischen 15 und 20 Grad liegt. Aus irgendeinem Grund scheinen diese Wetterbedingungen sowohl die männliche als auch die weibliche Fruchtbarkeit anzuregen. Niemand konnte erklären, weshalb diese Bedingungen die Fruchtbarkeit erhöhten, doch es gab Spekulationen, daß es sich dabei um ein Überbleibsel alter und längst vergessener menschlicher Paarungszeiten handele.

Vorbei ist die Zeit, da der Mensch im Einklang mit seiner Umwelt lebte. Wir folgen nicht länger den Regeln der Natur: Ein Tastendruck durchflutet unsere dunklen Nächte mit künstlichem Licht. Unser Heim und unsere Arbeitsplätze sind klimatisiert. Wir sind vor der Kälte des Winters durch Zentralheizungen geschützt und vor der Sommerhitze durch Klimaanlagen. Obgleich diese modernen Annehmlichkeiten das Leben vieler Menschen sicherlich erleichtert hat, glauben manche Wissenschaftler, die zunehmende Unfruchtbarkeit in den westlichen Industrienationen könnte dem Umstand zu verdanken sein, daß wir in einer künstlichen Umgebung leben, die weit entfernt ist von den Signalen der Natur und vielleicht auch von unserer natürlichen Paarungszeit.

Wie bereits erwähnt, variiert die Melatoninausschüttung bei manchen Tieren gemäß der Jahres- und Tageszeit. Untersuchungen zeigen, daß dies beim Menschen nicht länger der Fall ist. Ihr Melatoninspiegel bleibt das ganze Jahr konstant, doch unterliegt er nach wie vor jahreszeitlichen Schwankungen. Eine neuere Untersuchung zeigt, daß Frauen im Sommer, wenn die Tage länger sind, weniger Melatonin ausschütten als im Winter, wenn die Tage kürzer sind. Besonders aufgefallen ist Forschern, daß Männer, die Kunstlicht ausgesetzt sind, häufiger eine Beeinträchtigung ihrer natürlichen Zyklen riskieren als Frauen. Sie konnten sich diese geschlechtsspezifischen Unterschiede nicht erklären, doch wir schlagen einmal mehr vor, daß der größere Umfang der weiblichen Zirbeldrüse eine schützende Rolle spielen könnte, um Frauen dabei zu helfen, in Harmonie mit ihrem natürlichen Rhythmus zu bleiben.

Melatonin im Lebensrhythmus

Der Mensch glaubt zwar gerne, er sei Meister seines Schicksals, doch die Zyklizität hat sich so sehr in uns festgesetzt, daß sie viele unserer täglichen Aktivitäten beeinflußt. Abgesehen von seltenen Ausnahmen, neigen alle Menschen dazu, in bezug auf Schlaf und Wachen denselben Signalen zu folgen. In einem dunklen Zimmer zu sitzen, macht die meisten Menschen schläfrig, während wir uns wach und aufmerksam fühlen, wenn wir uns in einem hell erleuchteten Raum aufhalten. Wir verspüren ungefähr stets zu denselben Zeiten Hunger, und die meisten von uns essen dreimal täglich etwa zur gleichen Zeit. Noch bevor wir die Gebärmutter verlassen, sind viele unserer täglichen Rhythmen bereits festgelegt. Tiere werden nicht nur mit einer Ausrichtung auf das Klima geboren, in dem sie leben, sondern sie wissen von Anfang an, wann die richtige Zeit ist, um zu überwintern, auszuschwärmen oder sich zu paaren. Dieses Wissen wird während der Schwangerschaft auf den Fötus übertragen beziehungsweise beim Stillen durch Melatonin von der Mutter auf das Tierjunge. Beim Menschen geht Melatonin durch die Plazenta von der Mutter auf das Kind über, es ist aber ebenfalls in der Muttermilch zu finden, die nachts hohe, tagsüber hingegen kaum meßbare Konzentrationen davon enthält. Neugeborene setzen den eigenen Melatoninzyklus nicht in Gang, bevor sie mehrere Tage alt sind. Die Melatoninzyklen in der Muttermilch tragen dazu bei, normale Tages- und Nachtzyklen zu fördern, und synchronisieren das Schlafmuster des Säuglings möglicherweise mit dem seiner Eltern. Schon in den ersten Lebenstagen beginnen Säuglinge ihre eigenen Melatoninvorräte in Umlauf zu bringen, doch stabilisiert sich der Rhythmus erst ab dem ersten Lebensjahr. Vielleicht erklärt dieser Umstand, warum Säuglinge so unregelmäßig schlafen. Wir haben uns gefragt, ob manche Flaschenkinder deshalb als unleidsam und rastlos gelten, weil ihnen die Melatonindosen in der Muttermilch fehlen, und nicht etwa, weil sie an Magenkrämpfen leiden, wie im allgemeinen angenommen wird.

Der Melatoninvorrat der stillenden Mutter hilft ihr, Prolaktin auszuschütten, das Hormon, das die Milchproduktion anregt und noch weitere interessante Wirkungen hat. Prolaktin trägt dazu bei,

Tiere in einem ruhigen und entspannten Zustand zu halten, und spielt ebenfalls eine Rolle bei der Annahme und der Verteidigung der Jungen. Vögel weisen besonders hohe Prolaktinspiegel auf, während sie ihre Eier ausbrüten. Wenn Menschen Prolaktin verabreicht wird, ruft es in ihnen Gefühle von Frieden, Ruhe und gar Zuneigung hervor. Während die Mutter eines Neugeborenen Prolaktin ausschüttet, knüpft sie feste Bande zu ihrem Kind und erlebt die ersten Gefühle mütterlicher Liebe.

Der Melatoninspiegel steigt weiter an, bis ein Kind etwa sieben Jahre alt ist. Während den ersten paar Lebensjahren neigen die meisten Kinder dazu, ungefähr zur gleichen Tageszeit ein Nickerchen zu machen. Bis etwa zum zweiten oder dritten Lebensjahr schlafen Kinder im allgemeinen zweimal am Tag – einmal frühmorgens und einmal am frühen Nachmittag. Wenn sie etwa drei Jahre alt sind, schlafen die meisten Kinder tagsüber nur noch einmal, und sind sie einmal vier oder fünf, hören sie meist auf, tagsüber zu schlafen. Dieses Muster ist zwar noch nicht ausreichend untersucht worden, doch wir vermuten, daß Schwankungen im Melatoninspiegel das tägliche Schlafmuster irgendwie begünstigt – und das aus gutem Grund: Während des Schlafes schüttet die Hirnanhangsdrüse Wachstumshormone aus. Wie ihr Name sagt, begünstigen sie das Wachstum. Bei Kindern stimmt der stärkste Wachstumsschub mit den Zeiten überein, in denen sie am häufigsten schlafen, nämlich vom Säuglingsalter bis zu drei Jahren.

Wenn Kinder in die Pubertät kommen und ihr Körper wächst, gilt dies auch für ihr Blutvolumen. So kommt es in ihrem Blut zu einem verdünnten Melatoninspiegel. Diese Abnahme signalisiert dem Körper, daß es Zeit ist für die Pubertät. Ist der Melatoninspiegel einmal gesunken, wird dies vom Körper als Signal gewertet, höhere Anteile zweier Sexualhormone, LH (luteinisierendes Hormon) und FSH (Follikel-stimulierendes Hormon) auszuschütten. Die Veränderung des normalen Umfelds führt bei Mädchen zum Menstruationszyklus und bei Jungen zur Samenproduktion.

Etwa im Alter von 45 Jahren setzt das abrupteste Sinken des Melatoninspiegels ein. Wir können nicht länger genug Melatonin in Umlauf bringen, und der »Alterungsprozeß« nimmt seinen Verlauf. Frauen kommen in die Wechseljahre; Männer bleiben zwar fruchtbar, doch beginnen sie, Anzeichen einer verminderten Sexualfunktion aufzuweisen. Diese und andere Anzeichen des Alterns sind das direkte Ergebnis des Funktionsverlusts der Zirbeldrüse und der natürlichen Körperzyklen. Das geschieht, weil die Zirbeldrüse ihre Kontrolle über den Rest des Körpers verliert, oder – anders ausgedrückt – dem Dirigenten geht der Saft aus.

Der Regler aller Regler

Die Zirbeldrüse wird als Regler aller Regler angesehen, weil sie über das endokrine Drüsensystem herrscht, welches wiederum Hormone produziert, die für eine ganze Reihe von Körperfunktionen zuständig sind. Durch ihren Einfluß auf die endokrinen Drüsen kontrolliert die Zirbeldrüse die Aktivitäten von praktisch jeder Körperzelle und beeinflußt solch unterschiedliche Funktionen wie die Fortpflanzung, die Körpertemperatur, die Nierenfunktion, die Immunität, den Schlaf, das Wachstum und die Entwicklung. All das gehört neben der Regelung des Alterungsprozesses zum Funktionsbereich der Zirbeldrüse. Wie schafft es diese winzige Drüse, so viele wesentliche Rollen zu übernehmen? Sie ist eine »intelligente« Drüse, die genau das Richtige zur richtigen Zeit tut, und zwar schnell und gründlich.

Die Zirbeldrüse benutzt Melatonin, um das Gleichgewicht des Körpers aufrechtzuerhalten. Melatonin gehört zu den zustandsabhängigen Hormonen. Im Gegensatz zu Östrogen, das eine direkte Auswirkung auf bestimmte Organe hat, wie etwa auf die Eierstöcke, oder Testosteron, das die Hoden direkt beeinflußt, wirkt Melatonin indirekt auf alle Organe ein. Seine Arbeit besteht darin, die Spiegel anderer Hormone zu regeln, den Ausgleich oder die Homöostase des Körpers aufrechtzuerhalten und somit den anderen Hormonen in der Ausübung ihrer Funktion beizustehen. Steigt der Melatoninspiegel an, so wird die Produktion anderer Hormone unterbunden. Melatonin stimmt deren Erzeugung ab, damit der Körper nicht zu hohe oder zu geringe Hormonspiegel hervorbringt.

Die Zirbeldrüse überwacht den Körper ständig, um zu sehen, was getan werden muß und wie es am besten erreicht werden kann. Die Zirbeldrüse ist zwar nicht buchstäblich ein »drittes Auge« im optischen Sinne, doch auf gewisse Weise spielt sie für unseren Körper genau diese Rolle. Sie »überschaut« unsere Innenwelt und hilft uns gleichzeitig, uns an die Außenwelt anzupassen. Die Zirbeldrüse dient tief in unserem Gehirn als Schaltzentrale, wo Botschaften integriert werden, die von anderen Stellen des Gehirns an sie übermittelt werden, sie hilft jeder unserer Drüsen, diesen Botschaften Folge zu leisten.

Unser Körper wird ständig mit verschiedenen Arten von Streß und mit Stimuli bombardiert, die eine sofortige Anpassung erfordern. Obwohl wir uns dieser Stressoren oft nicht einmal bewußt sind, werden sie von unserem Körper sofort registriert, der automatisch auf sie reagiert. Wenn wir zum Beispiel in ein kaltes Zimmer kommen, senkt sich unsere Körpertemperatur, und wir müssen unseren Körper erwärmen. Sind wir einem Virus ausgesetzt, müssen wir schnell den richtigen Antikörper herstellen, um ihn auszuschalten, ehe er uns schaden kann. Der Körper braucht Energie, um auf diese Stressoren zu reagieren. Um ihre Arbeit leisten zu können, benötigt jede Körperzelle die richtige Energiemenge zur richtigen Zeit. Jede vorstellbare menschliche Regung – ob es sich um Augenblinzeln, einen Marathonlauf, reden, oder auch nur denken handelt – benötigt Energie, den Saft, der die Zellfunktionen aufrechterhält. Wir glauben, daß die wichtigste Funktion der Zirbeldrüse darin besteht, die Produktion und den Verbrauch von Energie im gesamten Körper zu steuern. Durch die Freisetzung von Melatonin und vielleicht noch anderen Verbindungen, kontrolliert die Zirbeldrüse die Energieproduktion, damit die Energie genau zur richtigen Zeit dorthin gelangt, wo sie benötigt wird, sei es, um Verletzungen zu heilen, auf sie zu reagieren, oder um Hormone, Enzyme oder Antikörper auszuschütten. Kurzum gesagt, Melatonin bringt die Körperzellen dazu, genau das zu tun, was nötig ist, um den Körper zu einer höchst effizienten Maschine zu machen.

Die Energieproduktion ist ein extrem komplexer biochemischer Vorgang, bei dem die Zirbeldrüse eine entscheidende Rolle spielt. Folgendes ist eine sehr vereinfachte Darstellung ihrer Funktionsweise. Neben Melatonin gibt es im Körper viele andere Verbindungen wie zum Beispiel TRH (Thyrotropin-stimulierendes Hormon), das auch anderswo im Körper anzutreffen ist. Wenn der Körper Energie braucht, signalisiert die Zirbeldrüse dem TRH, es soll die

Hirnanhangsdrüse dazu anregen, TSH herzustellen. TSH wirkt auf die Schilddrüse, eine wie ein Schmetterling geformte Drüse, die sich genau hinter dem Kehlkopf befindet. Die Schilddrüse schüttet drei Hormone aus, Calcitonin, Trijodthyronin (T_3) und Thyroxin (T_4). Calcitonin ist wesentlich für unsere Kaliziumwerte; T_3 und T_4 für das Funktionieren einer Reihe von Drüsen und Organen. Diese beiden kontrollieren den Stoffwechsel, indem sie die Sauerstoffzufuhr der Zellen erhöhen, um mehr Energie freizusetzen. T_3 gilt als »heißeres« Hormon, weil es den Zellen mehr Energie liefert. Melatonin ist von wesentlicher Bedeutung bei der Zersetzung von T_4 zu T_3, was weitere Hitze und Energie erzeugt.

Wir haben uns lange bei der Zirbeldrüse aufgehalten, bei der Frage, wie sie es schafft, die Kontrolle über so viele Körperfunktionen aufrechtzuerhalten. Um die Bedeutung der Zirbeldrüse noch stärker hervorzuheben, möchten wir Ihnen zeigen, auf welche Weise eine ihrer Funktionen geradezu lebenswichtig ist. Die Aufrechterhaltung unserer normalen Körpertemperatur ist entscheidend für unser Überleben; die Zirbeldrüse steuert dies mittels des Thyreoid-Hormons. Warmblüter sind in der Lage, ihre Körpertemperatur anzupassen und sie innerhalb einer normalen Bandbreite zu halten, egal, welches Wetter herrscht. Deshalb kann der Mensch sowohl auf Hawaii als auch auf Island überleben, wohingegen viele Vogelarten ein wärmeres Klima aufsuchen, wenn das Wetter in gemäßigten Gegenden kälter wird. Im Gegensatz zu diesen Zugvögeln verfügen wir über innere Kontrollmechanismen, die unsere Körpertemperatur je nach Bedarf erhöhen oder senken. Was würde passieren, wenn wir diese Kontrolle verlören? Wenn unsere Körpertemperatur über die Sicherheitsmarke hinaus ansteigen würde, wären die Folgen katastrophal. Durch den Anstieg unserer Körpertemperatur würden wir viel zu schnell Energie verbrennen und in diesem Prozeß zu viel Hitze erzeugen. Da unser Körper versuchen würde, sich abzukühlen, würden wir stark schwitzen und wertvolle Körperflüssigkeiten verlieren, was zu einer starken Austrocknung führen würde. Mit der Zeit würde diese unglückliche Folge von Umständen zu irreparablen Hirnschäden und zum Tod führen. Würden wir unserer Körpertemperatur erlauben, zu tief zu sinken, wären die Folgen ebenso tödlich. Erstens würde sich unser Stoffwechsel drastisch verlangsamen, unsere wichtigsten Körpersysteme hätten nicht genug Energie, um zu funktionieren, unser Gehirn würde seine Funktion einstellen, unser Herz würde zu schlagen aufhören, wir würden in ein Koma fallen und sterben.

Es wird zunehmend schwieriger, den Ausgleich innerhalb unseres Körpers aufrechtzuerhalten, je älter wir werden, und wenn die Zirbeldrüse einmal nachläßt, werden sogar einfache Aufgaben zu einer größeren Herausforderung. Ältere Menschen tun sich zum Beispiel schwerer, sich an eine neue Umgebung zu gewöhnen, und man hört von ihnen oft die Klage, es sei ihnen im Sommer stets zu heiß und im Winter zu kalt. Das liegt am Verlust der Schilddrüsen- und Zirbeldrüsenfunktion. Älteren Menschen fällt es im allgemeinen schwerer, sich auf Umweltschwankungen einzustellen, ob es sich um die Anpassung an Temperaturunterschiede handelt, das Erkennen von Gerüchen, das Schmecken von Nahrung und die Reaktion auf sexuelle Reize, das Bekämpfen eines Virus oder auch nur um das Wissen, wann es Zeit zum Schlafen ist. In einem gewissen Sinne bedeutet das Altwerden einen Verlust der Fähigkeit, sich an die Umwelt anzupassen – und dies liegt daran, daß der Regler aller Regler seine Funktion einbüßt.

Wie und warum die Zirbeldrüse ihren Dienst versagt

Da mehr und mehr Wissenschaftler sich der Bedeutung der Zirbeldrüse bewußt werden, gibt es laufend neue Untersuchungen, die sich der Rolle dieser mächtigen Drüse im Alterungsprozeß und der Frage annehmen, warum sie mit der Zeit versagt. Hierzu gibt es viele Theorien, doch wenig solide Antworten.

Eine der Fragen, die die Wissenschaft schon seit langem vor ein Rätsel stellt, ist die Tatsache, daß die Zirbeldrüse verkalkt. Röntgenaufnahmen der Zirbeldrüse älterer Menschen weisen Kalkablagerungen oder sogenannten Gehirnsand auf, und viele Wissenschaftler nehmen an, diese Verfallserscheinung beeinträchtige die Drüsenfunktion. Manche haben sogar vermutet, die Zirbeldrüse sei das »Zugpferd« des Körpers. Wenn sie Ermüdungserscheinungen zeigt und anfängt zu verkalken, ist das ein Hinweis dafür, daß andere Organe dasselbe tun. Allerdings gibt es Menschen, die sogar mit neunzig keinerlei Anzeichen einer verkalkten Zirbeldrüse aufweisen. Deshalb ist es schwierig, die wahre Bedeutung dieser Kalkablagerungen zu finden.

Es scheint uns vernünftig anzunehmen, die Zirbeldrüse sei einer der wichtigen Körperteile, die als erste ausfallen, ganz einfach, weil sie bei weitem die meiste Arbeit leistet. Unser ganzes Leben hindurch ist die Zirbeldrüse ein regelrechtes Kraftwerk, das eine enorme Energiemenge angibt und all unsere anderen Systeme regelt, einstellt und überwacht. Alles, was so hart arbeitet, wird mit der Zeit »ausbrennen«, was, wie wir meinen, bei der Zirbeldrüse geschieht. Sie beginnt zu schrumpfen – und verliert viele von ihren Pinealocyten, die Zellen, welche Melatonin und andere Verbindungen produzieren. Unsere andere innere Körperuhr, der suprachiasmatische Kern, der die Lichtsignale von der Netzhaut an die Zirbeldrüse überträgt, beginnt ebenfalls, Zellen zu verlieren und könnte so seinen Einfluß auf die Zirbeldrüse einbüßen. Wenn die Zirbeldrüse langsam nachläßt, hört sie auf, wie bisher Melatonin in Umlauf zu bringen. Der Körper verliert allmählich an Energie, und er kann sich nicht länger so schnell an seine Umgebung anpassen. Das führt wiederum zu der Verkettung von Ereignissen, die wir als Greisentum oder Alterung kennen.

Nicht durch Melatonin allein

Melatonin ist der wichtigste Bote der Zirbeldrüse, durch den die Zirbeldrüse ihre vielen Funktionen ausführt. Doch es ist nicht der einzige in der Zirbeldrüse vorkommende Stoff. Melatonin wird aus zwei weiteren Stoffen synthetisiert: aus Tryptophan, einer Aminosäure, und aus Serotonin, einem weiteren Neurotransmitter: Melatonin wird je nach Bedarf aus diesen beiden Stoffen gewonnen.

Serotonin ist nicht nur die Vorstufe von Melatonin, sondern darüber hinaus verantwortlich für eine Vielfalt von Aktivitäten innerhalb des Körpers, wie Schlaf, reibungslose Muskelkontraktion und Plättchenfunktion (Plättchen sind eine Art Blutzellen). Ein Zuviel an Serotonin (und ein Mangel an Melatonin) ist mit manchen Formen von Depression und Gemütsstörungen in Verbindung gebracht worden. Eine Reihe psychiatrischer Medikamente (einschließlich Prozac) werden Serotoninhemmer genannt, weil sie einen normalen Serotoninspiegel aufrechterhalten und die Ausschüttung von Melatonin anregen. (Depressionen werden oft von Schlafstörungen begleitet; Antidepressiva können normale Schlafmuster wiederherstellen.) Ein abnormal hoher Serotoninspiegel wurde im Rückenmark von Menschen gefunden, die sich das Leben nahmen. Serotonin ist zwar für viele lebenswichtige Körperfunktionen zuständig, doch kann eine Störung des Serotoninhaushalts tödlich sein.

Einer der interessantesten neuen Untersuchungen, die sich noch im Frühstadium befindet, dreht sich um einen weiteren Stoff, der in der Zirbeldrüse vorkommt. Sie heißt Ephithalamin und scheint in vielerlei Hinsicht wie Melatonin zu funktionieren. Diese Forschungen lassen die Existenz ganzer Gruppen vermuten, die von der Zirbeldrüse hergestellt werden, um ihre Aufgaben zu erledigen. Ephithalamin ist von Wissenschaftlern unter der Leitung des verstorbenen Vladimir Dilman am N. N. Petrov Forschungsinstitut für Onkologie in St. Petersburg isoliert worden. Einer dieser Forscher, V. N. Anisimov berichtete anläßlich der Dritten Stromboli-Konferenz über Krebs und Alterung über die Arbeit seiner Gruppe.

Ähnlich wie wir es für Melatonin in Anspruch nehmen, könnte bei Epithalamin eine lebensverlängernde Wirkung beobachtet werden. Es verlangsamte den Alterungsprozeß bei Laborratten und -mäusen und verlängerte deren Lebensdauer. Bei Tierstudien hat es sich ebenfalls gezeigt, daß Epithalamin Krebstumore schrumpfen ließ und den Schaden einer Röntgenbestrahlung eindämmte. Wie Melatonin steigert dieser Stoff die Immunfunktion und senkt Blutlipide wie Cholesterol und Triglyzeride. Noch verblüffender fanden wir den Bericht, daß Epithalamin, abgegeben an ältere Rattenweibchen im Alter von 16 bis 18 Monaten (etwa sechzig Menschenjahre), die weit über ihre fruchtbare Zeit hinaus waren, deren Fruchtbarkeit wiederherstellte. Erstaunlicherweise waren diese Ratten empfängnisfähig und konnten Junge gebären. Epithalamin wird jetzt als mögliches Fruchtbarkeitsmedikament getestet, um die Fruchtbarkeit von Frauen zu verlängern, die in die Wechseljahre kommen.

Aller Wahrscheinlichkeit nach funktionieren Epithalamin und Melatonin synergetisch, was bedeutet, das das eine die Wirkung des anderen erhöht. Wir werden jedoch solange nicht wirklich wissen, wie Epithalamin wirkt, bis dieser neue Stoff genauer untersucht worden ist. Wie wir bereits erwähnten, haben wir dieses Buch geschrieben, um der Öffentlichkeit das Potential dieses Stoffes bewußt zu machen und mit Nachdruck weiterführende Untersuchungen auf diesem Gebiet zu fordern.

TRH ist ein weiterer, in der Zirbeldrüse vorkommender Stoff. Wir erwähnten ihn bereits in diesem Kapitel als ein Mittel, wodurch die Zirbeldrüse die Energiezufuhr an die Zellen kontrolliert. TRH ist sehr wichtig, weil es mit so wenig so viel schafft. Es ist ein sehr einfaches Molekül, das aus drei Aminosäuren besteht und überall in der Natur vorkommt. Man findet TRH überall, vom Grashalm bis hin zu den Zellen des menschlichen Gehirns. Unsere eigenen Untersuchungen haben erbracht, daß TRH die Schilddrüsenfunktion schützt und die Immunfunktion verbessern kann, und daß es erfolgreich bei der Behandlung von Depressionen eingesetzt werden kann. Wir sind ganz besonders interessiert an diesem Stoff und haben den Eindruck, sein ganzes Potential wird erst noch erkannt werden müssen.

Viele weitere Stoffe, die man in der Zirbeldrüse findet, stehen in enger Beziehung zu Fortpflanzung und Verhalten. Einer dieser Stoffe, Vasopressin, hat mit dem Milcheinschuß stillender Mütter zu tun. Sie brauchen ihren Säugling nur weinen zu hören, damit dieses Hormon ausgeschüttet wird, und ihre Milch fließt. Dasselbe Hormon löst das mütterliche Bedürfnis aus, das Kind zu wiegen und zu halten, wenn es einmal auf der Welt ist, was beiden hilft, enge Bande zu knüpfen. Wie wir bereits bemerkten, hat Prolaktin, ein weiteres Hormon, eine ähnliche Wirkung wie Vasopressin, kommt ebenfalls in der Zirbeldrüse vor und ist auch ein Bandeknüpfendes Hormon. Wie mehrere andere Zirbeldrüsenhormone kann auch Prolaktin die Immunfunktion steigern, die uns stark und gesund erhält.

Wissenschaftler haben erst relativ kürzlich damit begonnen, die Zirbeldrüse und Melatonin zu untersuchen. So viel wir schon über diese Drüse wissen – und das ist nicht wenig –, es gibt immer noch ganze Bände darüber zu lernen und viele wichtige Entdeckungen zu machen. Das Potential ist groß, und wir freuen uns auf die Aussicht, an einigen dieser Entdeckungen teilzuhaben. Im nächsten Kapitel werden wir uns darauf konzentrieren, wie wir Melatonin verwenden können, um die Altersuhr zurückzudrehen.

5.
Melatonin: jünger werden

Erinnern Sie sich, daß Sie, als wir Sie baten, sich Sie als »alt« vorzustellen, vor Ihrem geistigen Auge das Bild eines verlebten und gebrechlichen Menschen heraufbeschworen, der mit den Jahren immer gebrechlicher wurde?

Was wäre, wenn wir Sie jetzt bitten würden, dieselbe Übung noch einmal zu machen, in dem Wissen, daß Melatonin die Altersuhr neu einstellen kann? Hat sich das Bild vor Ihrem inneren Auge jetzt verändert? Wir hoffen es.

Wir hoffen, daß die Informationen, die wir Ihnen in diesen Kapiteln über die Altersuhr vermittelt haben, bereits das ihre dazu beigetragen haben, Ihre Meinung über das Altern zu revidieren, weil wir dank Melatonin und dem, was wir über die Altersuhr des Körpers wissen, die erste Generation sein werden, die die Abwärtsspirale nicht zu erleben braucht, die zu einem Synonym für das Altern geworden ist. In diesem Sinne gehört das Altern der Vergangenheit an. Natürlich schreiben wir dieses Buch nicht nur mit dem Ziel, Ihre *Einstellung* gegenüber der Zukunft zu verändern, vielmehr wollen wir Ihre Zukunft ändern.

Wir sind die erste Generation, die den Verfall, der heute mit der Alterung assoziiert wird, nicht zu erleben braucht. Wir sind die erste Generation, die nicht resigniert ein Schicksal anzunehmen braucht, das unseren Lebensabend voller Krankheit und Behinderung vorsieht. Wir sind die erste Generation, die ihr jugendliches Wohlbefinden und ihre Vitalität bis in ihre Achtziger, Neunziger und vielleicht gar Hunderter beibehalten kann, wenn wir die Altersuhr neu einstellen.

Die Zeit ist reif, unseren Lebensabend nicht länger als eine Zeit des Abstiegs zu empfinden. Wir glauben, daß wir, wenn wir unsere

Altersuhr mit Hilfe von Melatonin neu einstellen, unser Leben nicht nur um Jahrzehnte verlängern, sondern daraus auch gesunde, frische und produktive Jahrzehnte machen können. Statt vom Altwerden zu sprechen, sprechen wir von der Möglichkeit, das Wohlbefinden und die Funktionstüchtigkeit unserer Jugend bis ins hohe Alter zu bewahren.

In früheren Kapiteln haben wir erklärt, daß die Zirbeldrüse, die winzige Drüse, die tief im Gehirn eingebettet liegt, für den Alterungsprozeß zuständig ist. Wir nennen die Zirbeldrüse unsere Altersuhr, weil sie der Zeitmesser des Körpers ist. Wir altern, weil unsere Zirbeldrüsenfunktion mit der Zeit nachläßt und weniger Melatonin produziert wird. Die geringere Melatoninration signalisiert dem Rest des Körpers, daß es Zeit für ihn ist, alt zu werden. Doch wenn wir unsere Altersuhr durch eine Melatonineinnahme neu einstellen, können wir diese Botschaften rückgängig machen und die Abwärtsspirale des Alterns abwenden. Handelt es sich dabei nur um ein vages und unspezifisches Erneuerungsversprechen? Im Gegenteil: Wie Sie in den folgenden Kapiteln sehen werden, weist die Forschung darauf hin, daß die Melatonineinnahme den sehr wirklichen und destruktiven Folgen des Alters, wie geschwächte Immunfunktion, Krebs, Schlafstörungen oder Herzleiden, entgegenwirken kann.

Die Verheißung von Melatonin mag Ihnen zunächst märchenhaft vorkommen, aber es ist daran nichts Magisches oder Geheimnisvolles. Melatonin wirkt, indem es die Funktion der Zirbeldrüse wiederherstellt und somit auch das Gleichgewicht, das unser Körper braucht, um die Gesundheit aufrechtzuerhalten, die wir in der Jugend von Natur aus genießen. Die Zirbeldrüse ist der »Regler« unseres Drüsensystems, der die Hormone produziert, die all unsere wesentlichen Körpersysteme antreiben. Indem es die Funktion der Zirbeldrüse optimiert, trägt Melatonin dazu bei, die verschiedenen Organsysteme, die den Körper reibungslos und effektiv funktionieren lassen, zu unterstützen und zu überwachen. In der Jugend funktioniert unser Körper gut, weil all unsere Systeme Hand in Hand arbeiten. Erinnern Sie sich an unseren Vergleich mit dem Orchesterchef? Ohne den Dirigenten verlieren die Holz- und die Blasinstrumente vielleicht den Takt, und ehe wir uns versehen, ist es vorbei mit der harmonischen Musik.

Wenn wir älter werden und unsere Zirbeldrüsenfunktion nachläßt, büßt unsere zentrale Uhr einen Teil ihrer Kontrolle über die verschiedenen Körpersysteme ein. Es ist, als würde ein Orchester unter einem Dirigenten spielen, der die Kontrolle verloren hat. Genau wie das Orchester würde auch unser sich selbst überlassenes Körpersystem bald aus dem Takt geraten, wäre kein optimal funktionierender zentraler Regler vorhanden. Die Disharmonie, die daraus entsteht, führt zu einem schrittweisen Zusammenbruch des ganzen Systems. Melatoninzusätze können diesen desorganisierten Zustand vermeiden helfen.

Wir glauben, daß die Einnahme von Melatonin funktioniert, weil es sich nicht an die Symptome, sondern vielmehr an die Ursache wendet, nämlich an die Alterung.

Die positiven Wirkungen von Melatonin gelten als gut gesichert. Es hat sich gezeigt, daß es die Immunfunktion stützt, den Cholesterinspiegel im Blut senkt, gegen die negativen Auswirkungen von Streß schützt, für gesunde Schlafmuster sorgt und den Körper gegen Krebs und Herzleiden verteidigt. Wir möchten betonen, daß diese einzelnen Nutzen der wichtigen, übergreifenden Funktion von Melatonin zu verdanken sind: Es nimmt sich der Ursachen an, die zu den einzelnen Beschwerden führen. Wir glauben, das sei das wirklich Bemerkenswerte an Melatonin und an der Zirbeldrüse und daß wir den Schlüssel gefunden haben, um den degenerativen Krankheiten entgegenzuwirken, die normalerweise mit dem Alter verbunden sind. Durch die Einnahme einer sehr geringen Menge Melatonin – gerade genug, um ihre Melatoninwerte auf den Pegel Ihrer Zwanziger zurückzuführen –, können Sie Ihren Körper und ein jedes seiner wesentlichen Systeme ebenso synchron arbeiten lassen wie in Ihrer Jugend. (Wir verweisen auf Kapitel 14 für eine detaillierte Erörterung der empfohlenen Dosierungen.) Schüttet unser Körper von Natur aus nicht mehr so viel Melatonin aus, so können wir durch dessen Zugabe die Bedingungen aufrechterhalten, die uns in jüngeren Jahren gesund, vital und jugendlich erhielten. Um besser zu verstehen, wie Melatonin diese Wunder für unseren Körper wirkt, wollen wir uns den Mechanismus, der mit den verjüngenden Eigenschaften von Melatonin zusammenhängt, etwas genauer ansehen.

Melatonin – seine Normalisierungsfunktion

Wie wir beobachtet haben, ist die Zirbeldrüse nicht irgendeine Drüse. Im Gegenteil: Sie ist die Superdrüse, die über alle andere Drüsen bestimmt, und wird der Regler des Körpers genannt, weil sie dazu beiträgt, normale Hormonspiegel und eine normale Hormonzufuhr aufrechtzuerhalten. Dies tut sie, indem sie mit Hilfe von Melatonin, ihrem wichtigsten Botenstoff, Botschaften an den Körper aussendet.

Praktisch alle unsere Körperfunktionen – die Aufrechterhaltung der Körpertemperatur, die Fortpflanzung, der Blutdruck, die Nierenfunktion und sogar unser Herzschlag – werden von Hormonen kontrolliert. Melatonin ist ein Pufferhormon, weil es nicht wie andere Hormone, die einen direkten, gezielten Einfluß auf ein besonderes Organ oder System ausüben, direkt agiert, sondern indirekt, indem es andere Hormonspiegel anpaßt oder einstellt. Es ist die Aufgabe von Melatonin, sicherzustellen, daß sich die Spiegel anderer lebenswichtiger Hormone bei ihren Reaktionen auf Außenreize innerhalb eines normalen Bereichs halten.

Wenn wir altern, verändern sich die Spiegel vieler essentieller Hormone, was unser Körpersystem aus dem Gleichgewicht wirft. Das geschieht, weil die Zirbeldrüse – der Regler – langsam nachläßt und ihre Fähigkeit zur Melatoninherstellung langsam zusammenbricht. Durch die Einnahme von Melatoninzusätzen können wir die Funktion der Zirbeldrüse stärken und weiterer Zerstörung vorbeugen. Durch Belebung der Zirbeldrüsenfunktion können wir wichtige Hormone auf ihre jugendlichen Werte zurückführen und unseren Körper dadurch jung erhalten.

Ein gutes Beispiel ist die Streßbekämpfung von Melatonin in unserem Körper. Wenn wir unter Druck stehen, produzieren unsere Nebennieren Streßhormone, die Corticosteroide genannt werden. Sind wir über längere Zeit hinweg hohen Corticosteroidwerten ausgesetzt, können viele unserer Organe – wie das Herz, das Gehirn und sogar die Arterien, die das Blut durch den Körper transportieren – Schaden nehmen. Es besteht eine Verbindung zwischen chronisch hohen Corticosteroidwerten, Herzleiden und der Alzheimerschen Krankheit. Wenn wir jung sind und unsere Corticosteroidwerte sind zu hoch, ist es Melatonin, das zusammen mit anderen Hormonen daran arbeitet, sie schnell sinken zu lassen und auf normale Spiegel zurückzuführen. Doch werden wir einmal älter und unser Melatoninspiegel sinkt, so nimmt auch dessen Einfluß auf die Corticosteroide ab. Deshalb bleibt unser Corticosteroidspiegel länger erhöht, wodurch wir diesen potentiell gefährlichen Hormonen länger ausgesetzt sind. Durch die Melatonineinnahme können wir unsere Corticosteroide auf gesündere, jugendliche Stufen zurückführen. (Mehr über Streß finden Sie in Kapitel 11.)

Viel von dem, was im Alter falsch läuft, ist unseren Hormonen zuzuschreiben, die in uns nicht länger das gleiche Gleichgewicht aufrechterhalten wie früher. In Wirklichkeit sind die Krankheiten, die mit einer normalen Alterung assoziiert werden – wie Diabetes, Herzleiden und viele Krebsarten –, vor allem eine Folge dessen, was geschieht, wenn Hormonspiegel aus dem Gleichgewicht geraten. Indem es das normale Hormongleichgewicht wiederherstellt, trägt Melatonin dazu bei, diese Krankheiten zu vermeiden und unseren Körper jugendlich zu halten.

Melatonin: das Antioxidans

Melatonin hilft uns ebenfalls, unser Gleichgewicht aufrechtzuerhalten, indem es als Antioxidanz und Fänger freier Radikale auftritt. Sie haben wahrscheinlich schon von antioxidanten Vitaminpräparaten gehört, und wir wären nicht überrascht, wenn Sie selbst bereits Antioxidanzien nähmen. Sie haben vielleicht gehört, daß für Antioxidanzien als Verjüngungs-Vitamine geworben wird, und in diesem Fall haben Sie sich wahrscheinlich gefragt, warum. Die Antioxidanztheorie des Alterns wurde vor vier Jahrzehnten von Denham Harman entwickelt, der beobachtete, daß eine leichte Strahlenverseuchung ähnliche Symptome hervorbrachte wie vorzeitiges Altern. Dr. Harman war der Überzeugung, Altern sei grundsätzlich eine Form von »Rosten«, die uns davon abhält, effektiv zu funktionieren. Er glaubte, daß Röntgenstrahlen und andere Stoffe das Rosten beschleunigen.

Dieser »Rost« wird vom unwahrscheinlichsten aller Täter verursacht, dem Sauerstoff. Wir wissen, daß zum Leben Sauerstoff nötig ist und daß wir ohne ihn nicht mehr als einige Minuten überleben können. Für praktisch jede Körperfunktion wird Sauerstoff benötigt. Ohne Sauerstoff wäre sogar die einfachste Aufgabe nicht zu bewältigen.

Wir benötigen Sauerstoff für unseren Stoffwechsel, für jenen Prozeß, durch den unsere Zellen Energie erzeugen, und Energie ist für jede Körperfunktion nötig, von der Atmung und der Zellteilung bis hin zu unserem Herzschlag. Ohne Energie würde unser Körper einfach aufhören zu funktionieren. Aber in der falschen Form kann Sauerstoff auch gefährlich sein. Beim Prozeß der Energiegewinnung können die Zellen auch Stoffe erzeugen, die freie Radikale genannt werden. Wenn zu viele davon in Umlauf kommen oder der Körper sie nicht richtig anpackt, können Schäden auftreten. Jedes Atom enthält ein Zentrum, einen Kern, der von Elektronen umgeben ist, die sich in etwa derselben Weise um den Kern drehen, wie die Planeten um die Sonne kreisen. Manchmal kann ein Elektron aus seiner Bahn geschleudert werden. Einmal frei, schaut es sich ganz hektisch nach einer neuen »Sonne« um und schließt sich sofort der Umlaufbahn eines anderen Atoms an. Wenn es sich mit diesem neuen Atom verbindet, erzeugt es ein frisch energetisiertes, höchst unstabiles Atom: ein freies Radikal. Freie Radikale bersten förmlich vor Energie und suchen nach einem weiteren Atom, mit dem sie diesen Überschuß teilen können. Im Körper geben die freien Radikale ihre Energie an die Zellen des Körpergewebes ab, und das kann großen Schaden verursachen.

Überschüssige freie Radikale sind zermürbend, weil sie die Zellmenbranen, die Schutzhaut der Zellen, zerstören und in den eigentlichen Zellkern vordringen können, der die DNA enthält, unser kostbares genetisches Gut. Freie Radikale können der DNA schrecklichen Schaden zufügen und dadurch die Fähigkeit der Zelle beeinträchtigen, sich zu teilen und zu regenerieren. Dies kann wiederum zu einem Zusammenbruch von Körpersystemen führen, was mit der Zeit zu dem führt, das wir als »Alterungsprozeß« kennen.

Man glaubt, daß der Schaden, der von freien Radikalen angerichtet wird, auch für Leiden wie Krebs, Herzkrankheit, Diabetes, Parkinsonsche Krankheit, grauen Star und Arthritis verantwortlich ist. Wenn die DNA beziehungsweise das genetische Material angegriffen wird, können diese Veränderungen auch an nachfolgende Generationen weitergegeben werden und Geburtsfehler verursachen.

Mensch und Tier haben Mechanismen entwickelt, die sie gegen die Entstehung gefährlicher freier Radikale schützen. Unser Körper bringt von Natur aus viele Stoffe hervor, die als Antioxidanzien wirken und oxidative Schäden an den Zellen verhindern. Als Fänger freier Radikale fressen die Antioxidanzien diese auf, bevor sie in den Zellen Unheil anrichten können. Die Antioxidanzien, die wir im Körper antreffen, enthalten Vitamin E, Glutathion, Selen und Vitamin C. Wenn wir älter werden, brauchen wir unter Umständen mehr Antioxidanzien als »Radikalfänger« und sind empfänglicher für oxidative Schäden. Eine Möglichkeit, um die Bildung von freien Radikalen zu vermeiden, besteht darin, sich nur beschränkt den Stoffen auszusetzen, die sie begünstigen. Radioaktive Strahlung, ultraviolettes Licht, Zigarettenrauch, Smog und ungesättigte Fettsäuren sind Stoffe, von denen angenommen wird, daß sie die Bildung von freien Radikalen im Körper begünstigen. Eine zu große Konzentration von Metallen, wie beispielsweise Eisen, kann auch zur Bildung von freien Radialen führen.

Eine weitere Methode, um die Bildung von freien Radikalen in Schach zu halten, ist die Einnahme von Antioxidanzien, wie die Vitamine C und E, Selen und die Karotine, die dazu beitragen, das Gleichgewicht zwischen Antioxidanzien und freien Radikalen wiederherzustellen. Wir glauben, daß Melatonin bald auch auf dieser Liste stehen wird, weil neuere Forschungen erbracht haben, daß auch Melatonin ein wirkungsvolles Antioxidanz ist und freie Radikale zur Strecke bringt. Anläßlich der Dritten Stromboli-Konferenz über Krebs und Alterung stellte Dr. Russell Reiter eine provokative Abhandlung vor. Reiter untersuchte die Wirkung von Melatonin im Vergleich zu einem starken Krebsmittel, von dem man weiß, daß es der DNA schadet, weil es die Entstehung freier Radikale anregt. Er stellte fest, daß Melatonin das Krebsmittel neutralisieren und seine destruktiven Folgen zunichte machen konnte, was beweist, daß Melatonin tatsächlich Jagd auf freie Radikale macht.

Diese Untersuchung lieferte auch eine Erklärung, wie Melatonin in der Zelle wirken könnte. Melatonin ist lipidlöslich, was heißt, daß es die Zellwand – die äußere Schutzhülle der Zelle, die manche Stoffe durchläßt, doch andere abwehrt – leicht durchdringen kann. Melatonin scheint eine besondere Affinität zu dem Zellkern zu haben, dem Ort innerhalb der Zelle, wo die wertvolle DNA gespeichert wird. Reiter glaubt, die Hauptaufgabe Melatonins innerhalb des Zellkerns bestehe darin, die DNA zu schützen. Wir halten diese Erklärung für ebenso interessant wie einfallsreich und haben das Potential von Melatonin als Fänger der freien Radikale in unserem Labor geprüft. Einer unserer Kollegen konnte zeigen, daß die richtige Dosis Melatonin die Leberzellen einer Gewebekultur vor oxidativem Schaden schützen kann. Diese Untersuchung erbrachte, daß Melatonin als Antioxidans nicht mehr hergab als Vitamin E, ein weiteres starkes Antioxidans und Fänger freier Radikale. Wir sind zwar auch der Meinung, Melatonin könnte als Antioxidans wirken, doch glauben wir nicht, daß diese eine Aufgabe den anderen, weitaus wichtigeren Platz überschattet, den es im Körper einnimmt. Wenn Sie einen Schritt zurücktreten, und das größere Bild betrachten, spielt Melatonin eine weitaus größere Rolle als nur die eines weiteren Antioxidans.

Melatonin: Es hat alles mit Energie zu tun

Wir sind der Überzeugung, daß die Hauptaufgaben von Melatonin darin besteht, das Energiesystem des Körpers zu schützen, das so überaus wichtig für unser Überleben ist. Ein Körper, dem der Saft ausgeht, kann nicht auf Hochtouren laufen und wird mit der Zeit nachlassen und sich abnutzen. Zirbeldrüse und Melatonin arbeiten möglicherweise im Verbund, um das Energiesystem zu überwachen, das die Zellen nährt und den Körper bei guter Funktion erhält. Ohne die richtige Energiemenge geraten all unsere Körpersysteme aus dem Gleichgewicht.

Die Zirbeldrüse bestimmt die Herstellung eines TRH genannten Hormons, (Thyreotropin stimulierendes Hormon), das die Ausschüttung von TSH (Thyreoid-stimulierendes Hormon) anregt, welches, wie sein Name andeutet, die Produktion von Thyreoidhormonen auslöst. TSH regt die Schilddrüse dazu an, zwei Hormone auszuschütten: T_3 und T_4. Melatonin regelt die Umsetzung von T_4

zu T$_3$, eine weitaus energetischere Form des Hormons, und beeinflußt dadurch den Energiefluß aller Körperorgane und -drüsen, einschließlich den Energiefluß in der Zirbeldrüse selbst.

Wofür ist diese Energie gedacht? Wir brauchen Energie, um all unsere Körpersysteme am Laufen zu halten und um die Hitze hervorzubringen, die uns warm hält, aber wir brauchen auch Energie, um noch mehr Energie zu erzeugen. In den Zellen wird Energie von mikroskopischen Strukturen hervorgebracht, die Mitochondrien genannt werden. Mitochondrien produzieren ATP (Adenosintriphosphat), das buchstäblich der Treibstoff des Körpers ist. Wenn wir älter werden, altern auch unsere Mitochondrien. Sie verlieren ihre Form und Struktur, verhärten sich oder verkalken und sind nicht länger in der Lage, sich zu regenerieren oder neue Mitochondrien herzustellen. Wenn die Mitochrondien »ausbrennen«, bringen sie immer weniger ATP hervor, wodurch der Körper über weniger Antriebskraft verfügt. Deshalb kann ein junger Mensch eine Treppe hochrennen und dabei zwei Stufen auf einmal nehmen, während eine ältere Person vielleicht bei jeder zweiten Stufe eine Pause einlegen muß. Das ist nicht nur ein Kreislaufproblem. Ohne Energie sind wir einfach schneller müde.

Sauerstoff ist essentiell für die Herstellung von ATP und wird in diesem Prozeß verbrannt. Wenn die ATP-Herstellung seitens der Mitochondrien abnimmt, kommt es jedoch zu einem Sauerstoffüberschuß, der zur Bildung von freien Radikalen führen kann. Wie wir soeben gesehen haben, können freie Radikale das Gewebe und das Organsystem angreifen.

Das führt uns zu Melatonin zurück. Wie wir bereits erwähnten, wandelt Melatonin Thyreoidhormone in eine energievollere Form um, die den Zellen mehr Energie zuführt. Indem es den Mitochondrien mehr Energie liefert, um mehr ATP bereitstellen zu können, verhindert Melatonin demnach vielleicht die Bildung freier Radikale in allen Organen und Drüsen des Körpers und auch in der lebenswichtigen Zirbeldrüse.

Als Regler aller anderen Drüsen ist die Zirbeldrüse eine der aktivsten Drüsen im Körper, die ständig Energie erzeugt und verbraucht. Wenn die Zirbeldrüse weiterhin auf einem jugendlichen Niveau funktionieren soll, braucht sie ebenfalls Energie und muß ATP hervorbringen, um sie aufrechtzuerhalten. Verfügt die Zirbeldrüse über genügend ATP, kann sie ihre regelnde Aufgabe auf effektive Weise wahrnehmen.

Fängt die Zirbeldrüse einmal zu versagen an, wird das Energiesystem des Körpers langsam aus der Bahn geworfen. Die Zirbeldrüsenfunktion beginnt nachzulassen, wenn den Mitochondrien in den Zellen die Energie ausgeht und sie nicht länger genügend ATP herstellen können. Statt dessen bringen sie eine andere, Pyrophosphat genannte Verbindung hervor, die dem Körper wirklich schaden kann. Pyrophosphat geht eine Verbindung mit Kalzium ein, das in allen Zellen vorkommt, und bildet Kalziumsalz. Wenn die Zirbeldrüse älter wird, verkalkt sie und wird hart. Ist die Zirbeldrüse einmal verkalkt, geht die Herstellung von Melatonin zurück. Wenn der Melatoninspiegel fällt, ändern sich die Spiegel weiterer wichtiger Hormone wie das Thyreoidhormon, und das führt wiederum dazu, daß den Zellen anderer Körperorgane weniger Energie zur Verfügung steht. Ohne Energie hören die Mitochondrien in den Zellen der anderen Organe damit auf, genügend ATP bereitzustellen, und beginnen den chemischen Stoff zu produzieren, der eine Verkalkung fördert. Wenn sich zum Beispiel Kalk in den Blutgefäßen ablagert, kann es zur Arteriosklerose, einer Verhärtung der Arterien kommen, was die Blutzufuhr behindert und zu einem Herzinfarkt oder Schlaganfall führen kann. Kalkablagerungen sind auch in anderen Organen, wie im Gehirn und im Herzen, gefunden worden.

Wie wir gesehen haben, kann der Verkalkungsprozeß, der in der Zirbeldrüse beginnt, sich durch den gesamten Körper ausbreiten und die langsame Zerstörung jeder Zelle und jedes Organsystems verursachen. Einfach gesagt: Wenn die Zirbeldrüse ihre Arbeit nicht länger machen kann, führt das im gesamten Körper zum Versagen der Mitochondrien, dem Kraftwerk der Zellen, das für die Energiezufuhr zuständig ist. Wenn die Mitochondrien versagen, kommt es im gesamten Körper zu einer Kettenreaktion, die mit der Zeit den Zusammenbruch aller anderen Körpersysteme auslöst.

Viele Wissenschaftler auf dem Gebiet des Alterns glauben heute, das Zusammenbrechen der Mitochondrienfunktion sei die Hauptursache für die meisten Alterskrankheiten, darunter Alzheimersche und Parkinsonsche Erkrankung sowie Krebs. Wir meinen, daß wir älter werden, weil die Zirbeldrüse nachläßt, was wiederum zum Nachlassen der Mitochondrien führt. Wenn die Zirbeldrüse ihre Arbeit nicht länger bewältigen kann, gerät jede Zelle des Körpers bis hin zu den Mitochondrien durcheinander. Wenn die Zirbeldrüse aufgibt, beginnen wir zu altern, und wir werden krankheitsanfällig.

Die Zink-Melatonin-Verbindung

Wir haben aufgezeigt, auf welch verschiedene Arten Melatonin den Körper verjüngen kann, doch übt es seine belebende Wirkung vielleicht noch auf eine weitere Art auf einen anderen Körperteil aus.

Melatonin wird nicht nur von der Zirbeldrüse produziert. Hohe Melatoninkonzentrationen – höher sogar als die in der Zirbeldrüse – sind im Magen-Darm-Takt gefunden worden. Warum sind solch hohe Melatoninkonzentrationen im Magen-Darm-Trakt anzutreffen? Einmal mehr verweisen wir auf die Normalisierungsfunktion von Melatonin für den gesamten Körper. Im Zuge der Verdauung muß die Nahrung umgewandelt und vom Körper absorbiert werden. Während sie sich zersetzt, soll sie sich mit der richtigen Geschwindigkeit durch den Verdauungstrakt bewegen, damit die Nährstoffe vollständig aufgenommen werden können. Melatonin scheint eine beruhigende Wirkung auf den Verdauungstrakt zu haben, wodurch der Verdauungsprozeß verlangsamt wird, um unserem Körper genug Zeit zu geben, die wichtigen Vitamine, Mineral- und anderen Nährstoffe, die in der Nahrung enthalten sind, nutzen zu können. Wenn wir älter werden, geht uns die Fähigkeit verloren, Nährstoffe aus unserer Nahrung zu beziehen. Das kann natürlich zu Vitamin- und Mineralstoffmängeln führen, die den Körperfunktionen schaden. Ältere Menschen verfügen typischerweise über niedrige Spiegel vieler wichtiger Vitamine und Mineralstoffe. Weil die Einnahme von Melatonin zur besseren Aufnahme von Vitaminen und Mineralstoffen führt, kann es diese Schäden verhindern und dazu beitragen, ein weiteres Alterungssymptom rückgängig zu machen. Melatonin kann auch die Leber und die Eingeweide von der schädlichen karzinogenen (krebsverursachenden) Wirkung der freien Radikale in unserer Nahrung schützen.

Diese Argumentation wird belegt durch die Tatsache, daß Melatonin vor allem die Aufnahme eines essentiellen Mineralstoffs fördert. In diesem Buch werden wir immer wieder auf die Zink-Melatonin-Verbindung zurückkommen, auf Untersuchungsergebnisse, die bewiesen haben, daß Melatonin dazu beitragen kann, den Zinkspiegel im Blut zu normalisieren. Das ist vor allem für alte Menschen von Bedeutung.

Zink ist ein alten Menschen oft fehlender Mineralstoff, egal, wie sorgfältig oder gut sie sich ernähren. Zinkmangel wird mit einer Anzahl altersbedingter Beschwerden in Verbindung gebracht, beispielsweise mit Geschmacksverlust, Geruchsverlust und Prostataleiden bei Männern. Zink ist von wesentlicher Bedeutung für das Funktionieren des Immunsystems, das, wie wir erörtert haben, im Alter nachläßt. Es gibt Beweise dafür, daß Zinkzugaben das Immunsystem von Menschen über siebzig aufpeppen kann, was sich an einem Anstieg von T-Zellen zeigt, die gegen Entzündungen ankämpfen helfen. Wie wir im Kapitel über die Aufgabe von Melatonin bei der Steigerung der Immunität noch detaillierter diskutieren werden, haben Zink und Melatonin interessanterweise eine ähnliche Wirkung auf das Immunsystem. Ein niedriger Zinkspiegel könnte auch eine der Hauptursachen für Altersblindheit sein.

Das Vorhandensein von Melatonin im Darm scheint mit der Zinkaufnahme zusammenzuhängen, und vor allem scheint Melatonin an der Synthese von Molekülen beteiligt zu sein, die mit dem Zinktransport zwischen den Zellen zusammenhängen. Hier sehen wir Melatonin wieder agieren, um das normale, jugendliche Gleichgewicht eines bedrohten Körpers aufrechtzuerhalten.

Im ersten Teil sind wir auf die Verheißung von Melatonin als Verjüngungsmittel eingegangen, welches den verheerenden körperlichen und geistigen Verfall verhindern kann, der mit der Alterung assoziiert wird. Wir haben gesehen, wie Melatonin buchstäblich auf hunderte von Arten – subtile und offensichtliche – sämtliche Aktivitäten des Körpers ständig korrigiert, regelt und normalisiert. Es hält das Blut in unserem Herzen am Fließen, sorgt für normale Hormonspiegel, schützt uns vor Schaden durch freie Radikale, hält unser Fortpflanzungssystem in Schuß und unser Immunsystem »kampfbereit«. Ob wir nun jünger oder älter sind, Melatonin hilft uns, uns anzupassen und auf unsere innere und äußere Umwelt einzustellen.

Eine der größten Verheißungen von Melatonin ist seine Fähigkeit, uns frei von Krankheit zu halten. Um einen jungen Körper zu behalten, müssen wir gesund bleiben. Wir wenden uns nun Teil II zu und werden uns der Aufgabe von Melatonin als krankheitsbekämpfendes Hormon annehmen. Wie Sie sehen werden, scheint es eine wichtige Aufgabe zu spielen bei der Prävention und eventuell auch bei der Behandlung vieler verschiedener Krankheiten wie beispielsweise Krebs und Herzleiden. Zunächst werden wir uns jedoch im nächsten Kapitel mit den Grundlagen der Krankheitsbekämpfung des Körpers beschäftigen – mit dem Immunsystem –, und wir werden sehen, wie Melatonin dieses System wachsam und stark halten kann.

Teil II

Das Anti-Krankheitshormon der Natur

6.
Das Immunsystem: Leibwächter der Natur

Die Melatonin-Verheißung:

- Stärkt das Immunsystem
- Bekämpft Krankheiten
- Erhält jugendliche Gesundheit und Kraft

Wenn wir uns auf Melatonin als ein krankheitsbekämpfendes Hormon beziehen, sprechen wir nicht nur von einer neuen Behandlung oder Kur gegen ein spezifisches Leiden oder auch mehrere Leiden. Die Auswirkungen von Melatonin sind viel umfassender.

Wir sind der Überzeugung, die Alterung selbst sei eine Krankheit, die unsere Vitalität untergräbt und unser Leben verkürzt. Idealerweise schützen wir uns am besten gegen die verschiedenen Alterskrankheiten – gegen Krebs, Herzkrankheit und Diabetes –, indem wir die destruktiven Folgen des Alterns vermeiden und unseren Körper vehement verteidigen, noch bevor die Krankheit Fuß fassen kann. Wir glauben, die Einnahme von Melatonin könne uns dabei helfen. Wenn wir unseren Melatoninspiegel auf den Stand unserer Jugend zurückführen, dürften wir nicht nur wesentlich länger leben, sondern unser Körper dürfte darüber hinaus widerstandsfähiger und deshalb auch gesünder bleiben. Wir können stark bleiben und unsere Körperkraft nicht nur in der Jugend beibehalten, sondern unser ganzes Leben lang. Was uns anbelangt, ist eine Lebensverlängerung sinnlos, wenn wir diese zusätzlichen Jahre nicht in einem starken und kräftigen Körper zubringen können. Es müssen Jahrzehnte sein, die sich zu leben lohnen.

Wie wir in Teil I erklärten, kann Melatonin die Zirbeldrüsenfunktion beleben und trägt dadurch dazu bei, die Effizienz aller primären Organsysteme zu stärken und zu erhalten. Von größter Bedeutung ist dabei, daß es das Immunsystem aufbauen und dadurch unseren Widerstand gegen Entzündungen und Krebs stärken kann. Es kann ebenfalls dazu beitragen, unseren Cholesterinspiegel normal und unser Herz stark zu erhalten. Es könnte sich sogar bei der Behandlung von Leiden wie das Down-Syndrom, die häufigste Form angeborener geistiger Behinderung, der Alzheimerschen Krankheit und sogar von AIDS als nützlich erweisen.

Im nächsten Abschnitt werden Sie über viele medizinische Anwendungsmöglichkeiten von Melatonin informiert werden, die gegenwärtig von Wissenschaftlern auf der ganzen Welt untersucht werden. Wir geben Ihnen diese Informationen nicht, damit Sie sich selbst eine Diagnose stellen oder eine Behandlung ausdenken. Wenn Sie ein medizinisches Problem haben, sollten Sie sich in die Obhut eines Arztes begeben. Was Sie nun über Melatonin erfahren werden, sollte in Verbindung mit einer konventionellen Therapie angewandt werden.

Das Immunsystem

Das Immunsystem ist der Verteidigungsmechanismus unseres Körpers gegen Krankheit. Es besteht aus einem ausgeklügelten Netzwerk von Kampfzellen, die Viren, Bakterien, präkanzeröse und eigentliche Krebszellen wie auch weitere eindringende Organismen, die uns schaden können, aufspüren und zerstören. Das Immunsystem muß auch wissen, wann es nicht abwehren soll. Es muß zum Beispiel unser eigenes Körpergewebe erkennen können, um keinen Krieg gegen unsere eigenen Organe zu entfachen. Es muß uns auch erlauben, mit fremden Proteinen und anderen Stoffen angereicherte Nahrung zu verdauen und zu assimilieren. Wüßte das Immunsystem nicht, wann es seine Truppen zurückpfeifen muß, so würde unser Körper unsere Nahrung abstoßen, und wir würden verhungern.

Wenn wir älter werden, wird auch unser Immunsystem älter, schwächer und weniger wirksam. Wir bringen zwar dieselbe Anzahl krankheitsbekämpfender Zellen hervor, doch diese arbeiten nicht mehr so gut. Deshalb sind ältere Menschen anfälliger für jede Art von Krankheit. Ein Kind kann eine Erkältung schnell loswerden, doch was als Schnupfen beginnt und in einem Kind eine Erkältung bleiben wird, kann sich in einem seiner Großeltern zu einer schlimmen Lungenentzündung auswachsen. Je älter wir sind, desto größer ist die Wahrscheinlichkeit, eine Reihe von Krebsarten zu entwickeln.

Wenn wir altern, wird auch unser Immunsystem viel anfälliger für bestimmte Störungen, die Autoimmundefekte genannt werden. Treten sie auf, reagieren unsere Immunzellen mit Verwirrung und beginnen unser eigenes Körpergewebe anzugreifen. Genau das geschieht bei der rheumatischen Arthritis – ein häufiges Problem bei älteren Menschen.

Dieses schrittweise Zusammenbrechen unseres Immunsystems braucht nicht stattzufinden. Es geschieht, weil unsere Zirbeldrüse älter wird und die anderen Körpersysteme ebenfalls zum Altern bringt. Unsere Forschungsergebnisse lassen vermuten, daß wir durch eine Einnahme von Melatonin unser Immunsystem zu denselben Hochleistungen bringen können wie in unserer Jugend. Melatonin nützt, weil es unsere Altersuhr – unsere Zirbeldrüse – neu einstellt, damit sich unsere Hormone und die Systeme, die sie regeln, auf ein jugendlicheres, gesünderes Niveau einpendeln. Demnach ist das Immunsystem eines älteren Menschen, der Melatonin nimmt, ebenso stark wie ein viel jüngeres Immunsystem, und dieser Mensch wird garantiert länger gesund bleiben.

In diesem Abschnitt werden wir beschreiben, wie das Immunsystem funktioniert, wie es durch die von der Zirbeldrüse ausgeschüttete Menge Melatonin beeinflußt wird und wie durch die Einnahme von Melatonin die Alterung des Immunsystems hinausgezögert werden kann. Wir werden erklären, wie die Erhaltung der Kraft und Widerstandsfähigkeit der Zirbeldrüse und des Immunsystems dazu beiträgt, unseren Körper vor Krankheiten und ihren degenerativen Folgen zu schützen. Wir werden aufzeigen, daß der beste Weg, Krankheit zu bekämpfen, darin besteht, ihr vorzubeugen, und daß die Zirbeldrüse und Melatonin bei diesen Bemühungen eine wesentliche Rolle spielen können.

Wie wir in den vorigen Kapiteln dieses Buches bereits erwähnt haben, doch hier noch einmal wiederholen wollen, betrachten wir die Alterung als *die* Krankheit aller Krankheiten, und wir haben ebenfalls erkannt, daß die Folgen dieser Krankheit ihrerseits wiederum dazu führen, daß wir rapide älter werden. Um dies besser zu verstehen, überlegen Sie sich bitte folgendes: Ein 25jähriger AIDS-Patient hat eine Vielzahl ähnlicher Probleme wie ein Achtzigjähriger mit einem altersschwachen Immunsystem. Im Falle des 25jährigen hat die Krankheit das Immunsystem zerstört und in Wirklichkeit zu einer rapiden Alterung geführt. Beim Achtzigjährigen hat das Alter das Immunsystem geschwächt und zur Krankheit geführt, was den Körper wiederum dazu bringt, noch weiter zu verfallen. Wir glauben, daß wir einschreiten und diesen Alterungs-Krankheits-Alterungs-Zyklus durchbrechen können, indem wir die Zirbeldrüsenfunktion stärken und deren Melatoninausschüttung zusätzlich unterstützen. Indem wir also das Immunsystem und seine krankheitsbekämpfenden Eigenschaften unterstützen, wenden wir sowohl die Hauptursache als auch die Hauptfolge dessen ab, was wir als Alterung kennen.

Das Immunsystem verhält sich auf vielerlei Arten wie ein Spiegel des Alterungsprozesses. Als wichtigster Verteidiger unseres Körpers, muß es in der Lage sein, unsere eigenen Zellen von unerwünschten, fremden Zellen zu unterscheiden; es muß das »Selbst« vor dem »Nichtselbst« schützen. Doch wenn wir älter werden, wird unser Immunsystem »vergeßlich« und macht deshalb Fehler. Das kommt daher, daß dem Immunsystem im Alter gewisse Zellen verlorengehen, die für die Erinnerung zuständig und darauf programmiert sind, Freund von Feind zu unterscheiden. Sind diese Zellen nicht länger vorhanden, erinnert sich das Immunsystem nicht mehr daran, wer wir sind und was uns einmalig macht. Wenn das geschieht, kann es vorkommen, daß unser alterndes Immunsystem feindliche Zellen gedeihen läßt und wir uns deswegen einen bakteriellen oder viralen Infekt zuziehen, den wir in unserer Jugend leicht abgewehrt hätten. Es wirkt sich also verheerend aus, wenn unsere Immunzellen so verwirrt sind, daß sie unsere eigenen Gewebe und Organe anzugreifen beginnen und dadurch die Krankheiten verursachen, die sie eigentlich verhindern sollten. Es ist, als seien die »Augen« unseres Immunsystems getrübt und immer weniger fähig, gute von schlechten Zellen zu unterscheiden. Als Folge dieses systematischen Zusammenbruchs verlieren wir etwas vom Zusammenhalt unserer zellulären Identität, unsere »Selbstheit« nimmt ab. So bedeutet uns die Natur, daß wir bald Platz für stärkere und gesündere Wesen machen sollten.

Dieser Identitätsverlust und der spürbare körperliche Verfall, der damit einhergeht, führt weit über das Immunsystem hinaus und beinhaltet eine ebenso reale psychologische oder geistige Komponente. Wenn Sie an die »betagten« Menschen denken, die Sie kennen, wissen Sie sofort, was wir meinen. Wenn Menschen älter werden und ihr Körper nachzulassen beginnt, verlieren sie oft auch den Bezug zu sich selbst, was sich in Depressionen und einem Mangel an Interesse an den Dingen äußert, die ihnen früher wichtig waren; dadurch kapseln sie sich zunehmend von ihrer Umwelt ab. Sie ziehen sich aus dem Hauptstrom des Lebens zurück, werden in Einsamkeit alt und scheinen sichtlich dahinzuschwinden. Während wir zwar glauben, dieses Phänomen sei zum Teil der Art zu verdanken, wie gewisse Gesellschaften ihre Senioren behandeln, glauben wir doch auch, daß körperinnere Vorgänge das ihre dazu beitragen; degenerative Veränderungen im Körper und Gehirn arbeiten Hand in Hand, um den Identitätsverlust zu beschleunigen.

Melatonin trägt dazu bei, ihn zu vermeiden, und zwar sowohl auf körperlicher als auch auf psychischer Ebene. Wie wir in diesem Kapitel aufzeigen werden, kann Melatonin dazu beitragen, ein älteres Immunsystem mit mehr Kraft und Nachdruck funktionstüchtig zu halten. Wir glauben, daß die zunehmenden Jahre in einem gesunden, starken und »jungen« Körper nicht zu derselben Erfahrung führen werden wie die Alterung, von der man einmal annahm, sie sei der unvermeidbare und notwendige Zustand unseres Lebensabends. Diese konventionelle Denkweise muß jetzt revidiert werden. In dem Maße, wie Melatonin uns dabei unterstützt, im Alter unsere Gesundheit und Kraft zu erhalten, erlaubt es uns, eine starke Identität und eine stabiles Selbstgefühl zu bewahren.

Der Schlüssel zur Bewahrung der Identität ist die Aufrechterhaltung eines gut funktionierenden »intelligenten« Immunsystems, das zwischen guten und schlechten Zellen unterscheiden kann und schnell auf die Herausforderungen reagiert, mit denen es sich konfrontiert sieht. In diesem Kapitel werden wir uns darauf konzentrieren, wie das Immunsystem funktioniert und wie Melatonin es dazu bringen kann, noch besser zu funktionieren.

Das Immunsystem ist vielleicht das komplizierteste und am feinsten abgestimmte Körpersystem. Wir beginnen gerade erst seine großen Geheimnisse zu entdecken, doch steht die Wissenschaft noch immer vor vielen Rätseln. Viren wie HIV, das AIDS hervorruft, können sich in unseren Körper einschleichen und das gesamte Immunsystem auf eine Art und Weise unterwandern, die wir noch nicht ganz verstehen und die uns hilflos macht.

Das Immunsystem besteht aus vielen verschiedenen Teilen, die ihren unterschiedlichen Aufgaben nachgehen. Seine Hauptzellen sind die weißen Blutzellen – die Lymphozyten. T-Zellen sind eine besondere Art von Lymphozyten, die von der Thymusdrüse produziert werden. T-Zellen dienen der Bekämpfung von Krebs, sowie gewissen Bakterien- und Virenarten, außerdem Pilzinfektionen, wie beispielsweise Candida albicans. T-Zellen sind ebenfalls für die verzögerte Reaktion beim Auftreten von gewissen Bakterien auf der Haut verantwortlich. Die meisten unter Ihnen dürften den Hauttest zum Nachweis für Tuberkulose kennen. Der Arzt ritzt die Haut mit einer Nadel, die mit einer winzigen Menge des Tuberkulosebazillus behaftet ist. Wenn Sie dem Tuberkulosebakterium zu irgendeiner Zeit Ihres Lebens ausgesetzt waren, werden sich ein paar Tage später kleine Blasen auf der betroffenen Hautstelle bilden, die ein positives Resultat anzeigen. Diese Bläschen werden von aufgebrachten T-Zellen verursacht, die auf einen bekannten Übeltäter ansprechen, dem TB-Bazillus, und sofort zur Stelle sind, um uns vor weiterem Schaden zu bewahren. T-Zellen, die den Körper ebenfalls gegen fremde Proteine schützen, sind auch für die Abstoßung transplantierter Organe zuständig. Wenn einem Menschen ein neues Organ eingepflanzt wird, müssen ihm Medikamente gegeben werden, damit sein Körper das verpflanzte Organ, das als fremder Eindringling empfunden wird, nicht abstößt.

Eine Armee gut funktionierender T-Zellen ist wesentlich für unser Überleben. Wenn wir älter werden, büßen unsere T-Zellen an Wirkung ein, weshalb wir krankheitsanfälliger werden. Der Verlust zweier Sorten T-Zellen ist unter anderem für AIDS verantwortlich. Es handelt sich einerseits um den T-Zellentyp, der Zellen gegen die

Invasion von Viren und Bakterien schützt, und andererseits um einen T-Zellentyp der durch den Blutkreislauf zirkuliert und nach möglichen Störenfrieden Ausschau hält und dem Immunsystem als Streifenpolizist dient. Wie wir im Abschnitt über AIDS noch näher erörtern werden, bestehen die Folgen dieser Krankheit in einem ganz realen Sinne darin, ihre Opfer vorzeitig »altern« zu lassen.

Andere Lymphozyten, die B-Lymphozyten oder B-Zellen, produzieren Antikörper oder Immunoglobine genannte Proteine. Wenn ein fremder Stoff oder ein Antigen in den Körper eindringt, reagieren die B-Zellen schnell und stellen Antikörper her, die sich an die Eindringlinge heften. Wenn das die Entzündung nicht stoppt, werden sich andere Immunzellen dem Angriff anschließen. Der Körper kann Tausende von unterschiedlichen Antikörpern herstellen, wobei jedes einzelne dazu dient, ein spezifisches Antigen aufzuspüren und zu zerstören.

Antikörper haben ein ausgezeichnetes Gedächtnis, weshalb wir in manchen Fällen eine Immunität gegen Krankheiten entwickeln, die wir bereits durchgemacht haben. Ein bekanntes Beispiel dafür sind die Windpocken. Die meisten Menschen bekommen nur einmal in ihrem Leben Windpocken, und wenn sie dem Windpockenvirus später wieder begegnen, sind sie im allgemeinen immun gegen ihn. Das kommt daher, daß die Antikörper, die als Reaktion auf den ersten Kontakt mit dem Virus hergestellt wurden, im Blut erhalten bleiben und ständig nach einer Rückkehr des Windpockenantigens Ausschau halten. Wenn dieser Fall tatsächlich eintritt, schlagen die Antikörper sofort zu. Wir brauchen nicht die ausgewachsenen Krankheitssymptome zu entwickeln, um immun gegen einen Virus zu werden. Wenn Sie gegen eine bestimmte Krankheit geimpft worden sind, wie zum Beispiel gegen Masern, reagieren die B-Zellen, indem sie spezifische Antikörper gegen den Masernvirus entwickeln. Wenn dieser später in einem aktivem Zustand mit dem Körper in Berührung kommt, werden die bereits gebildeten Antikörper ihn angreifen und mit Hilfe weiterer Zellen zerstören.

Eine der wichtigsten Funktionen des Immunsystems besteht neben der entzündungshemmenden Wirkung darin, nach Anzeichen von Krebszellen Ausschau zu halten und diese zu zerstören, ehe sie Schaden anrichten können. Im Jahre 1970 prägte der Krebsforscher

F. M. Burnet den Begriff der »Immunüberwachung«, um zu beschreiben, wie das Immunsystem den Körper streng nach möglichen Krebszellen absucht und diese schnell beseitigt, sollte es welche finden. Dieser Prozeß findet in unserem Körper ständig statt, und viele Forscher glauben, Krebs sei eine Krankheit, die einer unzureichenden Immunüberwachung zuzuschreiben ist. Viele medizinischen Forscher sind der Meinung, der beste Weg, Krebs zu vermeiden, bestehe in der Stärkung unseres Immunsystems, worauf wir in unserem Kapitel über Krebs noch eingehen werden.

Es gibt andere Immunzellenarten, die ebenfalls eine wichtige Rolle für unser Wohlbefinden spielen; unter anderem auch die Makrophagen – große Zellen, die das Fremdmaterial in unserem Körper verzehren. Manche Makrophagen sind in der Lunge zu Hause, wo sie den eingeatmeten Staub beseitigen, während andere sich im Knochenmark, dem Bindegewebe und der Innenhäute wichtiger Organe aufhalten. Wenn ein Körperteil sich entzündet, werden Makrophagen im Blutstrom freigesetzt, durch den sie zum Entzündungsherd reisen, um ihre Arbeit zu leisten.

Wie wir bereits erwähnt haben, erfahren wir im Alter von siebzig bis achtzig Jahren üblicherweise einen dramatischen Abstieg unserer Immunfunktion. Wir verfügen zwar über dieselbe Menge T-Zellen wie zu unserer Jugendzeit, aber sie sind nicht mehr genauso wirksam. In diesem Alter sind nur die Hälfte unserer alternden T-Zellen weiterhin in der Lage, auf ein Antigen zu reagieren, wobei diese Zahl bei manchen Menschen lediglich bei 20 Prozent liegt. Warum? Dieser Verfall findet statt, weil die Gedächtniszellen des Immunsystems die möglichen Störenfriede nicht mehr erkennen, deshalb nicht mehr so schnell reagieren und keine Antikörperarmee aussenden, um sie zu entwaffnen. Folglich werden wir öfter krank.

Manche T-Zellen sind als Helferzellen bekannt, weil sie, wie ihr Name andeutet, den Kampf gegen Infekte aufnehmen helfen. Wieder andere heißen Suppressorzellen und können einen Angriff des Immunsystems unterdrücken. Zum Beispiel halten Suppressorzellen Helferzellen davon ab, körpereigenes Gewebe zu zerstören, wobei eine Unterfunktion dieser Zellen zu autoimmunen Krankheiten führen kann. Aus noch nicht erforschten Gründen hören die Suppressoren vieler alter Menschen auf zu funktionieren. Das kann wiederum das Ausbrechen allerlei autoimmuner Defekte auslösen, unter anderem rheumatische Arthritis, Sjögrenssyndrom (trockener Mund und trockene Augen) und Schilddrüsenleiden. Manche Forscher sind der Meinung, dies hänge weniger mit dem Immunsystem zusammen, als mit der im Alter leicht veränderten Art, wie Proteine von unserem Körper hergestellt werden. Die dabei entstehenden neuen Proteine sind zwar den alten ähnlich, aber den Antikörpern erscheinen sie eigenartig und fremd, weshalb sie sie prompt angreifen.

Unser Immunsystem reagiert auch auf Umwelteinflüsse. Eine schlechte Ernährung und Viren wie bei einer Grippe oder HIV können ihm derart zusetzen, daß es Mühe hat, gegen die Krankheit anzukämpfen. In manchen Gegenden der Welt kann Unterernährung ein Grund für viele Entzündungskrankheiten sein. Wir wissen auch, daß Mängel an essentiellen Vitaminen und Mineralien Krankheiten auslösen können. Ein Mangel von Vitamin C kann zum Beispiel zu einer Abnahme von T-Zellen führen, die, wie wir gesehen haben, die krankheitsbekämpfenden Zellen des Immunsystems sind. Die Art der Nahrung, die wir zu uns nehmen, kann ebenfalls einen Einfluß auf das Immunsystem haben.

Tierversuche haben beispielsweise erbracht, daß eine Ernährungsweise mit hohen Fettanteilen die Immunreaktion ernsthaft schwächen kann, weil sie die T-Zellenfunktion beeinträchtigt. Es erstaunt uns nicht, daß einige Studien eine Ernährung mit hohem Fettgehalt mit einer höheren Wahrscheinlichkeit für das Auftreten gewisser Krebsarten in Verbindung brachten.

Dieser kleine Überblick dient uns zur Veranschaulichung der entscheidenden Rolle des Immunsystems bei der Abwehr von Krankheiten. Das Immunsystem ist in unserer Jugend so wirksam, weil es seine Feinde an vielen Fronten gleichzeitig angreift, indem es eine Armee von T-Zellen, B-Zellen, Überwachungszellen, Antikörpern und anderern »Kriegern« losschickt, um die Festung gegen die Eindringlinge zu verteidigen. Wie schützen wir aber dieses lebenswichtige System vor dem Altern? Die Antwort ist Melatonin.

Unsere Untersuchungen, die von anderen bestätigt worden sind, haben erbracht, daß Melatonin von verschiedenen Seiten her eine signifikant positive Wirkung auf die Immunfunktion hat. Im nächsten Abschnitt werden wir erklären, wie Melatonin zu einer optimalen Immunfunktion beitragen kann.

Melatonin stellt die Thymusdrüsenfunktion wieder her

Warum verlieren wir unsere Fähigkeit, gegen Krankheit anzukämpfen, wenn wir älter werden? Wir glauben, daß dies unter anderem am alterungsbedingten Verlust unserer Thymusdrüse liegt, jener kleinen Drüse, die sich hinter dem Brustbein befindet, wo die mächtigen T-Zellen gelagert und überwacht werden. Die Thymusdrüse wiegt bei unserer Geburt etwa 15 Gramm und wird bis zur Pubertät doppelt so groß. Danach beginnt sie zu schrumpfen und wird allmählich durch Fettgewebe ersetzt. Wenn dies eintritt, verlieren unsere T-Zellen langsam ihre Kampfkraft. Wie in den vorhergehenden Kapiteln erläutert, konnte die Zugabe von Melatonin im abendlichen Trinkwasser älterer Mäuse deren Lebenserwartung wesentlich verlängern und ihre Immunreaktion verbessern. Hier sind die Befunde:

- Melatonin erhöht das Gewicht der Thymusdrüse
- Melatonin steigerte die Tätigkeit der Thymusdrüsenzellen, was darauf schließen ließ, daß sie mehr aktive T-Zellen-Lymphozyten produzierten.
- Melatonin stellte die Hautempfindlichkeit auf bekannte Allergene wieder her, ein Zeichen dafür, daß das »Gedächtnis« der T-Zellen wiederbelebt war. Mit anderen Worten, die Zellen waren besser in der Lage, mögliche Feinde zu erkennen und zu deren Abwehr aktiv zu werden.

Darüber hinaus war der Einfluß der Zirbeldrüse auf die Thymusdrüse bei einem späteren Versuch, als wir die Zirbeldrüse junger Mäuse, die viel Melatonin produzieren, auf den Körper alter Mäuse verpflanzten und umgekehrt, die wenig Melatonin ausschüttende Zirbeldrüse alter Mäuse auf junger Mäuse, noch viel dramatischer. Die Thymusdrüsen der alten Mäuse, die eine junge Zirbeldrüse erhalten hatten, erholten sich, während die Thymusdrüsen der jungen Mäuse, denen eine alte Zirbeldrüse eingesetzt worden war, schrumpften. Ihre Alterung wurde beschleunigt!

Melatonin stärkt die Antikörperreaktion

Wie wir bei der Übersicht über das Immunsystem erörtert haben, ist dieses mit zunehmendem Alter immer weniger in der Lage, Antikörper herzustellen. Unsere Forschung hat erbracht, daß die Einnahme von Melatonin diesen Abwärtstrend rückgängig machen kann.

Bei einem Versuch testeten wir, wie ein Melatoninverlust die Fähigkeit des Körpers beeinträchtigte, diese krankheitsbekämpfenden Antikörper herzustellen. Wir verabreichten Mäusen Mittel, die die nächtliche Melatoninausschüttung ihrer Zirbeldrüse unterbanden, und stellten fest, daß das Sinken des Melatoninspiegels zu einer starken Unterdrückung des Immunsystems und einer merklichen Abnahme der Fähigkeiten dieser Mäuse führte, Antikörper herzustellen. Wenn wir ihnen jedoch Melatonin gaben, um ihre normalen nächtlichen Höchstspiegel wiederherzustellen, kam auch ihr Immunsystem wieder ins Lot.

Bei einem anderen Experiment untersuchten wir, ob Melatonin die Fähigkeit des Immunsystems verbessern konnte, Antikörper gegen einen fremden Eindringling herzustellen. Bei diesem Versuch erhielten zwei Mäusegruppen Spritzen eines fremden Proteins, nämlich rote Blutkörperchen von Schafen. Die Dosis war gerade hoch genug, um die Mäuse zu immunisieren, das heißt, um die Herstellung von Antikörpern gegen das Protein auszulösen, ohne sie krank zu machen. Wenn einmal Antikörper gegen ein Protein hergestellt worden sind, speichert der Körper das Wissen, wie dieser Eindringling anzugreifen ist, in seinem Gedächtnis für das nächste Mal. Einer Mäusegruppe wurde sieben Tage nach der Immunisierung Melatonin verabreicht, die andere erhielt kein Melatonin. Mehrere Wochen später gaben wir beiden Gruppen eine weitere Spritze Schafblutzellen. Wie zu erwarten, zeigten die Mäuse, die zusätzliches Melatonin erhalten hatten, eine weitaus stärkere Immunreaktion gegen das fremde Protein als die unbehandelten, womit bewiesen war, daß Melatonin ihre Antikörperreaktion gesteigert hatte.

Aus dem Versuch ging hervor, daß Melatonin die Antikörperreaktion gegen ein spezifisches Antigen verbessern konnte. Das ist aus verschiedenen Gründen wichtig. Erstens: Falls Melatonin die Reaktion auf die Immunisierung verstärken kann, bestehen gute Gründe, es routinemäßig zusammen mit Standardimpfungen zu verabreichen. Gewiß bedarf es dazu weiterer Forschungen. Zweitens: Der Verlust der Antikörperreaktion im Alter ist ein großes, wenn nicht sogar das größte Problem, weil die Unfähigkeit, uns vehement gegen einen Eindringling zu wehren, uns schwächt und dadurch für eine Fülle gesundheitlicher Mängel empfänglich macht. Wenn es uns gelingt, die abnehmende Wirksamkeit unserer Immunreaktion rückgängig zu machen, oder wir deren Zerfall überhaupt verhindern können, werden wir weniger stark altern. Indem es unsere Antikörper stärkt, kann Melatonin also eine wichtige Ursache und eine wichtige Folge des Alterns abwehren.

Melatonin hilft bei der Virenbekämpfung

Filme wie *Outbreak* und Bücher wie *The Hot Zone* betonen unsere Faszination in bezug auf Viren, jene mikroskopisch kleinen Krankheitserreger, die uns das Fürchten lehren, weil sie in unserem Körper derart großen Schaden anrichten können. Im Gegensatz zu Bakterien können sich Viren nur dann vermehren, wenn sie in Kontakt mit einer anderen lebendigen Zelle treten. Wenn sie einer solchen Zelle begegnen, heften sie sich an sie und übernehmen buchstäblich deren Funktion. Wenn das geschieht, beginnt die Zelle den Virus zu reproduzieren, und dieser Prozeß wiederholt sich. In den meisten Fällen ist ein Virus kein ebenbürtiger Gegner für unsere T-Zellen und wird mit der Zeit abgetötet. Manche Viren sind jedoch schwerer zu zerstören als andere, und gewisse Viren, wie das HIV, setzen das Immunsystem außer Kraft, noch bevor das Immunsystem sie zerstören kann. Im Gegensatz zu Bakterien, die von Antibiotika bekämpft werden können, sind Medikamente im großen und ganzen gegen Viren unwirksam. Wenn jedoch festgestellt wird, daß ein Virus Ursache für eine bestimmte Krankheit ist, kann es isoliert und zu einer Impfung aufbereitet werden, als niedrige Dosis oder abgeschwächte Form des Virus, die genau stark genug ist, um die Herstellung von Antikörpern anzuregen. Auf diese Weise kann der Körper eine Immunität entwickeln, ohne sich tatsächlich mit dem Virus anstecken zu müssen.

Es ist der Wissenschaft gelegentlich gelungen, Impfstoffe herzustellen, die uns vor Viren schützen, doch in einer Welt voll von Tausenden alten, neuen oder mutierenden Viren stellen Impfungen nur eine partielle Lösung dar. Deshalb ist jeder Stoff, der unser Immunsystem dabei unterstützt, einen gefährlichen Virus abzuwehren, von großem Wert, und Melatonin ist ein solcher Stoff.

Bei einer Untersuchung injizierten wir Mäusen den Encephalomyocarditisvirus, einen tödlichen Virus, der eine Entzündung der Herzinnenwand verursacht. Dann verabreichten wir den infizierten Mäusen Melatonin. Es stellte sich heraus, daß Melatonin die mit dem Virus normalerweise verbundene Sterblichkeitsrate verringerte und auch die potentiell gefährliche entzündliche Reaktion am Herzen unterdrückte. Ausgehend von dieser und anderen Untersuchungen sind wir zu dem Schluß gekommen, daß Melatonin manche Viren bändigt, ehe sie Schaden anrichten können.

Die Schilddrüse und Immunität

Die Schilddrüse befindet sich an der Basis der Halses und oberhalb der Thymusdrüse. Sie produziert Hormone, die die Herstellung von T-Zellen fördern, und ist deshalb wichtig für die Erhaltung eines starken Immunsystems. Menschen mit einer niedrigen Schilddrüsenfunktion sind anfälliger für Entzündungen. Unsere Forschungen haben erbracht, daß sowohl die Zugabe von Melatonin im Trinkwasser alternder Mäuse als auch die Verpflanzung der Zirbeldrüse einer jüngeren Maus auf eine alte die Schilddrüsenfunktion beleben kann. Da eine Verbesserung der Schilddrüsenfunktion insgesamt eine positive Wirkung auf die Immunität hat, fungiert auch auf diese Weise Melatonin als Stütze des Immunsystems.

Melatonin blockt den Schaden ab, der dem Immunsystem durch Streß zugefügt wird.

Streß kann eine verheerende Wirkung auf das Immunsystem haben. Menschen, die körperlich oder geistig unter Druck stehen, sind krankheitsanfälliger und fallen leichter einem viralen oder bakteriellen Infekt zum Opfer, den sie unter günstigeren Umständen abschütteln könnten. Es gibt heutzutage zahlreiche Dokumentationen über Ehepartner, die ihren an Alzheimerscher Krankheit erkrankten

Partner pflegen und deren Immunsystem eine Unterfunktion aufweist. Man geht davon aus, daß der Streß, sich dauerhaft um einen chronisch kranken Angehörigen zu kümmern, für diese Unterfunktion verantwortlich ist. Andere Untersuchungen haben ergeben, daß die Abwehrreaktion der T-Zellen von Astronauten, die von einer Raumfahrt zurückkehren, während der ersten vier Tage nach ihrer Rückkehr auf die Erde sehr eingeschränkt ist. Die Raumfahrt ist ein riskantes Geschäft, und der Streß dieses Unternehmens fordert deutlich seinen Tribut vom Immunsystem des Astronauten.

Streßgeladene Situationen regen die Nebennieren oberhalb der Nieren zur Herstellung von Corticosteroiden an. Corticosteroide sind wichtig, weil sie den Blutzuckerspiegel anheben, was uns den Energieschub gibt, den wir zur Streßbewältigung brauchen. Wenn Sie eine Straße überqueren und ein Auto auf sich zurasen sehen, spüren Sie einen Angstschub, doch gleichzeitig fühlen Sie sich sprungbereit. Ihre Gedanken rasen, Ihr Herz beginnt zu hämmern, und ein plötzlicher Ausbruch an Corticosteroiden, Adrenalin und anderen Streßhormonen hilft Ihnen, Ihre Beine schneller zu bewegen, um sich vor der Gefahr zu retten. Wird Ihr Körper nun nicht von einem hereinfahrenden Auto, sondern von einer viralen oder bakteriellen Entzündung bedroht, so ist das für Ihren Körper ebenso streßreich, weshalb er mehr Corticosteroide ausschütten wird. Wie zu erwarten, weisen AIDS-Patienten oft einen extrem hohen Corticosteroidspiegel auf. Corticosteroide haben aber auch ihre unangenehmen Seiten, vor allem, wenn der Körper ständig große Mengen davon herstellt. Diese Hormone können die Immunreaktion dämpfen, indem sie die Herstellung von krankheitsbekämpfenden Antikörpern und T-Zellen behindern und die Immunzellen davon abhalten, das entzündliche Gewebe zu erreichen, wo sie gebraucht werden. Mit der Zeit kann Streß auch dem Muskel- und Bindegewebe, Teilen des Gehirns – vor allem den für das Gedächtnis zuständigen – und anderen Körperorganen erheblichen Schaden zufügen. Ist man auf Grund von Streß chronisch Corticosteroiden ausgesetzt, so kann dies sogar ein auslösender Faktor für Autoimmunkrankheiten sein.

Es gibt ein Gegenmittel, um den Schaden zu beheben, der durch Corticosteroide angerichtet wird, und das heißt Melatonin. Unsere Versuche haben gezeigt, daß gestreßte Mäuse, denen aber auch

Melatonin verabreicht wird, die Folgen einer Überproduktion von Corticosteroiden auffangen können. Ihre Thymusdrüse schrumpft und »altert« nicht, und sie weisen weiterhin normale Spiegel krankheitsbekämpfender T-Zellen auf. Demnach kann die Zugabe von Melatonin einigen der schlimmsten gesundheitlichen Folgen von Streß entgegenwirken (Weitere Informationen über Streß und Melatonin siehe Kapitel 11.)

Die Zinkverbindung

Wenn die Nachkriegsgeneration zu altern beginnt, sehen wir voraus, daß dem Mineralstoff Zink im allgemeinen und seinem Zusammenwirken mit Melatonin im besonderen mehr Beachtung geschenkt werden wird. Zink spielt eine wichtige Rolle für das Immunsystem, wobei Untersuchungen aufgezeigt haben, daß es gerade älteren Menschen an diesem Stoff fehlt. In manchen Fällen rührt es womöglich daher, daß sie mit der Nahrung nicht genügend Zink aufnehmen, doch es liegt höchstwahrscheinlich ebenso oft daran, daß ihr Körper das Zink, das in ausreichenden Mengen vorhanden ist, nicht richtig absorbiert. Eine zinkarme Nahrung kann die T-Zellenfunktion älterer Tiere beeinträchtigen und zu einem niedrigen Schilddrüsenhormonspiegel führen, was dem Immunsystem erheblich schaden kann.

Forschungen haben erbracht, daß die Einnahme von Zink ähnlich positive Auswirkungen auf das Immunsystem haben kann wie Melatonin – beispielsweise eine Verjüngung der Schilddrüsenfunktion und eine allgemeine Verbesserung der Immunreaktion.

Wir untersuchen gegenwärtig die Möglichkeit einer Melatonin-Zink-Verbindung im Körper, bei der Melatonin wesentlich für den Transport und die Aufnahme von Zink wäre. Wir haben guten Grund, eine solche Verbindung anzunehmen. Unsere Forschungen sowie die unserer Kollegen in Ancona konnten zeigen, daß die Einnahme von Melatonin oder die Verpflanzung der Zirbeldrüse einer jungen auf eine alte Maus einen niedrigen Zinkplasmaspiegel wieder zu normalen Werten zurückführen kann.

Der mit zunehmendem Alter stattfindende Zerfall des Zinkblutspiegels wird für den Verlust vieler Funktionen verantwortlich gemacht, die mit der Alterung zusammenhängen. Wenn Sie unter einem Zinkmangel leiden, verlieren Sie zum Beispiel Ihren Geschmackssinn, was bei älteren Menschen häufig vorkommt. Die männliche Geschlechtsfunktion wird ebenfalls mit Zink in Verbindung gebracht. Auch sie kann mit zunehmendem Alter in Mitleidenschaft gezogen werden. In der männlichen Prostata ist mehr Zink zu finden als in irgendeinem anderen männlichen Körperteil. Wenn die Einnahme von Melatonin den Zinkspiegel im Alter normalisieren kann, lassen sich viele altersbedingte Leiden, wie eine angeschlagene Immunfunktion und ein Anschwellen der Prostata abwehren.

Schlaf und Immunität

Haben Sie je bemerkt, daß Sie, wenn Sie zu wenig geschlafen haben, viel anfälliger für Schnupfen sind? Mehrere Untersuchungen haben einen Bezug zwischen Schlafmangel und einer Schwächung der Immunfunktion festgestellt. Am San Diego Veterans Affairs Medical Center wurden zum Beispiel 23 gesunde Männer im Alter von 22 bis 61 Jahren vier Nächte lang in einem Schlaflaboratorium beobachtet. In der dritten Nacht verwehrte man ihnen zwischen drei und sieben Uhr morgens den Schlaf, was sie etwa um die Hälfte ihrer Nachtruhe brachte. Am Morgen nach dem Schlafentzug zeigten 18 der 23 Männer eine merkliche Abnahme der Aktivität bestimmter T-Zellen, die virale Infekte bekämpfen. Zum Glück war der Aktivitätspegel dieser T-Zellen nach einer guten Nachtruhe wiederhergestellt. Die Forscher konnten nicht mit Sicherheit sagen, ob die Abnahme natürlicher Killerzellen zu einer vermehrten Empfänglichkeit für Virusinfekte führen würde, aber es schien ihnen sehr wahrscheinlich.

Sie konnten sich nicht erklären, warum ein Schlafmangel eine solch unmittelbar feststellbare Wirkung auf die Immunfunktion haben sollte. Da der Melatoninblutspiegel während der Nacht seinen Höchststand erreicht, scheint es uns offensichtlich, daß Schlafmangel zu einem Abnehmen oder einer Veränderung der Melatoninzufuhr führt, was wiederum zu einer verminderten Immunfunktion führen könnte.

In diesem Kapitel haben wir gezeigt, wie Melatonin, indem es das Immunsystem aufbaut, dazu beitragen kann, eine Reihe altersbedingter Krankheiten zu vermeiden. Das ist in unseren Augen sogar der wichtigste Beitrag, den Melatonin als krankheitsbekämpfendes Hormon leistet. Die Abwärtsspirale körperlichen Zerfalls im Alterungsprozeß ist die Hauptursache für alle anderen Leiden, die uns in späteren Jahren befallen. Indem wir den Körper durch Melatonin jung halten, werden wir den traurigen, von körperlicher Degeneration und Behinderung begleiteten Zerfall zu vermeiden wissen. Mit Melatonin sollte wir in der Lage sein, uns gegen die Leiden des Alters zu wappnen, und brauchen unseren Lebensabend nicht in einem zunehmend kranken und gebrechlichen Körper zu verbringen. Melatonin ist ein verjüngendes Hormon, das unser Leben um Jahre verlängern wird, doch noch viel aufregender ist, daß es verspricht, uns diese Jahre bei guter Gesundheit verbringen zu lassen.

In den nächsten Kapiteln werden wir die Arbeit von Forschern auf der ganzen Welt beschreiben, die verschiedene Wege beschreiten, um die krankheitsbekämpfenden Eigenschaften des Melatonin auf dessen Potential zur Behandlung solch häufiger Leiden wie Krebs und Herzkrankheit zu untersuchen. Wir werden ebenfalls aufzeigen, wie Melatonin sich als nützliche Therapie bei einer großen Anzahl Krankheiten erweisen könnte, unter anderem bei Alzheimerscher Krankheit, AIDS, Augenleiden, Diabetes, Down-Syndrom und anderen Beschwerden.

Melatonin für ein starkes Immunsystem

Durch die Einnahme von Melatonin können wir unser Immunsystem, das normalerweise mit dem Alter nachläßt, aufbauen. Unsere Verjüngungstherapie funktioniert hauptsächlich deshalb, weil zusätzliches Melatonin das Immunsystem auf seinen jugendlichen Spiegel zurückführen kann. Da unser Melatoninspiegel mit vierzig abzunehmen beginnt, müssen wir unseren normalen Melatoninbedarf aufstocken und dadurch dazu beitragen, unsere Immunfunktion auf ihren jugendlichen Stand zurückzuführen. Wie wir in diesem Buch immer wieder betont haben, glauben wir, daß der beste Weg, gegen Krankheit anzukämpfen, in der Prävention besteht und daß ein starkes Immunsystem unsere beste Verteidigung darstellt. Die für Sie angemessene Melatonindosis hängt von Ihrem Alter ab. Die entsprechenden Einzelheiten und Anweisungen finden Sie in Kapitel 14.

7.
Melatonin schützt gegen Krebs und wirkt als Krebsmittel

Die Melatonin-Verheißung:

- Stärkt die Fähigkeit des Körpers, Krebszellen aufzuspüren und zu zerstören.
- Hilft als Schutz gegen Brust- und Prostatakrebs.
- Hilft dem Körper, sich gegen krebsfördernde Stoffe zu verteidigen.
- Verhindert Zellschäden durch freie Radikale.

In den letzten zehn Jahren hat man potentiellen Anti-Krebsmitteln viel Aufmerksamkeit gewidmet. Betakarotine, Vitamin C, Haifischknorpel, Knoblauch und Dehydroeiandrosterone (DHEA) wurden als Waffen des Tages im Krieg gegen Krebs gerühmt. Ironischerweise ist bis heute wenig über Melatonin gesagt worden.

Wie wir in diesem Kapitel aufzeigen werden, wirkt Melatonin Krebs auf vielerlei Arten entgegen. Wir werden wichtige Untersuchungen erörtern, die nachweisen, daß Melatonin sowohl zur Behandlung von Krebs als auch zur Verbesserung der Lebensqualität von Krebspatienten beiträgt.

Trotz des unbestreitbaren Nutzens von Melatonin als Begleitmaßnahme bei der Behandlung von Krebs glauben wir, sein größter Wert als wirksames krankheitsbekämpfendes Mittel liege in seiner Fähigkeit, das Auftreten von Krankheiten wie Krebs zu verhindern. Deshalb haben wir viel Zeit aufgewandt, die Bedeutung des Immunsystems und der Zirbeldrüse zu erklären und die Rolle von Melatonin bei deren reibungslosen Funktionieren zu verdeutlichen. Wenn wir älter werden, läßt die Zirbeldrüse nach, und der Melatoninspiegel nimmt ab, unser Immunsystem versagt, und wir werden schwächer und krankheitsanfälliger. Nirgends ist dies offensichtlicher als bei Krebs. Es ist kein Zufall, daß die Wahrscheinlichkeit, Krebs zu entwickeln, mit zunehmendem Alter exponentiell zunimmt. Je länger wir leben, desto wahrscheinlich ist es, daß wir Krebs entwickeln werden. Krebs ist auf einen Zusammenbruch unserer Immunfunktion zurückzuführen. Wenn wir unser Immunsystem stark und widerstandsfähig halten, können wir krebsfrei bleiben. Wir können einen Anfang machen, indem wir durch Einnahme von Melatonin die jugendliche Funktion unserer Zirbeldrüse wiederherstellen.

Die krebsbekämpfenden Eigenschaften von Melatonin wurden erstmals vor beinahe fünf Jahrzehnten entdeckt, als ein australischer Krebsspezialist namens K. W. Starr berichtete, er habe Melatonin erfolgreich bei der Behandlung von Sarkomen, einer Art von Tumoren, die sich im Knochen, in den Muskeln oder im Bindegewebe ausbreiten, angewandt. Starr veröffentlichte seine Resultate nicht in den bekannten Fachzeitschriften seiner Zeit. William Regelson wurde trotzdem auf seine Arbeit aufmerksam und berücksichtigte sie bei seinen eigenen Forschungen, doch die Fachwelt beachtete sie nicht weiter. Soviel wir wissen, ist bis vor kurzem niemand anderer Starrs Untersuchungen nachgegangen. Als er aus der Szene verschwand, wurden auch seine Arbeiten vergessen.

Nun, fünfzig Jahre später, wird Melatonin von Onkologen wiederentdeckt, die sein Potential als Anti-Krebsmittel untersuchen. Im Westen hat Krebs seuchenartige Ausmaße angenommen. Schätzungen gehen davon aus, daß jeder dritte Amerikaner irgendwann in seinem Leben Krebs entwickeln wird. Bis zum nächsten Jahrhundert dürfte jeder zweite Amerikaner betroffen sein. Manche Krebsarten kommen aus unbekannten Gründen besonders häufig vor, wie beispielsweise Brustkrebs. Das ist keine Überraschung. Nach Angaben der American Cancer Society entwickelt jede achte Frau irgendwann Brustkrebs. Mehr als sechzigtausend Frauen in den USA sterben jedes Jahr an Brustkrebs. Erschütternd ist auch die Tatsache, daß Brustkrebs nicht die häufigste Todesursache von Frauen ist, sondern Lungenkrebs, was zu einem großen Teil auf das Rauchen zurückzuführen ist.

Das soll nicht heißen, daß Männer von Krebs verschont bleiben. Von den über Fünfzigjährigen erkrankt jede elfte an Prostatakrebs, und mehr als dreißigtausend Männer sterben jährlich an diesem Leiden. Beinahe einhunderttausend Männer sterben jedes Jahr an Lungenkrebs.

Wir glauben fest daran, daß viele von diesen Krebsarten vermieden werden könnten. Am Ende dieses Kapitels werden wir Sie genauer beraten, wie Melatonin und ein gesunder Lebensstil Ihnen dabei helfen können, von Krebs verschont zu bleiben. Bevor wir Ihnen erläutern, wie Melatonin gegen Krebs eingesetzt werden kann, müssen wir Ihnen jedoch diese Krankheit oder, genauer gesagt, diese Krankheiten eingehender erklären.

Krebs: Der Zusammenbruch des Immunsystems

Viele verschiedene Krankheiten werden unter der allgemeinen Kategorie Krebs zusammengefaßt, sie alle verbindet ein gemeinsamer und tödlicher Faktor. Krebs beinhaltet das ungehemmte Wachstum abnormaler Zellen, die in das umgebende Gewebe eindringen und dieses zerstören. Unserer Meinung nach stellt die Krebserkrankung eigentlich ein Zusammenbrechen des Immun- oder Überwachungssystems des Körpers dar. Das Auftreten von Krebs ist demnach viel wahrscheinlicher, wenn das Immunsystem nachläßt, wie es im Alter der Fall ist. Man weiß von AIDS-Patienten, daß sie trotz ihres jugendlichen Alters sehr anfällig für das Kaposi-Sarkom und Lymphomata sind. Da Melatonin die Alterung des Immunsystems verzögert, glauben wir, daß es ein effektiver Wirkstoff gegen Krebs sein könnte.

Eine Reihe von Untersuchungen – von uns und von anderen durchgeführt – haben uns davon überzeugt, daß Melatonin das Immunsystem aufbauen und somit seine Fähigkeit stärken kann, Krebszellen zu vernichten. Melatonin erhöht die Aggressivität und Effektivität alternder T-Zellen, jener Zellen, die der natürlichen Krebsbekämpfung dienen. Diese Zellen suchen und zerstören abnormale und maligne Zellen, ehe diese sich ausbreiten können.

Krebszellen können Metastasen bilden, indem sie sich durch den Blutkreislauf und das Lymphsystem im ganzen Körper ausbreiten. Je mehr sich die Krebszellen ausbreiten, desto mehr Schaden richten sie an. Wir wissen nicht genau, wodurch Krebs entsteht; er entwickelt sich über lange Zeit und tritt in zwei Phasen auf. In der ersten Phase wird durch irgendeinen Auslöser eine Zelle beschädigt, die dadurch zu mutieren und abnormal zu wachsen beginnt. Als auslösende Faktoren kommen eine Reihe von Bedingungen in Frage, die die Bildung freier Radikale begünstigen können, beispielsweise unstabile Sauerstoffmoleküle, die die Zellwand angreifen und die DNA zerstören, was dann zu vielen verschiedenen Arten von Krebs führen kann. Viele verschiedene Substanzen können die Bildung freier Radikale begünstigen, dazu gehören unter anderem: ultraviolettes Licht, Alkohol, Strahlen, umweltbedingte Karzinogene wie Dioxin, manche Pestizide und Viren. Doch wird nicht aus jeder mutierten Zelle ein Tumor. In den meisten Fällen nehmen sich Zellen des Immunsystems dieser potentiellen Störenfriede an, ehe sie Schaden anrichten können. Diese mutierten Zellen können jedoch auch jahrelang latent vorhanden sein. Während der zweiten Phase des Krebsprozesses gibt es einen Auslöser oder Verbreiter, der diese abweichenden Zellen zur Vermehrung anregt.

Die meisten Krebsarten, darunter auch manche Formen von Brust- und Prostatakrebs, werden hormonabhängige Karzinome genannt. Wenn ein Krebs hormonabhängig ist, bedeutet dies, daß gewisse Hormone ihn zum Wachstum anregen können. Verschiedene Untersuchungen haben bestätigt, daß das Wachstumsmuster einer Zelle sich verändert, wenn sie Östrogen ausgesetzt wird. Sind die normalen Wachstumsmuster einer Zelle gestört, kann es zur Bildung von Tumoren kommen. Tatsächlich sind zwei Drittel aller Brustkrebserkrankungen östrogenabhängig, das heißt, der Kontakt mit diesem Hormon wird zu einer weiteren Wucherung führen. In ähnlicher Weise sind die meisten Prostatakrebserkrankungen testosteronabhängig. Der genaue Mechanismus ist noch nicht bekannt. Wir wissen, daß viele Zellen sogenannte Rezeptoren aufweisen – Stellen, an die sich diese Hormone heften können. Wenn sich diese Hormone an den Rezeptoren festsetzen, könnte dies zu einer Botschaft an den Zellkern führen, die das Wachstum anregt. Wenn ein

Hormon wie Östrogen sich beispielsweise mit einer inaktiven Krebszelle verbindet, könnte es diese Zelle zum Wuchern anregen, wodurch sich die Krebserkrankung ausbreiten würde. Deshalb werden Anti-Östrogene eingesetzt, um gewissen Brustkrebsarten vorzubeugen.

Die Verbindung zur Zirbeldrüse

Es gibt überzeugende Beweise, daß Melatonin auf Grund seiner Rolle als Regler anderer Hormone der Vorbeugung gegen hormonabhängige Krebsarten dient. Wie Untersuchungen ergaben, weist das Blut von Frauen, die an Brustkrebs leiden, häufig erhöhte Östrogenwerte auf. Andere Studien haben bei Männern einen ähnlichen Zusammenhang zwischen Testosteron und Prostatakrebs nachgewiesen. Da Melatonin dem Körper dabei hilft, normale Hormonspiegel aufrechtzuerhalten, dürfte es einer gefährlichen Erhöhung dieser Werte vorbeugen. Zusammen mit vielen anderen Forschern glauben wir, daß hormonabhängige Krebsarten effektiv durch einen Funktionsfehler der Zirbeldrüse zustande kommen. Tierstudien haben eindeutig erbracht, daß die Entfernung der Zirbeldrüse das Wachstum und die Verbreitung gewisser Tumore auslösen kann. Andere Untersuchungen haben ergeben, daß sowohl Frauen mit Brustkrebs als auch Männer mit Prostatakrebs einen abnormalen Melatoninzyklus aufweisen, wodurch es ihnen an der angemessenen nächtlichen Ausschüttung dieses Hormons mangelt.

Dr. Christian Bartsch von der Universität Tübingen berichtete zum Beispiel anläßlich unserer Dritten Stromboli-Konferenz über Krebs und Alterung im Jahre 1993, daß Männer mit Prostatakrebs eine Reihe von hormonalen Abweichungen aufwiesen; ihre Schilddrüsenwerte waren niedrig, ihre FSH-Werte (FSH ist das Hormon, das die Ausschüttung von Testosteron anregt) hoch und ihr Prolaktinspiegel niedrig, wodurch ihr Immunsystem nur wenig Auftrieb erhielt. Am auffälligsten war jedoch die Abnormität der von ihm gemessenen Melatoninwerte. Normalerweise erreicht die Melatoninausschüttung etwa um zwei Uhr nachts ihren Höhepunkt und läßt dann nach. Der Melatoninhaushalt von Männern mit Krebs stand jedoch völlig Kopf. Nicht nur produzierte ihr Körper weniger Melatonin als normal, vielmehr stiegen und fielen ihre Melatoninwerte darüber hinaus zu ungewöhnlichen Zeiten, sowohl nachmittags als auch nachts. Es war nicht zu bestreiten, daß die Zirbeldrüse dieser Männer nicht richtig funktionierte.

Bereits im Jahre 1978 vermuteten Forscher der National Institutes of Health (NIH) einen Zusammenhang zwischen dem Verlust der Zirbeldrüsenfunktion, einem gestörten Melatoninspiegel und Brustkrebs. In einem Artikel der renommierten medizinischen Zeitschrift *Lancet* berichteten Forscher von einem direkten statistischen Zusammenhang zwischen dem Auftreten von Brustkrebs und dem Verkalkungsgrad der Zirbeldrüse, der anhand einer Röntgenaufnahme des Schädels festgestellt werden kann. In Ländern wie den Vereinigten Staaten tritt Brustkrebs häufig auf, wohingegen in Ländern mit einem geringen Maß an Zirbeldrüsenverkalkung, wie Japan und Nigeria, Brustkrebs nicht sehr häufig vorkommt. Die NIH-Forscher berichteten ebenfalls, die Melatoninausschüttung werde durch Testosteron und Östrogen begünstigt. Sie vermuteten, daß Melatonin mit dem endokrinen Drüsensystem »Rücksprache hält«, um den Stand dieser Hormone zu überprüfen. Sie zogen daraus den Schluß, daß ihre höheren Melatoninwerte der Grund ist, warum junge Frauen viel seltener an Brustkrebs erkranken als ältere.

Als weitere Beweise für ihre Annahme zitierten die Forscher einige interessante Daten. Sie berichteten, daß Psychiatriepatientinnen, die das Beruhigungsmittel Chlorpromazin erhalten, viel weniger häufig an Brustkrebs erkrankten als der Bevölkerungsdurchschnitt. Warum? Vielleicht, so vermuteten sie, liegt es daran, daß Chlorpromazin den Melatoninspiegel anhebt. Sie bemerkten ebenfalls, daß eine früh einsetzenden Menstruation ein Risikofaktor für die Entwicklung von Brustkrebs ist. Warum? Vielleicht, so mutmaßten sie, liegt es daran, daß Mädchen mit niedrigen Melatoninwerten eher dazu neigen, frühzeitig zu menstruieren als Mädchen mit hohen Melatoninwerten. Sie beobachteten auch, daß übergewichtige Frauen einem größeren Krebsrisiko ausgesetzt sind als Frauen mit einem normalen Gewicht. Warum dem so ist? Vielleicht, unterbreiteten sie, liegt es daran, daß bei übergewichtigen Menschen die Melatoninausschüttung gestört ist.

Melatonin näher betrachtet

Die NIH-Studie spornte andere Wissenschaftler dazu an, sich Melatonin als Anti-Krebsmittel näher anzusehen. Mehrere Forscher begannen zu untersuchen, ob Melatonin das Wachstum von Brustkrebstumoren hemmen könne. In einer solchen Studie stellte man fest, daß blinde Frauen, die typischerweise höhere Melatoninwerte als normal aufweisen, viel seltener an Brustkrebs erkranken. Eine andere Studie, durchgeführt von Steven M. Hill und David E. Blask an der Universität von Arizona, testete die Wirkung von Melatonin auf die Gewebekultur eines östrogen-sensitiven menschlichen Brustzellentumors mit der Bezeichnung MCF-7. Sie stellten fest, daß Melatonin das Wachstum dieser Zellen tatsächlich bis zu 78 Prozent verringerte. Weitere Retortenstudien haben bestätigt, daß Melatonin auch das Wachstum anderer Arten von Tumorzellen verhindern kann.

Melatonin verhindert nicht nur das Wachstum von Tumorzellen in der Retorte. Auch bei Versuchstieren wirkte Melatonin hemmend auf das Wachstum von Brustkrebszellen; dies ist besonders deshalb von Bedeutung, weil Krebs sich bei Tieren auf dieselbe Art entwickelt und verbreitet wie bei Menschen. In einem häufig angewandten Verfahren, um die Effektivität eines bestimmten Stoffes gegen Krebs zu testen, wird einem Versuchstier erst ein bekanntes Karzinogen verabreicht und ihm dann das potentielle Gegenmittel gegeben. Bei verschiedenen Studien verabreichten die Forscher Krebserzeuger, von denen man wußte, daß sie bei Mäusen, Ratten und Hamstern Brusttumore hervorrufen. Dann gaben sie diesen Tieren Melatonin. In den meisten Fällen verhinderte Melatonin entweder das Ausbrechen der Krebserkrankung oder verzögerte das Krebswachstum erheblich.

Wie bereits erwähnt, ist Prostatakrebs eine der wichtigsten Todesursachen bei Männern um die fünfzig. Wie beim Brustkrebs kann das Wachstum von Prostatatumoren durch das männliche Testosteronhormon beschleunigt werden. Es gibt zwar kein bekanntes Mittel gegen Prostatakrebs, aber es scheint, als könne Melatonin sein Fortschreiten verhindern. In einer Untersuchung an der University of Texas Medical School stellten Forscher fest, daß Melatonin bei

Ratten die Wachstumsrate von Tumoren an der Prostata um 50 Prozent reduzierte. Falls Melatonin sich ebenso gut für Tumore beim Menschen eignet, könnte das Hormon das Fortschreiten dieser Krankheit erheblich eindämmen.

Melatonin kann das Wachstum hormonsensitiver Tumore beeinflussen, indem es die Ausschüttung von Sexualhormomen normalisiert. Das ist aber noch nicht alles. Melatonin greift Krebszellen auf verschiedene Arten an. Krebs wird häufig durch Unterbindung der Zellteilung bekämpft, wodurch die besorgniserregende Zelle im Keim erstickt wird. Wenn eine Zelle sich teilt, muß sie eine vielschichtige Folge von Ereignissen durchlaufen, unter anderem muß sie eine sogenannte Spindel ausbilden. Mehrere bekannte chemotherapeutische Mittel sind als Spindelgifte bekannt. Sie halten Zellen davon ab, eine Spindel zu bilden, wodurch diese sich nicht teilen können. Eines dieser Mittel ist Taxol, das ursprünglich der Rinde der pazifischen Eibe entnommen wurde und ebenfalls bei der Behandlung gewisser Brust- und Eierstock-Krebserkrankungen eingesetzt wird, sowie Colchicin-verwandte Stoffe, die zur Behandlung von Lymphdrüsenkrebs eingesetzt werden. Melatonin verhindert die Spindelbildung ebenfalls und kann dadurch eine Zellteilung unterbinden helfen. Es könnte zu einer weiteren wichtigen Waffe in unserem Therapiearsenal werden, wobei es nicht die unangenehmen Nebenwirkungen anderer Pharmazeutika hat.

Es gibt eine weitere interessante Art, wie Melatonin bei der Behandlung von Krebs von Nutzen sein könnte. Studien haben erbracht, daß Melatonin die Anzahl der Östrogenrezeptoren auf menschliche Brustkrebszellen vermehren kann. Rezeptoren sind Zellen, die Botschaften von Hormonen an Zellen übertragen, wobei die Hormone den Zellen ihre Anweisungen durch die Rezeptoren geben. Paradoxerweise sollte eine Zunahme der Anzahl der Rezeptoren auf einer Brustkrebszelle das Wachstum von Brusttumoren anregen, doch das ist bei Melatonin aus unbekannten Gründen nicht der Fall. Die Fähigkeit, Östrogenrezeptoren zu vermehren, kann jedoch von echtem therapeutischem Wert sein. Tamoxifen, eines der effektivsten und am häufigsten angewandten Mittel zur Behandlung von Brustkrebs, wirkt, indem es sich mit Östrogenrezeptoren bindet und deren Wirkung auf das Zellwachstum unterbindet. Etwa sechzig Prozent aller Brusttumore sind östrogenempfindlich, und vielen Frauen mit diesen Tumoren kann Tamoxifen wirklich helfen. Mit der Zeit kann dessen Wirksamkeit jedoch nachlassen, und es gibt nicht viele andere Behandlungsmöglichkeiten. Wir schlagen vor, diesen Frauen Melatonin zu geben, um so ihre Östrogenrezeptoren zu vermehren, damit sie weiterhin auf Tamoxifen reagieren. Es sollte sogar möglich sein, Frauen Melatonin zu geben, die nicht an einer östrogensensitiven Krebsart leiden, um das Wachstum von Östrogenrezeptoren auszulösen, um deren Reaktion auf Tamoxifen zu verstärken. In Anbetracht der seuchenartigen Verbreitung von Brustkrebs in den westlichen Industrienationen sind diese Überlegungen weitere Untersuchungen wert.

Melatonin könnte das Auftreten von Krebs auch durch Unterbindung der Tätigkeit der Initiatoren verhindern, jener Stoffe, die den ursprünglichen Zellschaden verursachen, welcher die Zellen zur malignen Mutation anregt. Der bekannte Zirbeldrüsenexperte Dr. Russell Reiter berichtete anläßlich der Dritten Stromboli-Konferenz über Krebs und Alterung, Melatonin sei ein sehr wirksamer Fänger freier Radikale. Wie bereits erwähnt, sind Radikale unstabile Formen von Sauerstoffmolekülen, die sich willkürlich mit der Substanz gesunder Zellen verbinden und deren normales Wachstum behindern können. Wie gesagt teilen sich gesunde Zellen methodisch. Gesunde Zellen sind darauf programmiert, genau zu wissen, wann sie die Teilung einstellen sollen. Ist der Kern einer Zelle jedoch verletzt, verliert diese ihr Gedächtnis und beginnt, sich unberechenbar zu verhalten. Krebs tritt auf, wenn das Zellwachstum willkürlich außer Kontrolle gerät. Die durch diese freien Radikale verursachten Zellschäden können dem Zellkern schaden und dadurch viele verschiedene Krebsarten fördern. Reiters Feststellungen und Studien enthüllten, daß Melatonin eine Affinität zum Zellkern zu haben scheint, wo die DNA gespeichert ist. Mit anderen Worten, wenn das Melatonin in die Zelle eintritt, dringt es bis zum Zellkern vor. Das hat manchen Forscher und vor allem auch Reiter zu Spekulationen über die spezifische Aufgabe von Melatonin veranlaßt: Diese bestehe darin, die DNA vor Schaden durch freie Radikale zu bewahren, die Krebs auslösen können. Wir finden Reiters Theorien zwar interessant, sind jedoch der Meinung, sie betonten diesen besonderen

Aspekt von Melatonin zu sehr. (Einzelheiten über Melatonin als Antioxidanz siehe Kapitel 5.)

Einige der neuesten Untersuchungen zu Melatonin und Krebs werden außerhalb der Vereinigten Staaten unternommen, zum Beispiel am San Gerardo-Krankenhaus in Monza, Italien. Dort hat unser Freund Dr. Paolo Lissoni einige besonders vielversprechende Studien über Melatonin geleitet. Wir möchten sie Ihnen gerne vorstellen. Lissonis Gruppe hat Melatonin allein und in Kombination mit anderen Formen von Chemotherapie als Anti-Krebsmittel eingesetzt, in beiden Fällen mit sehr vielversprechenden Resultaten.

In einer Untersuchung verabreichte Lissoni Patienten, die an einer Reihe von Krebsarten litten, welche sich bereits auf andere Körperteile übertragen und nicht operierbare Gehirntumore gebildet hatten, ausschließlich Melatonin. Diese Menschen hatten wenig Hoffnung auf Genesung. Denjenigen unter ihnen, die Melatonin zusammen mit anderen unterstützenden Maßnahmen erhielten, ging es jedoch wesentlich besser als denjenigen, die nur mit unterstützenden Maßnahmen behandelt wurden. Im einzelnen lebten die Patienten, denen Melatonin verabreicht wurde, länger und wiesen ein langsameres Tumorwachstum auf als die unbehandelten Fälle. Bei anderen Untersuchungen kombinierten Lissoni und seine Mitarbeiter Melatonin mit Interleukin-2 (IL-2), einem körpereigenen, krankheitsabwehrenden Stoff, der vom Immunsystem produziert wird. In den achtziger Jahren wurde IL-2 als potentieller Durchbruch bei der Behandlung gewisser Krebsarten gefeiert und ist inzwischen von der amerikanischen Gesundheitsbehörde (FDA) für die Behandlung von Nierenkrebs zugelassen worden. Die Nebenwirkungen von IL-2 sind jedoch schrecklich. Dieses hochgiftige Präparat kann zu hohem Fieber, Kälteschüben, Wasserstau, Blähungen und anderen Beschwerden führen. IL-2 mag zwar gute Arbeit bei der Zerstörung von Krebszellen leisten, aber es gibt nur wenige Patienten, die seine Nebenwirkungen aushalten. Lissoni entwickelte einen einfallsreichen Ansatz. Er nahm niedrigere und weniger giftige Dosen IL-2 und kombinierte sie mit Melatonin. Dann verabreichte er IL-2 samt Melatonin Patienten mit unterschiedlichen Krebsarten, darunter Nieren-, Magen- und Leberkrebs und sogar Melanome (Hautkrebs). Auch hier handelte es sich um Patienten, die wenig Hoffnung auf ein langfristiges Überleben hatten. Nach dem IL-2/Melatonin-Programm fühlten sie sich jedoch wesentlich besser. Ihre Tumore gingen zurück, sie hatten wieder Appetit, und es schien ihnen ganz allgemein besserzugehen. Einige wenige Patienten schienen sogar teilweise geheilt zu sein. Darüber hinaus gelang es Melatonin, die schweren Nebenwirkungen von IL-2 buchstäblich zu beseitigen, was die Immuntherapie weitaus erträglicher machte. Folgestudien haben erbracht, daß die kombinierte IL-2/Melatonin-Behandlung zwar nicht zu Wunderheilungen führt, das Leben vieler Patienten aber zu verlängern und deren Lebensqualität sehr zu verbessern scheint, was das Allerwichtigste ist.

Eine von Lissonis interessantesten Studien stellte einen Zusammenhang zwischen den Melatoninwerten eines Patienten und dessen Reaktion auf die Krebsbehandlung her. Bei einer Untersuchung an 42 Krebspatienten testete Lissoni deren Melatoninspiegel vor und vier Wochen nach Beendung der Chemotherapie und stellte einen direkten Zusammenhang zwischen der Besserung des Zustands eines Patienten und dem Anstieg seiner Melatoninwerte fest. Von 16 Patienten, deren Melatoninspiegel gestiegen war, bildeten die Tumore sich in 12 Fällen zurück, und bei den anderen vier vergrößerten sie sich nicht. Von 26 Patienten, deren Melatoninwerte einem progressiven Verfall unterlagen, zeigten nur zwei eine Verbesserung. Der Melatoninspiegel scheint tatsächlich einen Hinweis zu liefern, der Ärzten dabei helfen kann, ihren Krebspatienten eine Prognose zu stellen.

Neben der Arbeit Lissonis gibt es weitere Beispiele dafür, wie Melatonin die Wirkung einer herkömmlichen Chemotherapie verbessern kann, während dem Patienten viel von ihren schlimmen Nebenwirkungen erspart bleibt. Unter der Leitung von Dr. Bruno Neri testeten Forscher in Florenz die Wirkung von Melatonin in Kombination mit einem weiteren Anti-Krebsmittel, dem menschlichen lymphoblastoiden Interferon (HLI). HLI ist ein natürliches Protein, das Viren und Krebszellen töten kann, doch auch schlimme Nebenwirkungen hat, unter anderem Fieber, Kälteschübe und Muskelschmerzen. Bei Neris Untersuchungen gab man 21 Patienten mit fortschreitendem Nierenzellenkarzinom – eine besonders bösartige Form von Nierenkrebs, die sich rasant ausbreiten kann und oft nicht auf Chemotherapie anspricht – HLI und Melatonin. Bei früheren Untersuchungen hatte sich gezeigt, daß HLI nur leicht gegen diesen Krebs wirkte. Im Kombination mit Melatonin schien es jedoch besser zu funktionieren und führte zu geringeren Nebenwirkungen. Bei drei Patienten bildeten sich die Tumore sogar ganz zurück, wenn auch erst Folgestudien zeigen werden, ob es sich dabei um eine echte und bleibende Heilung handelt. Während wir diese Zeilen schreiben, führt Neri eine großangelegte Studie durch, die der Frage nachgeht, ob HLI und Melatonin sich als effektive Behandlung gegen diese potentiell tödliche Krebsart erweisen werden.

Die beschriebenen Untersuchungen zeigen, daß Melatonin in Kombination mit einer herkömmlichen Chemotherapie die Leistung von Anti-Krebsmitteln nicht nur verbessern, sondern auch deren Nebenwirkungen verringern kann, wodurch der Patient sich besser fühlt. In Anbetracht dessen, was wir über Melatonin wissen, ergibt das durchaus Sinn. Unsere Studien haben gezeigt, daß Melatonin in Kombination mit den natürlichen Opiaten, die dem Körper als Schmerzmittel dienen, wirkt. Wenn wir krank sind, unter großem Druck stehen oder wegen einer Verletzung Schmerzen leiden, erzeugt unser Körper chemische Substanzen, die Endorphine genannt werden und schmerzlindernd wirken. Das Immunsystem ist an der Ausschüttung gewisser Endorphine wesentlich beteiligt, wobei diese Hormone auch eine Rolle bei der Heilung selbst zu spielen scheinen. Diese Untersuchungen lassen vermuten, daß Melatonin im Verbund mit diesen natürlichen Opiaten wirkt und deren Wirkung möglicherweise steigert. Vielleicht ist das der Grund, warum Krebspatienten sich besser fühlen, wenn sie Melatonin nehmen. Es kann auch sein, daß die Kombination von Melatonin mit anderen Schmerz- oder Beruhigungsmitteln eine synergetische Wirkung hat, was bedeutet, daß beide zusammen mehr können als jedes für sich allein. In dieser Hinsicht kann Melatonin Krebspatienten, aber auch anderen Menschen nutzen, die Schmerzen leiden, da es den Bedarf an Schmerzmitteln senkt und deren Nebenwirkungen auf ein Minimum reduziert.

Ein Problem bei vielen der besten Chemotherapien besteht darin, daß die Kur beinahe so schlimm ist wie die Krankheit selbst, was den Schaden anbelangt, den sie dem Körper zufügen kann. Chemotherapeutische Mittel müssen notwendigerweise stark genug sein, um Krebszellen abtöten zu können, doch sehr oft zerstören sie auch gesunde Zellen. Manche Anti-Krebsmittel können zum Beispiel die blutbildenden Zellen des Knochenmarks angreifen, was zu einer ernsten Blutarmut führen und dem Immunsystem unermeßlichen Schaden zufügen kann. Wir haben untersucht, ob Melatonin das Knochenmark effektiv vor diesem Schaden bewahren kann. Zur gleichen Zeit wie Vladimir Lesnikov in St. Petersburg testeten wir die giftige Wirkung mehrerer chemotherapeutischer Stoffe auf die Knochenmarkzellen von Mäusen. Wir gaben die Zellen in eine Retorte und mischten ihnen verschiedene Krebsmittel bei. Unsere Resultate bestätigten, daß das Knochenmark weitaus weniger litt, wenn der Mixtur Melatonin beigemischt wurde. Auch dieser Aspekt der Melatoninforschung ist eine weitere Untersuchung wert.

Unsere Befunde stimmen mit denen anderer Forscher überein, die ergaben, daß eine Chemotherapie oft wirksamer und weniger vergiftend wirkt, wenn sie abends durchgeführt wird, was daran liegen dürfte, daß der Melatoninspiegel sich dann auf seinem Höchststand befindet. Vielen chemotherapeutisch behandelten Patienten werden heutzutage intravenöse Pumpen mit Zeitauslöser eingesetzt, die automatisch Anti-Krebsmittel während des Schlafes in ihrem Körper zirkulieren lassen. Dank dieser Neuerung ist es vielen Krebspatienten jetzt möglich, ihre chemotherapeutische Behandlung in der behaglichen Umgebung ihrer eigenen vier Wände durchzuführen. Dadurch stört die Behandlung die normalen Schlafmuster nicht und auch nicht die nächtliche Melatoninzufuhr, die von den grellen Lichtern und dem Lärm eines betriebsamen Krankenhauses beeinträchtigt werden könnten.

Melatonin und elektromagnetische Felder (EMF)

Im Laufe des letzten Jahrhunderts sind in den Industrienationen gewisse Krebsarten immer häufiger aufgetreten, darunter Brustkrebs, Prostatakrebs und gewisse Arten von Leukämie. Was hat das vermehrte Auftreten dieser Krebsarten ausgelöst? Mit dieser Frage vor Augen untersuchten Pathologen des Sunnybrook Health Science Center der Universität Toronto alle möglichen Faktoren, die zu einem Anstieg an Krebs geführt haben könnten, wie beispielsweise

Auswirkungen von Luftverschmutzung, Rauchen, Berufsrisiko, Streß und anderen möglichen Krebsverursachern. Sie kamen zu dem Schluß, daß es in den letzten hundert Jahren eine wichtige Veränderung gegeben haben muß, die mehr zur Zunahme von Krebs beigetragen haben könnte als alles andere. Während dieser Zeit haben wir uns von einer Gesellschaft, die auf Kerzenlicht angewiesen war, zu einer von Elektrizität abhängigen Gesellschaft entwickelt. Eine Fülle von Studien hat erbracht, daß Kunstlicht die Herstellung von Melatonin unterbindet, das, wie wir gerade gesehen haben, gegen Krebs wirkt. Weil Kunstlicht die Herstellung von Melatonin unterdrücken kann, folgerten diese Forscher, dürfte die Verbreitung von elektrischem Licht die Hauptursache für das vermehrte Auftreten von Krebs sein – Ende der Durchsage.

Keine voreiligen Schlüsse! – meinen andere Forscher, die diese Erklärung keinesfalls für ausreichend halten. Sie verweisen darauf, daß die Verbreitung des elektrischen Lichts keine isolierte Begebenheit war, sondern auf die Entdeckung des elektrischen Stroms zurückzuführen sei, der auch als potentieller Krebsauslöser denkbar wäre. Tatsächlich halten viele angesehene Wissenschaftler die Verbreitung des elektrischen Stroms für eine der Hauptursachen der steigenden Krebsarten. Dennoch löst die bloße Erwähnung des Wortes »Elektrizität« in Zusammenhang mit »Krebs« in der wissenschaftlichen Gemeinschaft heftige Debatten aus.

Sie mögen sich fragen, was Elektrizität mit Krebs zu tun hat. Elektrizität strahlt unsichtbare Kräfte aus, die sogenannten elektromagnetischen Felder (EMF). Es gibt Beweise dafür, daß EMF die abendliche Melatoninausschüttung beeinträchtigen, weshalb manche Forscher glauben, ihnen ausgesetzt zu sein, könne zu vielen verschiedenen Krebsarten führen.

Wenn das stimmt, besteht tatsächlich Anlaß zur Sorge. EMF gibt es überall. Sie werden von Strommasten, Computern, Faxgeräten und tragbaren Telephonen ausgestrahlt. Die Erde strahlt selbst auch elektromagnetische Wellen aus, deren Frequenzen noch viel höher sind als die von Stromleitungen. Bei Ihnen zu Hause werden EMF vom Kühlschrank, Haartrockner, Rasierapparat, Computer, von Heizdecken und anderen elektrischen Geräten ausgestrahlt. Man kann ihnen nicht entkommen – sie können durch die Wände von einem Zimmer in ein anderes dringen. Es ist nicht zu bestreiten, daß sie überall sind. Die Frage ist, ob diese Strahlen eine wesentliche Bedrohung darstellen.

Es gibt Studien, die vermuten ließen, daß Kinder, die in der Nähe von starken Stromleitungen leben, häufiger an Krebs erkranken. Natürlich haben diese Untersuchungen die Menschen erschreckt und in den Vereinigten Staaten und in anderen Ländern eine Bewegung hervorgerufen, die Elektrofirmen dazu zwingen will, ihre Stromleitungen entweder mit Schutzmänteln zu versehen oder unterirdisch zu verlegen, was sehr kostspielig ist und in nächster Zeit kaum durchführbar sein dürfte.

Das Nationale Krebs-Institut der Vereinigten Staaten erforscht zur Zeit ob EMF ein wesentliches Gesundheitsrisiko darstellen, doch wird es noch mehrere Jahre dauern, bis wir es genau wissen. Bisherige Untersuchungen von EMF waren verwirrend und ließen keine eindeutigen Schlüsse zu. Kürzlich hat die American Physical Society, die einige der besten Ärzte der Nation zu ihren Mitgliedern zählt, bekanntgegeben, die Furcht der Öffentlichkeit vor Stromleitungen sei völlig unbegründet. Die Studiengruppe begründete ihre Schlußfolgerungen mit der Überprüfung von über hundert Untersuchungen und stellte sich auf den Standpunkt, Angst vor Stromleitungen lenke die Aufmerksamkeit der Öffentlichkeit von wichtigeren Umweltproblemen ab.

Trotzdem sprechen manche Studien von einem Zusammenhang zwischen bestimmten Krebsarten und Berufsgruppen, die häufig EMF ausgesetzt sind, beispielsweise Telephontechniker und Elektriker. Merkwürdigerweise ist das Krebsrisiko für Männer, die in diesen Berufen arbeiten, höher als für Frauen. Eine Studie erbrachte, daß das Krebsrisiko für Männer in elektrischen Berufen gegenüber der Durchschnittsquote 6fach erhöht ist. Doch mit der allgemeinen Uneindeutigkeit auf diesem Gebiet übereinstimmend konnten viele andere Untersuchungen keinerlei Zusammenhang zwischen männlichen Elektrikern und Brustkrebs nachweisen. Es erwies sich sogar als noch schwieriger, einen Bezug zwischen EMF und weiblichem Brustkrebs festzustellen.

Eine neuere Untersuchung hat tatsächlich einen solchen Zusammenhang entdeckt – doch dies löste eine derartige Kontroverse aus, daß ihre Autoren sich jetzt selbst fragen, was ihre Studie wirklich beweist. Forscher der Universität North Carolina durchforsteten alle amerikanischen Autopsieberichte zwischen 1985 und 1989 auf der Suche nach Berichten über Frauen in elektrischen Berufen und verglichen deren Brustkrebssterberate mit der einer Kontrollgruppe von Frauen, die nicht in diesen risikoreichen Berufen tätig waren. Die Studie zeigte, daß die Frauen in elektrischen Berufen einer 38 Prozent größeren Wahrscheinlichkeit ausgesetzt waren, Brustkrebs zu entwickeln, als andere berufstätige Frauen. Diese Untersuchung wies jedoch viele Ungereimtheiten auf, die die Fachwelt verwirrten. Zum Beispiel war das Risiko an Brustkrebs zu erkranken viel größer bei Elektroingenieurinnen und Telephoninstallateurinnen als bei normalen Telephonistinnen oder Frauen, die am Computer arbeiteten, die kein erhöhtes Krebsrisiko aufwiesen. Eigenartig an diesen Daten ist, daß ein Elektroingenieur meistens im Büro arbeitet, wo er voraussichtlich weitaus weniger EMF ausgesetzt ist als seine Elektriker. Elektroingenieure verbringen ihren Arbeitstag meistens vor dem Bildschirm, doch Computeranwender gehören keiner Risikogruppe an. Ein weiteres Problem bei dieser Untersuchung war, daß die Versuchspersonen alle gestorben waren und nicht weiter befragt werden konnten. Die Forscher mußten in gutem Glauben annehmen, die betroffenen Frauen hätten ihre Tätigkeit korrekt angegegeben. Man konnte auch andere potentiell wichtige Faktoren, wie das Vorhandensein von Stromleitungen in der Nähe des Arbeitsplatzes und das tatsächliche Ausmaß an EMF vor Ort, nicht feststellen. Niemand stellte die Gewissenhaftigkeit oder die Integrität dieser Forscher in Frage, vielmehr war man sich einig, daß sie aus ihren Daten das Beste gemacht hatten. Diese Untersuchung mag zwar mehr Fragen als Antworten aufgeworfen haben, doch sind viele Wissenschaftler nicht willens, die Möglichkeit auszuschließen, EMF könnten tatsächlich ein krebsauslösender Faktor sein.

Manche, aber nicht alle Untersuchungen menschlicher Brustkrebszellen zeigen auf, daß EMF das Wachstum von kanzerösen Zellen auslösen können, indem sie die krebshemmende Wirkung von Melatonin unterbinden. Bei einer Untersuchung, die an der Universität von Kalifornien in Berkeley durchgeführt wurde, setzten Forscher menschliche, östrogenabhängige Brustkrebszellen und

Melatonin einem Magnetfeld von 60 Hertz aus, das dieselben niedrigen Frequenzen ausstrahlt, die von Stromleitungen und den üblichen Haushaltsgeräten ausgehen. Die Studie erbrachte, daß EMF das Melatonin davon abhielten, das Wachstum dieser Zellen zu unterbinden. Wie wichtig ist dieser Befund? Läßt er unbedingt darauf schließen, daß EMF Brustkrebszellen zum Wachsen bringen, indem sie die Melatoninausschüttung behindern? Das weiß kein Mensch. Noch verwirrender ist das Ergebnis gewisser Tierversuche, wonach ein geringes Maß an EMF das Wachstum von Brusttumoren nicht zu fördern schien.

Eine wachsende Anzahl von Forschern ist der Meinung, nur bestimmte Arten von EMF seien gefährlich. Russell Reiter hat zum Beispiel vermutet, gefährlich seien nur EMF, die sich durch schnelle Pulse und abrupte Veränderungen in ihrem Feld auszeichnen – wie die von kleinen Haartrocknern und Heizdecken –, aber das bleibt noch zu beweisen.

Eine kürzlich in der Zeitschrift *Nature* veröffentlichte Studie wirft tatsächlich einige wichtige Fragen betreffend früherer Untersuchungen zum Zusammenhang zwischen EMF und Krebs auf. Forscher an der Oregon State University behaupteten, die früheren EMF-Studien dürften ernsthafte Mängel aufweisen, weil die Wissenschaftler, die sie durchführten, die Auswirkungen mikroskopisch kleiner Magnete (Magnetkristalle) in der Luft nicht berücksichtigt hatten, welche die in diesen Studien eingesetzten EMF hätten beeinflussen können. Diese mikroskopisch kleinen Magnete sind überall – in der Luft, im Wasser und, laut dem Bericht in *Nature*, auch auf den kommerziell vorbereiteten Präparaten, auf denen Zellkulturen gezogen werden, und sogar in den Plastikbehältern, die von den Laboratorien verwendet werden. Die Forscher von der Oregon State University simulierten einen neuen Versuch einer EMF ausgesetzten Kultur, aber sie vergaßen etwas Wesentliches: die lebendige Zelle. Sie fanden heraus, daß ihre Kultur so sehr mit Mikromagneten behaftet war, daß es unmöglich war, eine Studie durchzuführen, die die genauen Wirkungen von EMF aufzeigen konnte. Die Gruppe von der Oregon State University meinte, EMF könnten gefährlich sein, doch aus einem anderen Grund als ursprünglich angenommen. Sie vermuteten, die kleinen Magnetkristalle, von denen eben erst festgestellt wurde, daß sie in großen Mengen im Gehirn und anderen menschlichen Geweben vorkommen, könnten auf schädliche Weise mit EMF interagieren.

Ausgehend von den widersprüchlichen Informationen über EMF – welche Vorsichtsmaßnahmen sollten wir, wenn überhaupt, ergreifen? Manche Leute machen sich derart große Sorgen wegen dieser möglichen Bedrohung, daß sie spezielle Geräte kaufen, um die EMF in ihrem Heim zu messen, Haushaltsgeräte zu ersetzen und Möbel umzustellen. Wir sind nicht überzeugt, daß es sich bei EMF um eine echte Bedrohung handelt, aber wir können es auch nicht ganz ausschließen. Wenn Sie sich ernsthafte Sorgen wegen EMF machen, empfehlen wir einen eher konservativen Ansatz. Wir leben in einer industrialisierten Gesellschaft, und wenn wir nicht gerade auf eine einsame Insel ziehen, wird es niemandem gelingen, sich EMF ganz zu entziehen. Wir glauben nicht, daß es nötig ist, daß Sie Ihren Kühlschrank oder auch Ihren Haartrockner aufgeben. Es gibt jedoch einige potentiell gefährliche Situationen, die leicht vermieden werden können, ohne extreme Maßnahmen ergreifen zu müssen. Wenn Sie zum Beispiel einen Computer haben, sollten Sie dafür sorgen, daß Sie ihn sicher benutzen. Wir wissen, daß die stärksten magnetischen Felder seitlich und hinten am Bildschirm abgestrahlt werden. Wenn Sie am Bildschirm arbeiten, sollten Sie also versuchen, in einem Abstand von mindestens einer Armlänge davorzusitzen. Wenn Sie in einem Raum mit mehreren Computern arbeiten, sollten Sie Ihren Stuhl so stellen, daß er sich nicht neben oder hinter anderen Computern befindet. Wie werden Ihnen nicht einmal raten, Ihre elektrische Heizdecke wegzuwerfen, aber wenn Sie eine solche Decke brauchen, halten Sie sich an neue Modelle, die weitaus geringere EMF aufweisen. Vielleicht bieten die Einnahme von Melatonin und die Aufrechterhaltung unseres nächtlichen Melatoninspiegels eine Lösung für alle Probleme mit EMF.

Was EMF anbelangt, so tappen wir in bezug auf die Einschränkung ihres Gefahrenpotentials ehrlich gesagt noch im dunkeln. Solange wir nicht mehr über den Zusammenhang von EMF und Krebs wissen, scheint es sinnvoll, einige einfache Schritte zu unternehmen, um eine Überdosis an Strahlen zu vermeiden, aber es scheint uns nicht sinnvoll, zu ihrer Vermeidung zu extremen Maßnahmen zu greifen.

Tips zur Krebsprävention

In diesem Kapitel sind wir auf die vielversprechende Wirkung von Melatonin als krebsbekämpfendes Mittel eingegangen und haben aufgezeigt, wie es bereits verwendet wird, um verschiedene Formen dieser Krankheit zu behandeln.

Krebs kann durchaus vermieden werden. Das ist nicht nur unsere Meinung, sondern eine weit verbreitete Tatsache. Vielleicht mehr als die Hälfte aller Krebsleiden können nach Angaben des Nationalen Krebs-Instituts vermieden werden, indem man einfache Veränderungen im Lebensstil und der Ernährung vornimmt. Indem Sie zum Beispiel nicht rauchen, reduzieren Sie Ihr Risiko an Krebs zu erkranken erheblich. Auch durch eine Ernährung, die reich an Früchten und Gemüsen ist, können Sie das Züngeln an der Waage zu Ihren Gunsten beeinflussen. Früchte und Gemüse enthalten Ballast- und andere wichtige Stoffe, die Phytostoffe heißen, von denen wir wissen, daß sie Krebs auf viele Arten und in verschiedenen Stadien bekämpfen können. Wir brauchen wohl nicht zu betonen, daß wir beide große Mengen von diesen Nahrungsmitteln zu uns nehmen und so gesund wie möglich zu leben versuchen. Am wichtigsten ist aber, daß wir beide Melatonin nehmen. Melatonin bekämpft Krebs an vielen verschiedenen Fronten und auf viele verschiedene Arten. Es stärkt die Fähigkeit des Immunsystems, abnormale Zellen, die Wucherungen bilden könnten, zu entdecken und auszuschalten, und hält den altersbedingten Zerfall der Immunität auf, die krebsanfällig macht. Es kann das Wachstum und die Ausbreitung von Krebstumoren verhindern und die Wirkung von Hormonen schwächen, die das Wachstum gewisser Krebsarten begünstigen, unter anderem Brust- und Prostatakrebs. Melatonin ist ein vielseitiges Mittel gegen Krebs, das dazu beitragen kann, daß wir nicht an diesem Leiden erkranken.

Sollten Sie bereits Krebs haben, sind wir der Meinung, eine relativ geringe tägliche Dosis von Melatonin (5 bis 10 mg) während der Behandlung könnte Ihnen sehr zugute kommen. Wenn Sie Krebs haben und sich zusätzlich zu Ihrer herkömmlichen Therapie für eine Melatonineinnahme interessieren, raten wir Ihnen dringend, mit Ihrem Arzt oder Onkologen zu sprechen, ehe Sie sich selbst eine Kur verschreiben. Wir sind beide Ärzte und der festen Überzeugung,

Arzt und Patient sollten zusammenarbeiten. Sollte Ihrem Arzt die Rolle von Melatonin in der Krebstherapie nicht bekannt sein, so kann er mehr darüber erfahren, indem er den einen oder anderen Artikel aus dem ausführlichen Literaturanhang am Ende dieses Buches liest. Wie bereits erwähnt, kann Melatonin die Wirkung von Schmerz- und Beruhigungsmitteln verstärken, und wenn Sie solche Medikamente nehmen müssen, sollten Sie Ihre Melatonindosis vielleicht verringern.

8.
Melatonin für ein starkes Herz

Die Melatonin-Verheißung:

- Normalisiert den Cholesterinspiegel im Blut
- Senkt hohen Blutdruck
- Schützt den Körper gegen streßbedingte Krankheiten
- Hilft, Herzinfarkt und Schlaganfall zu vermeiden

Zwar haben sie ganz unterschiedliche Aufgaben, doch die Zirbeldrüse und das Herz weisen eine auffallende Gemeinsamkeit auf. Beide sind für den Körper wie Kraftwerke. Die Zirbeldrüse ist ständig damit beschäftigt, jede andere Drüse und auch jedes andere Körperorgan zu regeln, zu steuern und zu überwachen. Das Herz verhält sich genauso energisch. Jeden Tag schlägt es hunderttausend Male, um durch das Blut lebenserhaltenden Sauerstoff und Nährstoffe in jede Zelle unseres Körpers fließen zu lassen. Im Verlauf eines durchschnittlichen Lebens schlägt das Herz zweieinhalb Milliarden Male. Es nährt die Drüsen und die Organe, die unter der Kontrolle der Zirbeldrüse stehen.

Angesichts der unglaublich wichtigen Rolle, die das Herz und die Zirbeldrüse für die Aufrechterhaltung des Lebens spielen, überrascht uns die Tatsache nicht, daß Philosophen diesen beiden Organen über die Jahrtausende hinweg mystische Kräfte zuschrieben. Der griechische Philosoph Aristoteles glaubte, die Seele sei im Herzen beheimatet, und die alten Ägypter meinten, daß das Wägen ihres Herzens schicksalbestimmend sei. Der französische Philosoph

Descartes dachte, die Seele wirke durch die Zirbeldrüse. Hinduistische Mystiker glaubten, die Seele verlasse den Körper nach dem Tode durch die Zirbeldrüse.

Diese Philosophen verfügten über eine ausgeprägte Intuition. Die Zirbeldrüse und das Herz sind auf subtile, doch wichtige Weise unzertrennlich miteinander verbunden. Tatsächlich hilft die Zirbeldrüse – die wir gerne das »Herz des Gehirns« nennen – uns, das »Herz des Körpers« stark und widerstandsfähig und lebenslang funktionstüchtig zu halten. Das bewerkstelligt sie mit Hilfe ihres Hormons Melatonin und den Botschaften, die es durch den Körper sendet.

Wenn das Herz aufhört zu schlagen, sind die Folgen katastrophal: Das Blut hört auf, durch den Körper zu zirkulieren, und innerhalb einer halben Stunde ersticken und sterben die Zellen aller lebenswichtigen Organe, darunter auch die des Herzens selbst. In der westlichen Welt ist Herzinfarkt sowohl bei Männern als auch bei Frauen Todesursache Nummer eins und verursacht die Hälfte aller jährlichen Todesfälle. Wenn wir älter werden und unsere Melatoninwerte zu sinken beginnen, werden wir besonders anfällig für Herzleiden. Zum Glück gibt es Mittel und Wege, um Herzkrankheiten zu vermeiden. Auch Melatonin kann ein nützliches Werkzeug sein, um »starken Herzens« zu bleiben.

In diesem Kapitel werden wir die verschiedenen Arten erklären, wie Melatonin dazu beiträgt, das Herz zu erhalten und zu schützen. Wenn Sie nicht herzkrank sind, sind Sie vielleicht versucht, dieses Kapitel zu überspringen, doch das könnte der Fehler Ihres Lebens sein. Die Beschwerden, die wir in diesem Kapitel erörtern, kündigen sich selten durch Symptome an. Sie könnten an einem oder mehreren dieser Probleme leiden, ohne sich dessen im geringsten bewußt zu sein. Überraschenderweise befallen sie zunehmend jüngere Menschen. Deshalb empfehlen wir, daß Sie das hier vorgestellte Material durchgehen, damit Sie sich dieser Zustände zumindest bewußt sind, und sei es nur, um die nötigen Schritte zu unternehmen, sie zu vermeiden.

Melatonin: Regler von Cholesterin

Die meisten Todesfälle aufgrund von Herzversagen werden von einer Erkrankung der Herzkranzgefäße verursacht. Stellen Sie sich eine Arterie wie einen Gartenschlauch vor: Blut fließt durch den Schlauch, um zum Herzen zu gelangen. Herzleiden treten auf, wenn die Arterien, die das Herz mit Sauerstoff versehen, auf Grund von Ablagerungen verstopft sind, durch einen dicken, gelblichen, wächsernen Belag, der die Blutzufuhr in die Arterien behindert. Kommt es zu verstopften Arterien, nennt man diese Krankheit Arteriosklerose. Die Ablagerungen bestehen aus vielen verschiedenen Zellarten, unter anderem aus Cholesterin, einem Fett oder Lipid, das von der Leber und anderen spezialisierten Körperzellen produziert wird. Solche Ablagerungen können sich mit der Zeit so weit ausbreiten, bis sie die Blutzufuhr zum Herzen behindern. Wissenschaftler haben sich zwar viele plausible Theorien ausgedacht, doch warum sich gerade in diesen Arterien diese Ablagerungen bilden, ist nach wie vor unklar. Bekannt sind jedoch ihre verheerenden Folgen: Wenn das Blut nicht zum Herzen gelangen kann, mangelt es den Herzzellen an Sauerstoff, wodurch bei Teilen dieses Organs bleibende Schäden entstehen können, bis hin zum Herzinfarkt.

In erster Linie scheint Cholesterin für die Ablagerungen verantwortlich zu sein, doch ist Cholesterin an und für sich nicht gefährlich. Der Körper könnte ohne Cholesterin gar nicht leben – es ist für viele wichtige Funktionen zuständig. Bei der Ausschüttung von Sexualhormonen ist Cholesterin unerläßlich. Es wird zur Herstellung von Myelin benötigt, einer Fetthülle, die die Nerven isoliert und zur Synthese von Vitamin D benötigt wird. Zu viel Cholesterin kann jedoch ernsthafte Beschwerden zur Folge haben.

Cholesterin wird nicht nur vom Körper hergestellt, sondern findet sich auch in vielen Nahrungsmitteln, unter anderem in Eiern, Fleisch und anderen Tierprodukten. Es wird auch von gesättigten Fetten erzeugt, die sich ebenfalls in großen Mengen in Fleisch und Milchprodukten finden. Ein kleiner Prozentsatz von Menschen leidet an einem genetischen Defekt, der die Zellen dazu veranlaßt, zuviel Cholesterin auszuschütten. Diese Krankheit wird Hypercholesterinämie genannt. Untersuchungen deuten jedoch darauf hin, daß viele Menschen mit einem erhöhten Cholesterinspiegel zu fett essen, wobei eine Reduzierung der Fetteinnahme zur Reduktion von Cholesterin beitragen kann. Hinzu kommt, daß es gewisse Medikamente gibt, die dazu beitragen, das Cholesterin in normalen Grenzen zu halten.

Jeder schreit nach einem »normalen« Cholesterinspiegel, aber es gibt Untersuchungen, die nachweisen, daß Menschen mit einem niedrigen Cholesterinspiegel zu Krebs neigen und darüber hinaus eine höhere Selbstmordrate aufweisen. Niemand kennt den Zusammenhang zwischen Krebs und Cholesterin, doch manche Forscher vermuten, Krebs könne eine Abnahme der Cholesterinwerte auslösen. Der Zusammenhang von Cholesterin und Selbstmordrate bleibt ein völliges Rätsel. In den Vereinigten Staaten gilt ein Wert von 120 bis 220 mg/dl Cholesterin im Blut als »normal«. Alles, was darüber hinausgeht, erhöht die Wahrscheinlichkeit eines Herzinfarkts, doch gibt es weitere Variablen, die den Krankheitsverlauf beeinflussen. Noch bedeutsamer ist das Verhältnis zwischen zwei Cholesterintypen, HDL (High Density Lipoprotein) und LDL (Low Density Lipoprotein). In den letzten Jahren ist HDL als »gutes« Cholesterin bekannt geworden, weil es der Leber zugute kommt und der Sekretbildung der Galle dient. LDL dagegen gilt als »schlechtes« Cholesterin, weil es sich in der ganzen Blutbahn ausbreitet. Idealerweise sollte das Verhältnis von totalem Cholesteringehalt zu HDL 6:1 nicht überschreiten.

Trigylzeride sind ein weiteres Blutlipid, das vor allem für Frauen von Bedeutung ist. Weisen Frauen sehr hohe Triglyzeridwerte auf (über 190 mg/dl), so erhöht das nämlich die Wahrscheinlichkeit eines Herzinfarktes. (Bei Männern werden Triglyzeridwerte über 400 mg/dl für gefährlich erachtet.)

Die Zirbeldrüse scheint eine wichtige Rolle bei der Regelung der Cholesterinwerte und anderer wichtiger Blutlipide zu spielen. Wird Tieren die Zirbeldrüse entfernt, schnellen sowohl ihre Cholesterinals auch ihre Triglyzeridwerte in die Höhe. Andere Studien haben die positive Wirkung Melatonins auf Blutlipide nachgewiesen. Bei einer Untersuchung an der Universität Tokyo führten Forscher einen Versuch durch, um festzustellen, ob Melatonin den Cholesterinspiegel von Ratten senken konnte. Bei dieser Studie gab es vier Gruppen von Ratten. Eine Gruppe wurde normal ernährt und erhielt eine zusätzliche Dosis Melatonin, während eine Kontrollgruppe eine normale Ernährung, aber kein Melatonin bekam. Eine weitere Rattengruppe wurde auf eine Diät mit hohem Cholesterinanteil gesetzt, und es wurde ihr zusätzlich Melatonin verabreicht, während die Kontrollgruppe dasselbe Futter, aber kein Melatonin erhielt.

Das Melatonin hatte eine kaum feststellbare Wirkung auf die Ratten, die eine normale Ernährung erhielten, doch seine Wirkung auf Ratten, die cholesterinreich ernährt wurden, war schlichtweg verblüffend. Melatonin schien die Wirkung der Cholesterinzufuhr auf die Cholesterinblutwerte eindeutig abzuschwächen. Die Ratten, denen eine cholesterinreiche Diät plus Melatonin gegeben wurde, wiesen einen gewissen Anstieg ihrer Cholesterinwerte auf, doch war diese weitaus geringer als bei den Ratten, die eine cholesterinreiche Nahrung, aber kein Melatonin bekommen hatten. Das ist ein Paradebeispiel dafür, wie Melatonin als »intelligentes« Mittel wirken kann. Es handelt selektiv, wirkt nur dort, wo es benötigt wird, und versucht nicht, Dinge in Ordnung zu bringen, wo es nicht nötig ist. Bei diesem Experiment versuchte das Melatonin nicht, das Cholesterin von Ratten zu verringern, denen man normales Futter gab; es trat nur in Funktion bei Ratten, deren Nahrung zuviel Cholesterin enthielt.

Wir glauben, daß Melatonin dazu beiträgt, zu hohe Cholesterinwerte zu senken. Wir haben Melatonin für diesen Zweck empfohlen, und es gibt einige Beweise dafür, daß es funktioniert. Einer von Walters Freunden mußte beispielsweise eine vierfache Bypassoperation vornehmen lassen, um seiner Arteriosklerose beizukommen. Wenn die Herzkranzgefäße so verstopft sind, daß kein Blut mehr durchfließen kann, um das Herz zu versorgen, wird einem anderen Körperteil, wie beispielsweise einem Bein, eine Arterie entnommen, und diese wird an einem Punkt unterhalb der blockierten Stelle angebracht. So kann das Blut an der verstopften Stelle vorbei umgeleitet werden. Nach der Bypassoperation ging es Walters Freund nicht sehr gut. Seine Blutlipide und Zuckerwerte waren nach wie vor gefährlich hoch, er sah schwach und müde aus und konnte nicht schlafen. Als Walter ihn diese Symptome beschreiben hörte, empfahl er seinem Freund, abends vor dem Schlafen 5 mg Melatonin einzunehmen. Als Walter ihm Monate später wieder begegnete, war die Veränderung auffallend. Sein Freund sah stärker und gesünder aus (was er seiner wiederentdeckten Fähigkeit zuschrieb, gut schlafen zu können), und zur großen Überraschung seines Arztes hatten sich seine Blutfett- und Zuckerwerte normalisiert. Sein Stoffwechsel wird jetzt ständig mit Melatonin im Gleichgewicht gehalten. Wir glauben, daß Melatonin diesen Unterschied bewirkt hat.

Wie kann Melatonin erhöhte Cholesterinwerte verringern? Wir wissen es nicht sicher, aber wir glauben, daß es mit der Wirkung zu tun hat, die Melatonin auf die Ausschüttung von Hormonen durch die Schilddrüse ausübt. Wie bereits erörert, ist die Schilddrüse eine schmetterlingsförmige Drüse, die sich am Halsansatz befindet. Die Schilddrüse bringt zwei Hormone hervor, T_4 und T_3, die beide am Zellstoffwechsel beteiligt sind, dem Prozeß, durch den die Zelle Energie erzeugt. T_4 und T_3 sind im menschlichen Körper maßgebend an der Aufschlüsselung und Verwendung von Cholesterin beteiligt. Wenn jemand eine unteraktive Schilddrüse hat, ein Leiden, das Hypothyreose genannt wird, sind seine Blutcholesterinwerte typischer hoch und normalisieren sich erst, wenn ihm Mittel verschrieben werden, die die fehlenden Schilddrüsenhormone ersetzen. Melatonin ist zuständig für die Aufschlüsselung der Schilddrüsenhormone von T_4 zu T_3. T_3 ist das stärkere der beiden und verbrennt seine Energie schneller. Zudem wandelt es Cholesterin um und verbraucht es schneller. Wir glauben, daß Melatonin durch eine Steigerung des T_3-Hormonspiegels die Geschwindigkeit steigert, mit der Cholesterin vom Körper umgewandelt und verwendet wird.

Den Blutdruck kontrollieren

Hypertension oder Bluthochdruck ist eine sehr heimtückische Krankheit und wird »schleichender Tod« genannt, weil sie schmerzlos ist und oft nicht einmal zu Symptomen führt. Bluthochdruck ist ein führender Risikofaktor bei Herzinfarkten, Sehverlust und Nierenleiden.

Der Blutdruck ist ein Maß für den Druck, der vom Blut auf die Arterienwand ausgeübt wird (die Leitung, die das Blut vom Herzen wegbewegt). Ein normaler Blutdruck liegt defintionsgemäß etwa bei 120/80. Die obere Zahl mißt den systolischen Druck, der in dem Augenblick auf die Arterie ausgeübt wird, wenn das Herz sich zusammenzieht und Blut in die Arterien preßt. Die untere Zahl mißt den diastolischen Druck, der in den Arterien auftritt, wenn der Herzmuskel sich zwischen zwei Schlägen entspannt. Wenn wir älter werden, besteht eine Tendenz zum Ansteigen unseres Blutdrucks, in manchen Fällen auf ein ungesundes Niveau. Ein Wert von über 140/90 wird als hoher Blutdruck definiert. Etwa sechzig Millionen Amerikaner leiden an Bluthochdruck, und er ist vor allem unter der schwarzen amerikanischen Bevölkerung sehr verbreitet. Viele Ärzte glauben, bereits eine geringe Erhöhung des Blutdrucks könne die Wahrscheinlichkeit eines Herz- oder Nierenleidens erhöhen.

Es gibt beachtliche Hinweise dafür, daß Melatonin gegen hohen Blutdruck schützt. Wenn wir schlafen und Melatonin ausschütten, schlägt unser Herz interessanterweise langsamer und unser Blutdruck nimmt ab. Wenn unsere Melatoninwerte gegen Morgen jedoch abfallen, steigt der Blutdruck rapide an. Sie dürften überrascht sein zu erfahren, daß die Stunden zwischen 6 und 9 Uhr morgens auf Herzstationen als »verflixte Stunden« bekannt sind. Uns erstaunt das nicht. Wir wissen, daß die Melatoninwerte von Tieren, deren Zirbeldrüse entfernt wurde, abfallen und sie infolgedessen einen sofortigen und bleibenden Anstieg ihres Blutdrucks erfahren.

Es gibt andere spannende Hinweise dafür, daß Melatonin den Blutdruck regelt. Wenn Melatonin durch den Blutkreislauf zirkuliert, passiert es auch die Nieren. Die Nieren spielen eine wichtige Rolle bei der Regelung des Blutdrucks. Sie schütten verschiedene Hormone aus, unter anderem auch Aldosteron und Renin, die die Salzspeicherung, das Blutvolumen und andere Faktoren kontrollieren, welche den Blutdruck beeinflussen. (Deshalb werden Menschen mit hohem Blutdruck oder Herzleiden oft Diuretika oder Entwässerungspillen verschrieben, die dem Körper die überschüssige Flüssigkeit entziehen.) Wir glauben, daß Melatonin in den Nieren wie eine Art hemmendes Hormon agiert, das den Spiegel anderer Nierenhormone normalisiert und dadurch den Blutdruck im Gleichgewicht hält.

»Tödlichen« Streß beherrschen

Unter ständigem Streß zu leben kann für Herz und Seele von Mann und Frau schreckliche Folgen haben. Vielleicht dauert es eine Zeitlang, bis der chronische, nagende Streß seine zerstörerische Arbeit vollbracht hat, er kann jedoch so tödlich sein wie eine Kugel im Herzen. Stehen wir unter Streß, so signalisiert das Gehirn dem Körper, auf eine bestimmte Art zu reagieren. Das sympathische oder autonome Nervensystem übernimmt die Führung, um den Körper handlungsbereit zu machen. Die Nebennieren schütten die Hormone Epinephrin (auch Adrenalin genannt) und Norepinephrin aus, die den Herzschlag erhöhen. Unser Blutdruck steigt, die Pupillen unserer Augen weiten sich, lassen mehr Licht eindringen und erhöhen unsere Nachtsicht; der Körper verbrennt mehr Energie, um diese Veränderung zu ermöglichen. Wir beginnen auch Corticosteoride und andere Hormone auszuschütten. Dieser Mechanismus ist als Flucht-Kampf-Reflex bekannt.

Das alles verlangt seinen Tribut von Herz und Gehirn. Mehrere Untersuchungen haben gezeigt, daß das Herz sogar in Abwesenheit einer arteriellen Erkrankung empfindlich auf streßartige Einwirkungen reagiert. Eine äußerst bemerkenswerte Studie an Ratten hat sogar gezeigt, daß Streß allein ihrem Herzmuskel einen Schaden zufügte, nicht unähnlich dem, wie er durch einen Herzinfarkt entsteht. Bestimmte unter Streß hervorgebrachte Steroide wie die Corticosteroide haben sich als äußerst schädlich für das Herz erwiesen. Ähnlich können Streßsteroide auch auf den Hippocampus wirken, einem Teil des Gehirns, der mit der Speicherung und dem Abrufen von Erinnerungen zu tun hat. Melatonin kann uns auf eine sehr wichtige Weise gegen die verheerenden Folgen von Streß schützen. Es verringert die Ausschüttung von Corticosteroiden und kann dazu beitragen, deren tödliche Wirkung auf das Herz zu verringern. (Für weitere Informationen verweisen wir Sie auf Kapitel 11.)

Die Mitochrondien-Verbindung

Wenn die Zirbeldrüse alt wird, entwickelt sie Kalkablagerungen, was auch für andere Körperorgane und für das Herz gilt. Kalkablagerungen entstehen in den Gefäßen, die Blut zum Herzen führen. Sie können diese Blutzufuhr hemmen und zu einem Herzinfarkt führen. Es kann im Herzmuskel auch zu einer Verkalkung kommen, wodurch das Herz weniger Blut aufnehmen kann.

Niemand weiß genau, was Herz- und Blutgefäße dazu bringt, zu verkalken, aber wir spekulieren, daß dieser Prozeß genau wie der Alterungsprozeß eine weitere Folge der verminderten Funktion der Zirbeldrüse sein könnte. Die Zirbeldrüse ist eine der aktivsten Drüsen im Körper mit einem großen Energiebedarf. Diese Energie bezieht sie von den Mitochondrien, den winzigen Strukturen in jeder Körperzelle, die wir als deren Kraftwerk kennen. Mitochondrien bringen ATP (Adenosintriphosphat) hervor, den Treibstoff, der es dem Körper ermöglicht, seine Wärme zu behalten und der ihn am Laufen hält. ATP liefert den Zellen der Zirbeldrüse die Energie, um Melatonin auszuschütten und die Herzzellen mit der Energie zum Weiterschlagen zu versehen. Wird die Zirbeldrüse älter, so produzieren ihre Mitochondrien weniger ATP und mehr von einem anderen Stoff, der Pyrophosphat heißt. Pyrophosphat verbindet sich mit Kalzium und bildet Kalziumablagerungen in der Zirbeldrüse. Beginnt diese einmal zu verkalken, verliert sie an Kraft und produziert weniger Melatonin. Wie Sie sich erinnern werden, haben wir bereits erwähnt, daß Melatonin dazu beiträgt, Schilddrüsenhormone in ihre stärkste energieerzeugende Form umzuwandeln. Die Zellen brauchen diese Energie, damit sie weiterhin den Treibstoff ATP herstellen können. Ohne genügend Energie, um mit der Produktion von ATP fortzufahren, würden Zellen in Organen wie dem Herz anfangen, überschüssiges Pyrophosphat zu erzeugen, das sich wiederum mit Kalk verbinden und die Salzablagerungen bilden würde, die als Kennzeichen des Alterns gelten.

Wie können wir diesen Teufelskreis durchbrechen? Wir glauben, daß eine Melatoninersatztherapie die Zirbeldrüse weiterhin ATP in jugendlich hohen Mengen ausschütten ließe und die Mitochondrien im ganzen Körper aufspüren und schützen würde, so daß verschiedene Folgen des Alterungsprozesses nicht aufzutreten bräuchten.

Antioxidanzien und das Herz

Die verheerenden Folgen von Herzerkrankungen sind uns zwar nur allzu bekannt, doch ihre genauen Ursachen sind nach wie vor unklar, obgleich es dazu viele interessante Theorien gibt. Manche Experten meinen, die Ernährung spiele eine große Rolle. Sie sind der Meinung, eine fettreiche Kost könnte zur Ausschüttung von überschüssigem Cholesterin führen, das zu Ablagerungen und Verstopfung in den Arterien führt. Die Wissenschaft hat sich jedoch sehr schwer getan, diese These zu beweisen. Es gibt zwar Untersuchungen, die die Verbindung zwischen hohen Cholesterinwerten und Herzkrankheiten bestätigten, doch keine von ihnen hat nachweisen können, daß eine Ernährung mit hohen Fettanteilen notwendigerweise zu hohen Cholesterinwerten führt.

Seit kurzem ist die Rolle der Antioxidanzien bei der Prävention von Herzleiden für die Ärzteschaft und eine breite Öffentlichkeit ein Thema von großem Interesse. Viele Forscher sind überzeugt, daß die den Blutfluß behindernden Ablagerungen infolge einer Verletzung im Innern der Arterie zustande kommen. Was verursacht diese Verletzung? Forscher spekulieren, daß die ursprüngliche Verletzung durch das Oxidans von LDL oder »gutem« Cholesterol verursacht wird – durch freie Radikale oder unstabile Sauerstoffmoleküle. Einmal oxidiert oder verletzt, zieht das LDL-Cholesterin Abwehrzellen an, die es auffressen und etwas bilden, was Schaumzellen genannt wird, welche dann mit der Bildung von Ablagerungen beginnen. Wenn diese Theorie stimmt, können Stoffe, die als Fänger freier Radikale fungieren, das Auftreten der ursprünglichen Verletzung verhindern, indem sie die freien Radikale auffressen, noch ehe sie die LDL angreifen können.

Gemäß unseren Studien wie auch den Arbeiten anderer Forscher ist Melatonin ein solcher Fänger freier Radikale und wirkt ebensogut wie Vitamin E, um gegen den Schaden zu schützen, die freie Radikale im Blutstrom anrichten. Wenn Melatonin bei der Verhütung von Herzkrankheiten so gute Arbeit leistet wie Vitamin E, macht es seine Arbeit wirklich sehr gut. Bei einer großangelegten Untersuchung an vierzigtausend Angehörigen helfender und heilender Berufe waren diejenigen, die Vitamin E einnahmen, einer 40 Prozent weniger hohen Wahrscheinlichkeit ausgesetzt, herzkrank zu werden. Ausgehend von diesen und anderen Studien sind wir überzeugt, Melatonin könne dieselbe positive Wirkung ausüben.

Melatonin ist ein hochwirksames Mittel, um Herzleiden vorzubeugen, dem Killer Nummer eins beider Geschlechter. Seine gesunde Wirkung auf das Herz zeigt sich auf unterschiedlichste Art und Weise. Melatonin kann Cholesterin verringern und so die Bildung von Ablagerungen vermeiden helfen, die Arterien verstopfen und den Blutfluß behindern können. Melatonin kann den Blutdruck normalisieren und das Agieren freier Radikale verhindern, welche Arterien angreifen und das Herz verletzen können. Melatonin kann sogar die zerstörerischen Folgen von Corticosteroiden abschwächen, den Streßhormomen, die dem Herzmuskel eines sonst gesunden Körpers schaden können.

Auf einen Nenner gebracht: Melatonin kann dazu beitragen, unser Herz unser ganzes Leben lang stark und funktionsfähig zu erhalten.

9.
Aufregende Fronten: Die Verheißung der Zukunft

Als wir uns entschlossen, dieses Buch zu schreiben, war eines unserer Ziele, sowohl die Öffentlichkeit als auch die wissenschaftliche Gemeinschaft über die Rolle aufzuklären, die Melatonin bei der Behandlung vieler Krankheiten spielt, und dadurch weitere Forschungen auf diesem Gebiet zu fördern. Ausgehend von dem, was wir bereits über Melatonin wissen, erwarten wir, daß solche Untersuchungen zeigen werden, daß dieses erstaunliche Hormon eingesetzt werden kann, um eine stattliche Reihe von Krankheiten zu behandeln und zu verhüten.

In diesem Kapitel werden wir einige der – wie wir glauben – zukünftigen medizinischen Anwendungsmöglichkeiten von Melatonin untersuchen, unter anderem die Behandlung von AIDS, der Alzheimerschen Erkrankung und der Altersblindheit.

Wir sind sicher, daß Sie uns, wenn Sie dieses Kapitel lesen und mehr über Melatonin und sein krankheitsbekämpfendes Potential erfahren, zustimmen werden, daß Melatonin ein vielversprechendes krankheitsbekämpfendes Hormon ist und noch mehr Forschung benötigt wird.

AIDS

AIDS – (englisch: acquired immune deficienty syndrome) – ist nicht eine einzelne, sondern eine Gruppe von Krankheiten, die der Unterdrückung des Immunsystems durch ein Retrovirus zu verdanken sind, einem Virus, das den genetischen Aufbau einer Zelle verändern kann. Dieses Retrovirus HIV (Human Immune deficieny Virus) ist ein langsam wirkendes Virus; es lassen sich positive HIV-Antikörper aufweisen – was heißt, daß man mit dem Virus in Kontakt gekommen ist –, ohne tatsächlich AIDS zu haben. AIDS wird definiert als das Vorhandensein von zwei oder mehreren zusammenhängenden Krankheiten bei Menschen, die positiv auf den HIV-Test reagieren. Es wird in der wissenschaftlichen Welt viel darüber debattiert, ob jeder, der HIV-positiv ist, auch wirklich AIDS bekommen wird, wobei die meisten Wissenschaftler davon ausgehen, daß HIV-positive Menschen im Lauf der Zeit AIDS entwickeln werden, auch wenn es Jahre dauern kann, bis es soweit ist. Für uns stellt sich AIDS als ein Mikrokosmos des Alterungsprozesses dar, weil die Krankheit eine Schwächung und Zerstörung des Immunsystems beinhaltet sowie ein daraus hervorgehendes, schleichendes Syndrom, das den Verfallerscheinungen des Alterns erschreckend ähnlich sieht. Wenn wir es mit fortgeschrittenen AIDS-Patienten zu tun haben, stellen wir immer wieder fest, daß sie viel älter aussehen, als sie tatsächlich sind.

Als AIDS im Jahre 1979 in den Vereinigten Staaten erstmals festgestellt wurde, trat es hauptsächlich bei homosexuellen Männern auf, doch die Krankheit blieb nicht auf diese Bevölkerungsgruppe beschränkt. Heute sind weltweit mehr als zehn Millionen Menschen mit HIV infiziert, und in Amerika verbreitet es sich am schnellsten unter Frauen und Teenagern.

Es ist heute den meisten Menschen bekannt, daß AIDS durch Samen, Blut, Blutkonserven und Muttermilch übertragen werden kann. Im Gegensatz zu manchen äußerst ansteckenden Krankheiten wie Tuberkulose verbreitet sich das AIDS-Virus nicht durch die Luft, durch Husten und Niesen oder andere lockere Kontakte wie ein Händeschütteln. Wenn man die richtigen Maßnahmen trifft, kann AIDS vermieden werden. Da es kein Gegenmittel gibt und nur wenig zur Behandlung von AIDS beigetragen werden kann, ist Vorbeugen hier wirklich die beste Medizin.

Es sind uns zwar noch keine Untersuchungen über den Einsatz von Melatonin bei der Behandlung von AIDS in die Hände gekommen, doch ausgehend von dem, was wir über das Immunsystem und die Rolle wissen, die Melatonin bei dessen Unterstützung spielt, sind wir der Überzeugung, es könne sich ebenfalls als nützlich erweisen, um das Fortschreiten dieser Krankheit hinauszuzögern. Deshalb empfehlen wir eine verstärkte Forschung auf diesem Gebiet.

HIV ist so heimtückisch und so schwer zu kontrollieren, weil es das Immunsystem ganz gezielt anpeilt und angreift. Insbesondere dezimiert HIV zwei Sorten von T-Zellen (Lymphozyten), die CD-4 und CD-8 genannt werden. Diese beiden Zellen tragen wesentlich dazu bei, das Immunsystem funktionstüchtig zu erhalten. CD-4-Zellen schützen andere Zellen vor fremden Proteinen, Viren und weiteren vagabundierenden Organismen. CD-8-Zellen erzeugen Antikörper, die durch den Blutstrom zirkulieren und mögliche Störenfriede außer Kraft setzen. HIV-positive Patienten weisen weitaus geringere Spiegel dieser wichtigen T-Zellen auf und sind demzufolge anfälliger für sogenannte opportunistische Entzündungen. Das sind Infektionen, die geschwächten Immunsystemen auflauern. AIDS-Patienten sind zum Beispiel besonders anfällig für Pneumocystis-carinii-Pneumonie (PCP) und Cytomegalovirus (CMV), das zur Erblindung führt. Wenn ein Mensch mit einem gesunden Immunsystem den Organismen begegnet, die diese Entzündungen verursachen, kann er sie meistens abwehren. Das ist jedoch nicht so leicht für Menschen mit einem angeschlagenen Immunsystem. Für sie kann sich sogar eine relativ harmlose Entzündung zu einer lebensbedrohlichen Krankheit auswachsen. Die Medizin hat eine Reihe von Behandlungsstrategien entwickelt, um das Ausbrechen einiger dieser opportunistischen Entzündungen zu verhindern. HIV-positive Menschen sollten sie kennen, um sie mit ihren Ärzten besprechen zu können.

Wir sind der Meinung, da Melatonin das Immunsystem stärkt, könne es auch einem HIV-angegriffenen Immunsystem helfen, Entzündungen abzuwehren. Darüber hinaus könnte Melatonin als ein Hormon, von dem als erwiesen gilt, daß es das Immunsystem anregt, ebenfalls dazu beitragen, die Immunfunktion zu erhalten und das Fortschreiten von HIV zu AIDS hinauszuzögern. Wir gründen unsere Meinung auf unsere früheren Arbeiten zum Thema Immunsystem, die nachwiesen, daß Melatonin eine positive Wirkung auf die Produktion von T-Zellen haben kann.

Vielleicht erinnern Sie sich, daß ein Teil unserer Studien von sogenannten athymischen Nacktmäusen handelte. Das sind Mäuse, die ohne Thymusdrüse zur Welt kommen. Diese Drüse ist, wie gesagt, ein wichtiger Bestandteil des Immunsystems. In ihr lagern unsere T-Zellen, bis sie abgerufen werden, um Entzündungen zu bekämpfen. Diese athymischen Nacktmäuse haben in einigen Punkten mit AIDS-Patienten etwas gemeinsam; in beiden Fällen liegt eine geschwächte Immunität vor und beide tragen ein hohes Risiko, jung an einer Entzündung zu sterben. Es gelang uns jedoch, die Produktion von T-Zellen wieder in Gang zu bringen, indem wir die Melatoninwerte dieser Mäuse erhöhten. Das erreichten wir auf zwei Arten. Bei einer Serie von Experimenten verpflanzten wir die Zirbeldrüse normaler Mäuse auf athymische Nacktmäuse und erhöhten dadurch ihre Melatoninausschüttung. Bei einer anderen Versuchsreihe fügten wir Melatonin dem nächtlichen Trinkwasser atymischer Nacktmäuse bei. Bei beiden Versuchen blieben die mit Melatonin behandelten Mäuse gesünder und lebten wesentlich länger als ihre unbehandelten Artgenossen. Deshalb glauben wir, daß Melatonin eine wichtige Rolle bei der Kräftigung des Immunsystems von AIDS-Patienten spielen könnte.

Wir haben bereits festgestellt, daß der Alterungsprozeß einen Tribut vom Immunsystem fordert, der dem Schaden gleicht, der vom HIV-Virus angerichtet wird. Wie bei AIDS-Kranken ist eine eingeschränkte Immunreaktion auch bei alten Menschen typisch. Weil ihre T-Zellen nicht halb so angriffslustig sind wie in jüngeren Jahren, sind alte Menschen anfällig für Entzündungen, die von jungen Menschen einfach abgewehrt werden. Alternde Tiere haben die gleichen Immunprobleme wie alternde Menschen. Deshalb wiederholen wir noch einmal: Unsere Experimente ergaben, daß Melatonin das Immunsystem älterer Mäuse wesentlich aufbaute und ihre T-Zellen-Produktion auf das Niveau viel jüngerer Mäuse anhob.

Melatonin kann auch dazu beitragen, den Streß im Zaum zu halten, der mit chronischen Krankheiten wie AIDS einhergeht. Typischerweise schütten AIDS-Patienten eine große Anzahl Corticosteroide aus. Sie werden Streßhormone genannt, weil sie von den Nebennieren ausgeschüttet werden, wenn wir unter Druck stehen, wütend oder traurig sind, uns bedroht fühlen oder krank sind. Corticosteroide wirken entzündungshemmend, aber sie dämpfen gleichzeitig das Immunsystem, indem sie die Handlungsfähigkeit der krankheitsbekämpfenden T-Zellen einschränken. Die Wirkung ist natürlich genau das Gegenteil dessen, was ein AIDS-Patient braucht. Melatonin trägt dazu bei, die Herstellung von Corticosteroiden einzuschränken, und kann deshalb die Wirkung von Corticosteroiden auf das Immunsystem reduzieren.

Melatonin kann noch auf andere Weise dazu beitragen, gegen AIDS anzukämpfen, und zwar durch den Schutz von Glutathion, einem Antioxidans, das von den Immunzellen produziert wird. Antioxidanzien wie Glutathion schützen den Körper gegen oxidative Schäden, die durch freie Radikale verursacht werden, durch jene unstabilen Moleküle, die Zellen verletzen und sie zur Mutation veranlassen können. Freie Radikale können auch natürlichen Antioxidanzien wie Gluthathion schaden. Laut einer kürzlich veröffentlichten Studie kann Melatonin dazu beitragen, Glutathion vor Schaden durch freie Radikale zu bewahren und demnach dessen Fähigkeit erhöhen, andere Zellen zu schützen. Was das für AIDS-Patienten bedeutet, die niedrige T-Zellenwerte aufweisen, haben wir soeben erklärt. Dies scheint daran zu liegen, daß die T-Zellen auf Grund eines Mangels des schützenden Antioxidans Glutathion durch die Schadenswirkung der freien Radikale zerstört werden, wobei Glutathion wiederum die Zerstörung dieser wesentlichen T-Zellen verhindern helfen kann.

Das menschliche Immunsystem ist äußerst komplex, und AIDS ist eine ebenso intelligente wie tödliche Krankheit. Wir behaupten nicht, Melatonin könne AIDS heilen, und wir wollen ganz bestimmt keine falschen Hoffnungen wecken. Dennoch sind wir überzeugt, daß Melatonin unbedenklich ist und dem Immunsystem den Auftrieb gibt, den es braucht, um AIDS-Patienten am Leben zu halten, bis es neue und bessere Medikamente gibt. HIV-Positive finden die Einzelheiten zur Melatonineinnahme in Kapitel 14 dieses Buches.

Neben der Einnahme von Melatonin sollten sie jedoch weitere Maßnahme ergreifen, um ihr Immunsystem zu stärken. Sie brauchen in erster Linie genügend Schlaf, gutes Essen und wenig Streß.

Alzheimersche Krankheit

Von allen Krankheiten, die mit dem Alter in Verbindung gebracht werden, ist die Alzheimersche Erkrankung die schlimmste und gefürchtetste, und das aus gutem Grund. Es ist ein absolut verheerendes Leiden, das jeden Aspekt des Lebens beeinträchtigt. Die Alzheimersche Krankheit zeichnet sich durch einen irreparablen Verlust des Gedächtnisses, des rationalen Denkens und der Kommunikationsfähigkeit aus. Im fortgeschrittenen Stadium sind sich ihre Opfer nicht einmal mehr ihrer selbst und ihrer Umwelt bewußt. Sie können nicht länger für sich selbst sorgen und brauchen oft Hilfe bei den einfachsten Aufgaben. Viele der Patienten beenden ihre Tage im Pflegeheim.

Etwa zehn Prozent aller Amerikaner über 65 Jahre leiden an der Alzheimerschen Krankheit. Fünf Prozent aller Fälle tritt bei Menschen auf, die über vierzig sind. Manche Formen der Erkrankung sind erblich, aber die Krankheit kann auch Menschen befallen, in deren Familie sie nie zuvor aufgetreten war. Nun, da die Nachkriegsgeneration älter wird, wird die Zahl der an der Alzheimerschen Krankheit Erkrankten steigen. Es gibt noch kein Gegenmittel, und die bisherigen Behandlungsstrategien können nur wenig ausrichten. Manche Medikamente zögern das Fortschreiten der Krankheit zwar hinaus, aber sie können ihr nicht Einhalt gebieten. Wir wissen nicht, wie die Krankheit vermieden werden kann, aber für Frauen gibt es wenigstens einen Hoffnungsschimmer. Untersuchungen haben ergeben, daß sich die Wahrscheinlichkeit, die Alzheimersche Erkrankung zu entwickeln, bei Frauen, die in den Wechseljahren einen Östrogenersatz erhalten, um 40 Prozent reduziert.

Ein Grund, weshalb es so schwierig ist, ein erfolgreiches Mittel gegen die Krankheit zu finden, ist ganz einfach der, daß die Ursachen dieser Krankheit nach wie vor unbekannt sind. Die Medizin weiß, daß sich die Erkrankung durch eine Zunahme von einem Protein im Gehirn auszeichnet, das Beta-Amyloid heißt. Viele Wissenschaftler glauben, Beta-Amyloid sei verantwortlich für die Zerstörung von Gehirnzellen, was zur Alzheimerschen Krankheit führt. Eine allmählich wachsende Minderheit von Forschern vermutet jedoch inzwischen, die Bildung von Beta-Amyloid sei vielmehr ein sekundäres Symptom, und die primäre Ursache der Krankheit sei ein unzulänglicher Blutfluß in den Kapillargefäßen des Gehirns.

Im Laufe der Jahre wurden noch weitere Auslöser für die Krankheit verantwortlich gemacht. So hat man etwa hohe Aluminumkonzentrationen im Gehirn von Patienten festgestellt, weshalb manche Forscher glauben, daß das Aluminium in unserer Umwelt, beispielsweise im Kochgeschirr aus Aluminium oder in den Aluminiumderivaten in desodorisierenden Mitteln ein auslösender Faktor sein könnten. Allerdings gibt es keine wissenschaftlichen Beweise für diese Annahme.

Worin besteht die Aufgabe Melatonins bei der Behandlung der Alzheimerschen Erkrankung? Mehrere Studien ergaben, daß diese Patienten an einer Störung des zirkadianen Rhythmus leiden und daß diese Störung sich häufig durch Schlaflosigkeit auszeichnet. Die Patienten haben oft große Schwierigkeiten einzuschlafen, was ihre Pflegepersonen auch oft um ihre Nachtruhe bringt. Aufgrund dieser Schlafstörung stehen die Patienten nachts oft auf, was besonders gefährlich ist, weil die Wahrscheinlichkeit eines Unfalls im Dunklen oder bei Schläfrigkeit viel größer ist. Es erstaunt nicht, daß die Menschen, die sie pflegen, nicht nur an Depressionen, sondern selbst an Schlafmangel leiden, weil sie 24 Stunden am Tag zur Verfügung stehen müssen. Sich um einen Patienten zu kümmern, der an der Alzheimerschen Krankheit leidet, ist erschöpfend für Körper und Seele.

Wir meinen, Melatonin könne sowohl für diese Patienten als auch für ihre Pfleger ein Segen sein. Wir sind gerade dabei, eine Untersuchung zur Wirkung von Melatonin auf die Schlafgewohnheiten und andere Defizite von an Alzheimerscher Krankheit leidenden Patienten durchzuführen. Es werden erst in einigen Monaten Resultate vorliegen, aber wir meinen, daß guter Grund zur Annahme besteht, eine Melatoninbehandlung werde vielen der Patienten helfen, ihre normalen Schlafmuster wiederzufinden. Melatonin ist synthetischen Schlafmitteln bei weitem überlegen, weil es zu einer besseren Schlafqualität führt und nicht den morgendlichen Kater mit sich bringt, der mit manchen Schlaftabletten einhergeht. Melatonin kann darüber hinaus Menschen, die sich um solche Patienten kümmern, das sichere Wissen geben, daß ihre Lieben ruhig schlafen und nicht etwa umherwandern und sich möglicherweise verletzen.

Es ist zwar noch nicht untersucht worden, aber wir gehen davon aus, daß Melatonin das Gedächtnis von Patienten, die an der Alzheimerschen Erkrankung leiden, verbessern kann. Schlafmangel kann sogar bei jungen und gesunden Menschen, die nicht an dieser Krankheit leiden, zu Gedächtnisschwund führen. Daher könnte es sein, daß die Wiederherstellung des Schlafrhythmus diesen Patienten helfen könnte, ihr Gedächtnis länger zu behalten.

Aus anderen Untersuchungen ging hervor, daß an Alzheimerscher Erkrankung Leidende (und AIDS-Kranke) über längere Zeit hinweg hohe Corticosteroidwerte aufweisen. Wie bereits weiter oben erwähnt, können diese Hormone den Hippocamus angreifen, das Zentrum des Gehirns, das für das Funktionieren des Erinnerungsvermögens zuständig ist. Es ist nachgewiesen worden, daß Melatonin die Herstellung von Corticosteroiden bremst. Wir nehmen daher an, daß es den Hippocamus auch vor Streß durch Corticosteroide schützen und dadurch dazu beitragen kann, das Gedächtnis zu erhalten.

Geistige Verwirrung kann auch auf eine unteraktive Schilddrüse zurückzuführen sein, wie sie häufig bei Patienten mit Alzheimerscher Erkrankung und depressiven Menschen anzutreffen ist. Wie wir in Kapitel 3 erklärten, trägt Melatonin zur Regelung der Schilddrüsenfunktion bei. Bei jungen Tieren fallen die Schilddrüsenwerte nachts ab, was auf eine der Ruhephase entsprechende Beruhigung des Stoffwechsels schließen läßt. Bei älteren Tieren sind die Schilddrüsenwerte jedoch auch nachts erhöht. Als wir älteren Mäusen Melatonin gaben, fielen ihre Schilddrüsenwerte nachts genauso ab, wie es bei jüngeren Tieren geschieht. Bei den Mäusen, die kein Melatonin erhielten, blieb die Schilddrüsenfunktion nachts so hoch, wie es bei Mäusen ihres Alters zu erwarten war. Es hat sich eindeutig gezeigt, daß Melatonin die Schilddrüsenfunktion verbessert, und wir meinen, als Nebenwirkung sollte sich auch das Gedächtnis von Patienten mit Alzheimerscher Erkrankung bessern, gleichzeitig sollten ihre Verwirrungszustände nachlassen.

Vielen der Patienten fehlt es möglicherweise auch an einem wichtigen Vitamin, das zur Herstellung von Tryptophan nötig ist – der Aminosäure, einer Vorstufe von Melatonin. Ab einem Alter von 25 Jahren weisen etwa zwei Drittel aller Amerikaner niedrige Blutserumwerte an Vitamin B_6 auf, das wesentlich ist für die Umsetzung von Tryptophan. Aus anderen Untersuchungen ging hervor, daß ein Merkmal der spezifischen Art von Demenz bei Patienten, die an der Alzheimerschen Krankheit leiden, gewisse Stoffe, die zur Herstellung von Tryptophan im Rückenmark führen, nur in geringem Maße vorhanden sind. Ohne ein ausreichendes Maß dieser lebenswichtigen Substanzen ist es den Patienten nicht möglich, genügend Tryptophan zu produzieren, das später zu Serotomin umgewandelt wird, einer Vorstufe von Melatonin. Möglicherweise leiden viele dieser Patienten an einem Mangel an Vitamin B_6, der ihre Melatoninherstellung ebenfalls beeinträchtigt. Die Einnahme von Melatonin kann dieses Problem korrigieren, wobei gewisse Menschen auch zusätzliches Vitamin B_6 brauchen.

Schließlich ist es bei jeder Erörterung der Alzheimerschen Krankheit wichtig, darauf hinzuwiesen, daß manche Patienten, bei denen sie diagnostiziert wird, möglicherweise gar nicht daran leiden. Vielleicht sind sie auch nur zutiefst deprimiert. Bei alten Menschen kann eine Depression viele der Symptome hervorbringen, die mit Alzheimerscher Erkrankung in Verbindung gebracht werden, unter anderem Gedächtnisschwund, Rückzug aus der Welt und nächtliches Wachsein. Während wir diese Zeilen schreiben, gibt es noch keinen definitiven Test zur Diagnose der Alzheimerschen Erkrankung, und es bleibt problematisch, diese Krankheit von anderen Gemütsstörungen klar unterscheiden zu können. Deshalb scheint es uns wichtig, darauf hinzuweisen, daß viele deprimierte Patienten eine deutliche Verbesserung zeigen, wenn man ihnen Stimmungsaufheller (wie Monoaminoxidase-Hemmer) verschreibt. Bei diesen Patienten kann auch Melatonin dazu beitragen, die zirkadianen Melatoninzyklen wiederherzustellen und ihrer Schlaflosigkeit entgegenzuwirken.

Asthma

Je mehr wir über Melatonin erfahren, desto begeisterter sind wir von seinen vielen Anwendungsmöglichkeiten. Zum Beispiel schwört einer unserer Freunde, der seit vielen Jahren an Asthma leidet, Melatonin habe dazu beigetragen, seinen Zustand zu verbessern. Asthma ist ein häufiges Lungenleiden, bei dem die Luftröhren sich verengen, wodurch es zu Atembeschwerden kommt. Asthmatiker wie unser Freund neigen zu Anfällen, die oftmals durch ein Allergen ausgelöst werden, durch einen irritierenden Stoff wie beispielsweise Pollen, durch Fitneßübungen und sogar durch Streß. Bei der Behandlung von Asthma werden oft Steroide in Form von Sprays eingesetzt, die blockierte Atemwege öffnen, aber bei einer längeren Anwendung nicht ohne Nebenwirkungen sind.

Auf unseren Vorschlag hatte unser Freund zur Behandlung seiner Schlaflosigkeit regelmäßig Melatonin genommen. Er behauptet, es habe nicht nur seine Schlafgewohnheiten verbessert, sondern ihm sei auch aufgefallen, daß er bei seinen Übungen im Fitneßstudio mehr Ausdauer hat als früher und außerdem sein Spray nicht mehr so häufig braucht. Wir fanden die Bemerkungen unseres Freundes so interessant, daß wir beschlossen herauszufinden, ob es wissenschaftliche Untersuchungen zu Melatonin bei der Behandlung von Asthma gab.

Als wir diese Möglichkeit überprüften, entdeckten wir eine interessante Studie, die im Jahre 1967 an der Hadassah Medical School/Cardiopulmonary Laboratory der Hebräischen Universität in Israel unternommen worden war. Bei dieser Untersuchung testeten Forscher die Wirkung von Melatonin auf die Lungen von Hunden. Sie stellten fest, daß Melatonin, intravenös verabreicht, ein ausgezeichneter Bronchodilator war und genauso gut zu wirken schien wie gewisse Stoffe, die häufig zu diesem Zweck eingesetzt werden. Unseres Wissens ist zwar niemand der Wirkung von Melatonin als Asthmamittel nachgegangen, aber wir meinen, es sähe vielversprechend aus und sei eine nähere Untersuchung wert. Das ist nur ein weiteres Beispiel dafür, daß die vielfältige Anwendungsmöglichkeit von Melatonin als therapeutisches Mittel noch weiter zu untersuchen ist.

Diabetes

Diabetes bezeichnet eigentlich eine Gruppe biochemischer Beschwerden, die sich durch die Unfähigkeit des Körpers auszeichnen, Kohlenhydrate zu verarbeiten, also Zucker und Stärke, die in unserer Nahrung anzutreffen sind. Setzt der Körper diese Kohlenhydrate nicht richtig um, so kann es zu erhöhten Blutzuckerwerten kommen, was mit der Zeit zu Herzkrankheiten, Nierenleiden, Schlaganfällen und gar Blindheit führen kann.

Es gibt grundsätzlich zwei Arten von Diabetes. Typ 1 oder Insulin-abhängige Diabetes – auch Jugenddiabetes genannt – tritt auf, wenn die Bauchspeicheldrüse kein Insulin produziert, ein Hormon, das für die Umwandlung von Zucker und Stärke wesentlich ist. Ohne ausreichende Menge an Insulin kann der Blutzuckerspiegel gefährlich hoch ansteigen. Menschen mit Insulinabhängiger Diabetes brauchen täglich ihre Insulinspritzen. Insulin-abhängige Diabetes tritt im allgemeinen vor dem Alter von vierzig Jahren auf und macht etwa zehn Prozent aller Fälle von Zuckerkrankheit aus.

Die bei weitem häufigste Form von Diabetes, die in den Vereinigten Staaten nahezu seuchenartige Ausmaße angenommen hat, wird als Insulin-unabhängige oder Altersdiabetes bezeichnet. Bei diesem Leiden ist der Körper resistent gegen Insulin. Das bedeutet, daß Menschen, die an dieser Art Diabetes leiden, zwar genügend Insulin herstellen, aber ihr Körper kann es nicht effektiv umwandeln. Demzufolge kann der Blutzuckerspiegel ansteigen, und es können dieselben ernsten Komplikationen auftreten wie bei der Jugenddiabetes. Insulinresistenz ist ein Paradebeispiel dafür, wie der Körper mit zunehmendem Alter nicht länger in der Lage ist, sich an seine Umgebung anzupassen. Obgleich die Bauchspeicheldrüse nach wie vor Insulin ausschüttet, ist die Insulinreaktion schwerfällig geworden, und der Patient reagiert nicht länger auf den Reiz des steigenden Blutzuckers. Je älter wir sind, desto wahrscheinlicher ist es, daß wir eine Form von Insulinresistenz entwickeln. In den Vereinigten Staaten leiden etwa 15 Prozent aller Erwachsenen über 65 Jahren an Insulin-unabhängiger Diabetes. Fettleibigkeit und Diabetes in der Familie sind wichtige Risikofaktoren; die Aufrechterhaltung eines normalen Gewichts ist daher die beste Methode, dieses Risiko gering zu halten.

Menschen mit Altersdiabetes wird von ihren Ärzten oft empfohlen, abzunehmen, sich richtig zu ernähren und Sport zu treiben. Im einzelnen verschreiben sie eine Diät, die arm an Zucker und reich an bestimmten leichtverdaulichen komplexen Kohlenhydraten ist, wie sie in Vollkornprodukten, Bohnen und anderen Gemüsesorten zu finden sind. Wenn Sie an Diabetes leiden, gehören Sie unter die Obhut eines Arztes und eines Ernährungsberaters, die Ihnen dabei helfen können, einen Diätplan aufzustellen.

Insulinresistenz ist seit neuestem eine Modekrankheit. Vielleicht haben Sie in Zeitschriften und Zeitungen darüber gelesen oder haben diesen Begriff in Fernsehdiskussionen gehört. Einige bekannte Ernährungsexperten behaupten, Insulinresistenz käme bei der durchschnittlichen Bevölkerung viel häufiger vor, als allgemein angenommen wird; sie befalle nicht nur ältere Menschen, sondern alle Altersgruppen. Diese Ernährungexperten behaupten, daß die Unfähigkeit, Kohlenhydrate umzuwandeln, paradoxerweise zu einem vermehrten Appetit auf Kohlenhydrate führen kann. Mit anderen Worten, diese Theorie geht davon aus, daß unser Körper Lust auf Kohlenhydrate bekommt, weil wir diese nicht richtig umsetzen können und deshalb mehr davon brauchen. Demnach ist Fettleibigkeit in Wirklichkeit eine Folge der Insulinresistenz, weil wir zu viel essen, um unser Bedürfnis nach Kohlenhydraten zu befriedigen. Um dieses Problem zu vermeiden, empfehlen sie, die Einnahme von Kohlenhydraten sehr einzuschränken und auch die Kohlenhydrate zu meiden, die Diabetikern normalerweise erlaubt sind. Uns kommt diese Erklärung jedoch zu einfach vor, angesichts der großen Anzahl von übergewichtigen Menschen.

Wir haben zwar unsere Zweifel an der Insulinresistenztheorie der Fettleibigkeit, aber wir respektieren ihre sehr realen Gefahren und glauben, Melatonin könne tatsächlich dazu beitragen, sie zu verhindern und dadurch auch das Auftreten von Insulin-unabhängiger Diabetes vermeiden helfen. Insulinresistenz ist ein Problem für sich, weil hohe Insulinwerte zu einer langfristigen Verhärtung der Arterien führen. Wir meinen auch, daß Melatonin Menschen, die bereits zuckerkrank sind, von Nutzen sein könnte.

Bei unseren Empfehlungen gehen wir von Studien aus, aus denen hervorging, daß Diabetiker weniger Melatonin ausschütten. Wir glauben, hier könnte ein Zusammenhang bestehen und daß das Auftreten von Diabetes wegen niedriger Melatoninwerte zustande kommt, die sich dann ergeben, wenn die Zirbeldrüse Ermüdungserscheinungen zeigt. Überlegen Sie folgendes: Wir wissen, daß Melatonin das Gleichgewicht unseres Hormonhaushalts aufrechterhalten hilft, und unsere Hormonwerte bei ungenügender Melatoninausschüttung gestört sein können. Im Schlaf produzieren wir neben Melatonin noch viele andere Hormone, unter anderem auch Wachstumshormone. Diese können den Blutzuckerspiegel anheben und dadurch Insulinresistenz und Diabetes hervorrufen. Melatonin hilft, die Herstellung von Wachstumshormonen zu regeln. Indem es ihre Werte normalisiert, könnte es auch dazu beitragen, Blutzuckerwerte im Zaum zu halten und Diabetes zu verhindern.

Melatonin kann außerdem dazu beitragen, Diabetes vorzubeugen, indem es die Ausschüttung von Corticosteroiden reguliert. Wie bereits erörtert, werden diese Streßhormone ausgeschüttet, wenn wir traurig, wütend oder ängstlich sind. Corticosteroide regen die Herstellung von Glukose an, die wiederum den Blutzuckerwert in die Höhe schnellen läßt. Höhere Blutzuckerwerte helfen dem Körper, sich auf eine Handlung vorzubereiten, und sind Teil unseres Kampf-Flucht-Reflexes. Wenn wir über die Steppe laufen, um einem Raubtier zu entkommen, können wir den Blutzucker gut brauchen, aber sitzen wir in unserem Büro oder im Wohnzimmer und schütten Corticosteroide aus, weil wir wütend auf unseren Chef, auf einen Mitarbeiter oder ein Familienmitglied sind, so ist die große Menge von Blutzucker ebenso überflüssig wie ungesund.

Downsyndrom

In der Regel empfehlen wir nicht, Kindern Melatonin zu geben, aber es gibt eine Ausnahme zu dieser Regel. Wir glauben, Melatonin sei auf mehrere wichtige Arten für mongoloide Kinder gut.

Das Downsyndrom (Mongolismus) ist die häufigste Art erblicher geistiger Behinderung und wird von einer Abweichung in den Chromosomen verursacht. Das Risiko, das Downsyndrom zu entwickeln, nimmt bei fortschreitendem Alter der Mutter sprunghaft zu. Mongolismus kann zu vielen verschiedenen Beschwerden führen, welche die Lebenserwartung verkürzen. Unser Interesse am Downsyndrom ist zweifacher Art. Zum einen hat einer von uns Forschern einen mongoloiden Neffen, dessen körperliche und emotionale Schwierigkeiten er sehr gut kennenlernen konnte. Zum anderen glauben wir, daß viele Symptome des Downsyndroms von einem rein klinischen Standpunkt aus jenen der Alterung gleichen. Mongoloide Kinder haben zum Beispiel oft ein schwaches Immunsystem und sind deshalb besonders ansteckungsgefährdet. Im mittleren Alter erscheinen sie um Jahre älter, als sie tatsächlich sind, und sie neigen dazu, gewisse Krankheiten zu entwickeln, die mit dem Alter assoziiert werden, wie beispielsweise Osteoporose und vorzeitiger Altersschwachsinn. Wie viele Senioren leiden auch mongoloide Kinder häufig an Schlafstörungen. Das ist nicht nur für das mongoloide Kind problematisch, sondern auch extrem erschöpfend für seine Eltern, die nicht ausreichend Schlaf bekommen, weil sie sich um ihr waches Kind kümmern müssen. Man braucht viel Liebe und Geduld, um sich um ein mongoloides Kind zu kümmern, und eine gute Nachtruhe kann darüber entscheiden, ob man sich völlig überwältigt fühlt oder mit den Anforderungen der Situation fertig wird.

Wir glauben, daß Melatonin mongoloide Kinder besser schlafen läßt, was den Streß ihrer Eltern reduziert. Insbesondere trägt Melatonin dazu bei, die normalen REM-Muster (Rapid Eye Movement) der Schlafphase wiederherzustellen, die diese Kinder so dringend brauchen. Während des REM-Schlafs träumen wir, und wenn dieser Schlafzyklus uns regelmäßig fehlt, fühlen wir uns nie ausgeruht, wodurch wir uns noch irritierter fühlen, wenn nicht schlimmere emotionale Störungen daraus entstehen. Außerdem könnte Melatonin dem Immunsystem mongoloider Kinder Auftrieb geben, was dazu beitragen kann, ihre Anfälligkeit für Entzündungen zu reduzieren. Wie bereits erwähnt, stimuliert Melatonin vor allem die Schilddrüse und die Thymusdrüse, die beide an der Herstellung von T-Zellen beteiligt sind, welche wieder für die Wahrung eines starken Immunsystems wesentlich ist.

Kinder mit Downsyndrom weisen einen leichten, jedoch signifikanten Mangel an Zink auf. Wie Melatonin ist auch Zink unerläßlich für eine normale Funktion des Immunsystems, und ein Zinkmangel kann zu einem entsprechenden Mangel an krankheitsbekämpfenden T-Zellen führen. Nicola Fabris vermutete schon seit längerem, die Einnahme von Zink könnte mongoloiden Kindern sehr helfen, weil es ihrem unterdrückten Immunsystem Auftrieb verleiht. Seinen Studien entsprechend kann Zink sogar die T-Zellenproduktion ankurbeln und viele Immunprobleme korrigieren, die typisch für mongoloide Kinder sind. Zinkmangel wird jedoch nicht immer durch eine unzulängliche Einnahme dieses Mineralstoffes verursacht, sondern kann an eine Unfähigkeit des Körpers, das zur

Verfügung stehende Zink richtig umzusetzen liegen. In diesem Fall sind Zusätze nicht von Vorteil. Wir wiederholen, daß es sich herausgestellt hat, daß die Einnahme von Melatonin einen Einfluß darauf hat, wie Zink vom Körper aufgenommen und umgesetzt wird. Demnach kann es dazu beitragen, daß mongoloide Kinder dieses essentielle Mineral besser umsetzen und so ihre Immunfunktion stärken können.

Parkinsonsche Krankheit

Im ersten Kapitel erwähnten wir Emmy, Walters ehemalige Schwiegermutter, eine aktive, energische 85jährige Frau, die seit über zehn Jahren Melatonin nimmt. Besonders interessant finden wir an Emmys Fall, daß man bei ihr 1984, als sie mit der Melatoninbehandlung begann, bereits eine Parkinsonsche Erkrankung festgestellt hatte. Diese Krankheit ist für das charakteristische Zittern und die Muskelzuckungen bekannt, die mit ihr einhergehen, die mehr oder weniger heftig sein können und die Beweglichkeit einschränken, was bei alten Menschen sehr häufig vorkommt, wodurch die meisten Senioren unter einer ihrer Formen leiden. Manche Patienten weisen auch ähnliche Syndrome wie bei der Alzheimerschen Erkrankung auf – sie sind leicht verwirrt und vergeßlich. Als Emmy mit der Melatonineinnahme begann (5 mg täglich) hatten ihre Hände bereits unkontrollierbar zu zittern begonnen, was es für sie schwierig machte, einfache Aufgaben zu bewältigen, beispielsweise zu schreiben oder zu nähen. Heute ist Emmy frei von Parkinsonschen Symptomen.

Wie könnte Melatonin diese Resultate erzielt haben? Um die Antwort auf diese Frage zu verstehen, müssen wir etwas mehr über die Parkinsonsche Erkrankung wissen. Manche Fälle werden durch Nebenwirkungen gewisser Medikamente verursacht, wie zum Beispiel durch die Nebenwirkung des Beruhigungsmittel Thorazin oder gewisser Bluthochdruckmittel. Wenn die Medikamente nicht länger genommen werden, lassen in diesem Fall die Symptome bald nach. Echte Parkinsonsche Krankheit wird jedoch durch die Dysfunktion einer spezifischen Gruppe von Gehirnzellen verursacht, den grauen Zellen, die einen Neurotransmitter produzieren, der Dopamin heißt.

Bei vielen Patienten kann die Krankheit durch die Einnahme von Dopamin und anderen Mitteln in Schach gehalten werden, aber diese Medikamente halten das Fortschreiten der Krankheit nicht auf. Da man weiß, daß Melatonin die Ausschüttung von Dopamin verhindert, würden wir erwarten, daß es Symptome der Krankheit verschlimmern würde, doch es gibt Untersuchungen, die belegen, daß es manchen, aber nicht allen Patienten besser geht, wenn sie Melatonin einnehmen.

Es gibt keine nachweisbare Erklärung für dieses scheinbare Paradox, aber wir glauben, daß Melatonin eine von Dopamin unabhängige Wirkungsweise hat. Es kann sein, daß es die grauen Zellen der sogenannten Substantia nigra repariert oder verjüngt, was eine Erklärung für die wunderbare Erholung von Walters Schwiegermutter liefern würde. Wir vermuten außerdem eine indirekte Wirkung von Melatonin, indem es die Zirbeldrüse zur Ausschüttung von Prolaktin anregt. Tierversuche haben erbracht, daß die Symptome von Ratten mit einer der Parkinsonschen Erkrankung ähnlichen Krankheit, welchen man Melatonin verabreicht, sich schneller zurückbilden. Da Melatonin den Prolaktinspiegel je nach dem anregt oder verringert, kann es gut sein, daß es bei manchen Patienten eine Zunahme dieses Hormons bewirkt oder ihre Reaktion darauf verbessern könnte.

Der positive Einfluß von Melatonin auf manche der Krankheitsfälle könnte – wenigstens indirekt – mit der antioxidierenden Wirkung des Hormons zusammenhängen. Die Krankheit könnte auch durch eine Abnahme der Mitochondrienfunktion ausgelöst werden, dem kleinen Kraftwerk in unseren Zellen, das für die Herstellung von ATP zuständig ist, dem Treibstoff, der unseren Körper in Gang hält. Wenn wir älter werden, verlieren wir Mitochondrien, und uns geht es buchstäblich der Saft aus. Mitochondrien reagieren besonders empfindlich auf Schäden, die durch die Fänger freier Radikale verursacht werden, welche, wie bereits erläutert, auch gesunde Zellen zerstören können. Als Fänger freier Radikale könnte Melatonin die Mitochondrien schützen, welch jene Stelle des Gehirns bevölkern, die für die Parkinsonsche Krankheit zuständig ist; dies könnte dazu beitragen, die Krankheit zu vermeiden.

Sehkraft

Kann Melatonin Ihnen dabei helfen, die Sehkraft Ihrer Jugend zu erhalten? Es gibt substantielle Beweise dafür, daß dem so ist. Wie wir erklärt haben, kommt Melatonin in drei Teilen des Körpers vor: in der Zirbeldrüse, dem Verdauungstrakt und der Netzhaut der Augen. Die Netzhaut ist eine Membran, die sich am Augenhintergrund befindet und lichtempfindliche Stäbchen und Kegel enthält, die die Bilder weiterleiten, welche von der Linse des Auges gebildet werden. Die Netzhaut übermittelt dem Gehirn das Bild über den Sehnerv. Wir wissen nicht, warum die Netzhaut Melatonin erzeugt oder welche Funktion es für das Auge hat, falls es überhaupt eine Funktion hat. Unsere eigenen Studien, aber auch die anderer Forscher, führen uns zu der Schlußfolgerung, Melatonin könne viele altersbedingte Sehprobleme vermeiden helfen.

Wenn wir alten Mäusen Melatonin verabreichten, stellten wir eine verjüngende Wirkung auf viele Körperorgane fest, wobei die Augen keine Ausnahme bildeten. Ähnlich wie ältere Mäuse entwickeln auch viele Menschen nicht selten einen wolkigen oder trüben Belag auf der Linse des Auges, der zur teilweisen oder völligen Erblindung führen kann. Breitet sich der Belag (grauer Star) zu sehr aus, muß er operativ entfernt werden. In den Vereinigten Staaten ist grauer Star eine der Hauptursachen für Altersblindheit. Die mit Melatonin behandelten Mäuse entwickelten jedoch keinen grauen Star. Wie der Rest ihres Körpers schienen sich auch ihre Augen zu verjüngen, was uns zum Schluß führte, Melatonin habe eine wiederherstellende Wirkung auf ihre Sehkraft.

Wenn Sie die vielen Rollen bedenken, die Melatonin im Körper spielen kann, erstaunt der Umstand nicht, daß es grauen Star vermeiden hilft. Wie bereits erklärt, ist Melatonin unter anderem ein starkes Antioxidans, das Zellen vor Schaden durch freie Radikale schützt. Mehrere Studien haben bestätigt, daß Antioxidanzien die Augen vor grauem Star zu schützen scheinen. Eine großangelegte Studie des Nationalen Augeninstituts der Chinesischen Akademie für Medizin in Peking erbrachte, daß antioxidierende Vitamine das Auftreten von grauem Star bei Erwachsenen (im Alter von 45 bis 74 Jahren) um 43 Prozent verringerte. Andere Untersuchungen betonen, daß Menschen, die viel Früchte und Gemüse essen, die allerlei antioxidante Vitamine enthalten, viel seltener grauen Star entwickeln. Es gibt auch Tierstudien, die mit hoher Wahrscheinlichkeit darauf schließen lassen, daß Melatonin sich schützend auf die Augen auswirkt. In diesem Kapitel erwähnten wir im Abschnitt über AIDS bereits Glutathion, ein Antioxidans, das in vielen Zellen vorkommt, auch in jenen des Auges. In einer Studie gaben Forscher neugeborenen Ratten eine Substanz, die die Wirkung von Glutathion unterband und die Tiere anfälliger machte für Schaden durch freie Radikale, also zur Bildung von grauem Star beitragen kann. Einer der Rattengruppen, die Glutathionhemmer erhielten, wurde zudem Melatonin verabreicht, eine andere erhielt ein Placebo (unwirksames Scheinmedikament). Nach 16 Tagen wurde an 100 Prozent der Ratten, deren Glutathion unterdrückt worden war, grauer Star festgestellt, wohingegen nur 6,2 Prozent der mit Melatonin behandelten Ratten grauen Star entwickelten. Die Ratten mit der Melatoningabe wiesen weitaus höhere Glutathionwerte auf als die unbehandelten. Diese Resultate ließen darauf schließen, daß das Melatonin Glutathion vor der Wirkung des Glutathionhemmers – und damit die Ratten vor grauem Star – schützte.

Glaukom (grüner Star), ein weiteres häufiges Augenleiden, ist in den Vereinigten Staaten eine führende Ursache für Sehverlust. Grüner Star wird durch einen Überdruck innerhalb des Auges verursacht, der den Sehnerv angreifen kann. In einer Studie, die an den Abteilungen für Ophthalmologie und Psychiatrie der Oregon Health Sciences University in Portland durchgeführt wurde, testeten Forscher die Wirkung einer Melatoninbehandlung auf den Flüssigkeitsdruck im menschlichen Auge. Die Resultate müssen zwar noch näher untersucht werden, doch es zeigte sich, daß Melatonin den Augendruck verringerte. Die Forscher schlossen: Melatonin dürfte sich als therapeutisch nützliche Substanz erweisen, da es relativ frei von Nebenwirkungen zu sein scheint und in geringer Dosis wirkt.

Wir verfügen über Wissen aus erster Hand in einem Fall, in dem Melatonin eine ernsthafte Augenkrankheit, die vor allem ältere Menschen befällt und oft zur teilweisen oder vollständigen Erblindung führt, vollständig heilte. Die Ablösung der Bindehaut ist eine progressive Krankheit, die den Teil der Linse befällt, der für unser mittleres Sehfeld zuständig ist. Diese Sichtart braucht man, um Kleingedrucktes zu lesen, um zu schreiben oder ein Auto zu fahren. Bei der Bindehautkontaktablösung bilden sich blinde Flecken im Sehfeld, und wenn die Krankheit sich ausbreitet, können diese blinden Flecken größer werden, wobei die seitliche Sicht meistens erhalten bleibt.

Bindehautablösungen können von allein auftreten oder nach der Operation an einer abgelösten Linse entstehen – ein weiteres häufiges Augenleiden älterer Menschen, bei dem die Linse sich aus ihrer Verankerung löst. Die Linse wird von dem durch die Augenflüssigkeit verursachten Druck an ihrem Ort gehalten, doch wenn wir älter werden, kann dieser Druck nachlassen, wodurch sie leicht verrutschen und im Auge umherwandern kann. Geschieht dies, so muß die Linse durch eine Laser-Operation befestigt werden. Nach der Operation besteht das Risiko, daß sie sich wieder ablöst. Einer unserer Freunde in Mailand mußte sich dieser Operation mehrmals unterziehen. Sie war zwar erfolgreich, doch dann begann sich seine Bindehaut erneut abzulösen.

In diesem Fall war der Sehverlust ein besonders schwerer Schlag für unseren Freund, da er als Lehrer und Gelehrter ständig entweder las oder schrieb, zwei Aktivitäten, die durch seine Bindehautablösung stark beschnitten wurden. Als Vorbereitung auf die dunklen Tage, die vor ihm lagen, hatte er bereits angefangen, seine Lieblingsbücher und seine wichtigsten Unterlagen auf Tonband aufzunehmen. Auf unseren Vorschlag hin begann er, Melatonin zu nehmen. Nach ein paar Wochen konnte er eine fortschreitende Besserung seiner Sehkraft feststellen. Nach einigen Monaten behauptete er, sie sei völlig hergestellt. Wir fragten uns, ob seine Genesung irgendeinem Placeboeffekt zu verdanken sein könnte, und wollten ihm nicht glauben. Sein Augenarzt und später auch andere Ärzte überprüften die Behauptung unseres Freundes und bestätigen, daß er effektiv geheilt sei; ihrem Bericht zufolge war es das erste Mal, daß sich eine Bindehautablösung von allein zurückgebildet hatte. Diese Ärzte glaubten zwar nicht ganz, in diesem Fall könnte es Melatonin gelegen haben, doch sie mußten zugeben, keine andere logische Erklärung anbieten zu können – wir auch nicht. Ausgehend von diesem Ereignis sind jetzt klinische Versuche geplant, um festzustellen, ob Melatonin effektiv ein Mittel gegen Bindehautablösung ist.

Wir wissen nicht genau, warum Melatonin bei unserem Freund solch gute Resultate erzielte, aber wir vermuten, es könne mehr als nur eine Wirkung auf seine Augen gehabt haben. Melatonin könnte mit der Flüssigkeitsbildung zusammenhängen und somit den Augendruck normalisieren, was wiederum vor Krankheiten wie Bindehautablösung schützen würde. Wir haben auch eine Theorie, wonach Melatonin in seiner Eigenschaft als Antioxidans die Bindehaut vor weiterem Schaden bewahrt. Es könnte auch die lichtempfindlichen Zellen des Auges auf eine Art und Weise beeinflussen, die wir noch nicht verstehen. Im Fall der Bindehautablösung könnte seine positive Wirkung auch mit der Melatonin-Zink-Verbindung zusammenhängen. Wie bereits erwähnt, geht aus Untersuchungen hervor, daß ältere Menschen oft an Zinkmangel leiden und daß Melatonin bei Mensch und Tier die Zinkwerte normalisiert. Zink könnte wiederum eine wichtige Rolle bei der Verhütung von Bindehaut- und Linsenablösung spielen. Eine Studie am Louisiana State University Medical Center ging der Wirkung von Zink auf Bindehautablösung nach. In dieser Studie wurden Patienten mit Bindehautablösung entweder Zink oder ein Placebo verabreicht. Die Patienten, die Zink erhielten, litten deutlich weniger unter Sehverlust als jene, die ein Placebo bekommen hatten.

Es gilt zwar noch nicht als bewiesen, doch haben uns diese und unsere eigenen Experimente voll davon überzeugt, daß Melatonin dazu beitragen kann, die Sehkraft zu erhalten, weshalb es einer gründlichen Untersuchung bedarf.

Zweifellos werden wir für dieses vielseitige Hormon noch weitere Anwendungsmöglichkeiten finden, sobald Melatonin mehr Aufmerksamkeit erregt. In diesem Kapitel haben wir mehrere Krankheiten erörtert, für die Melatonin sich als nützliche Therapie erwiesen dürfte, doch wir glauben, daß die Wissenschaft erst damit begonnen hat, sein großes krankheitsbekämpfendes Potential zu verstehen. Das Behandlungs- und Heilpotential von Melatonin ist enorm, doch könnte es ungenutzt bleiben, wenn Melatonin von der Forschung nicht die Aufmerksamkeit erhält, die es verdient.

Teil III

Das sexfördernde Hormon der Natur und andere Vorzüge von Melatonin

10.
Melatonin und Sex

Für uns ist die Entdeckung der Altersuhr nicht nur sehr spannend, weil sich damit das Leben verlängern läßt (was an und für sich schon aufsehenerregend genug ist), sondern auch weil wir aufrichtig glauben, daß dies zu einer besseren Lebensqualität führen wird, um das Leben voll und ganz zu genießen – nicht nur in der Jugend, sondern auch im Alter. Es ist tragisch, die Körperkraft und die Energie zu verlieren, die es uns ermöglichen, unser Leben in vollen Zügen zu genießen. Es reicht nicht, Leben zu verlängern, wir müssen uns auch darauf freuen und die Dinge tun können, die uns Spaß machen.

Melatonin, Gesundheit und sexuelle Kraft

Wir alle hatten Freunde und Verwandte, die mit zunehmendem Alter kranker und gebrechlicher wurden und sich allmählich immer mehr aus dem öffentlichen Geschehen zurückzogen. Sie verloren jegliches Interesse am Leben und an den lebensbejahenden Dingen, die ihnen früher Freude machten, allen voran an Sex. Unserer Meinung nach liegt dies auch daran, daß Menschen, die in der Abwärtsspirale als Symbol des Alterns gefangen sind, typischerweise – und leider logischerweise – dauernd mit Krankheiten und Behinderungen beschäftigt sind. Sie verlieren das Gefühl für ihren Körper als Instrument der Lust und verlieren deshalb das Interesse an Sex. Wir finden dies sehr traurig und glauben, daß das nicht sein muß. Indem Melatonin diese Abwärtsspirale umkehrt und die Kraft und Energie wiederherstellt, kann es bei der Vermeidung der Abnahme der sexuellen Energie (die wir heute voreilig als natürliche Folge der Alterung betrachten) hilfreich sein.

Bitte erinnern Sie sich an die Versuche, die in Kapitel 3 dargestellt wurden. Die alten Mäuse (Mäuse, die vergleichsweise etwa siebzig Menschenjahre alt gewesen wären), denen ins abendliche Trinkwasser Melatonin gegeben wurde, wiesen eine zutiefst verjüngende Wirkung auf: Ihr Fell wurde dicht und glänzend, ihre Augen blieben klar und frei von grauem Star, ihre Verdauung verbesserte sich, ihre Kraft und ihr Muskeltonus belebten sich. Sie wiesen keinerlei Anzeichen des normalerweise üblichen Verfalls auf, noch entwickelten sie die Krankheiten, an denen Mäuse ihres Alters und Typs gewöhnlich leiden. Nach menschlichen Maßstäben gemessen wurden sie mehr als hundert Jahre alt und schienen sich dabei vor unseren Augen buchstäblich zu verjüngen. Ihr Körper zeigte keinerlei typische äußere Anzeichen des Alterns, und sie behielten die Kraft und die Energie von viel jüngeren Mäusen. Sie sahen nicht nur wie junge Mäuse aus, sie benahmen sich auch wie junge Mäuse. Sowohl die Männchen als auch die Weibchen verfügten über deren sexuelle Kraft, und sie schienen ihr Interesse an Sex ihr ganzes verlängertes Leben lang beizubehalten.

Darüber hinaus verspricht Melatonin nicht nur, ein Interesse an Sex zu bewahren und wiederherzustellen, vielmehr – wie unsere Untersuchungen zeigen – trägt es auch dazu bei, die Geschlechtsorgane zu verjüngen. Wie unsere Laboruntersuchungen bestätigen, verhindert Melatonin die altersbedingte Verkümmerung der Geschlechtsorgane. Beim Mäuseweibchen schrumpfen die Eierstöcke und trocknen mit der Zeit aus, beim Mäusemännchen betrifft es die Hoden. Die Eierstöcke und die Hoden sind für die Ausschüttung von Hormonen zuständig, die unter anderem für den Geschlechtstrieb verantwortlich sind. Bei Mäusen, die Melatonin bekommen, schrumpfen die Eierstöcke jedoch nicht, wie es normalerweise der Fall ist. Tatsächlich wiesen bis zu zwei Jahre alte Mäuse (was 70 bis 75 Menschenjahren entspricht) dieselbe Eierstockgröße auf wie viel jüngere Weibchen. Melatonin hatte die gleiche positive Wirkung auf männliche Geschlechtsorgane. Bei Mäusemännchen, die Melatonin nahmen, wiesen die Hoden nicht immer Anzeichen einer Schrumpfung auf. Wir glauben, daß eine direkte Beziehung besteht zwischen dem jugendlichen Zustand der Geschlechtsorgane und der sexuellen Aktivität und daß all diese Verbesserungen der Einnahme von Melatonin zu verdanken sind.

Hormone und Sex

Wenn Sie je einen erotischen Traum hatten, verdanken Sie ihn Ihrer Zirbeldrüse. Wenn diese nämlich Melatonin ausschüttet, ruft sie eine Art Schlaf hervor, der als REM-Schlaf (Rapid Eye Movement) bekannt ist und bei dem es zu lebhaften und intensiven Träumen kommt, unter anderem auch zu solchen mit erotischem Inhalt. Analog dazu sollten Sie Ihrer Zirbeldrüse dankbar sein, wenn Sie je sexuell erregt waren. Erregung findet statt, weil Ihr Gehirn und Ihre endokrinen Drüsen Geschlechtshormone ausschütten, wobei die Tätigkeit dieser Drüsen von der Zirbeldrüse und seinem Botenstoff Melatonin gesteuert wird. Derselbe Botenstoff ist auch bei der Aussendung von Signalen beteiligt, die uns dazu drängen, uns zu berühren und zu umarmen, und er ist daher ebenfalls von entscheidender Bedeutung bei dem Prozeß, den wir Bande knüpfen nennen.

Die Libido beziehungsweise der Geschlechtstrieb ist ein komplexer Mechanismus, der ebenso sehr von unserem geistigen Wohlbefinden wie von unserer körperlichen Verfassung abhängt. Je mehr wir uns selbst und vor allem unseren Körper mögen, desto mehr neigen wir dazu, uns für Sex zu interessieren. Durch die Erhaltung der Jugendlichkeit unseres Körpers kann Melatonin eindeutig dazu beitragen, unser Interesse an Sex aufrechtzuerhalten. Die Libido wird auch von Hormonen bestimmt. Beim Mann sind unter anderem die Hormone Testosteron und Dihydrotestosteron für Erregung und Erektion zuständig. Bei der Frau sind die weiblichen Hormone Östrogen und Progesteron sowie männliche Hormone oder Androgene am Geschlechtstrieb beteiligt. Um uns sexy, erregt und interessiert zu fühlen, müssen wir normale Hormonspiegel erzeugen, und genau das ist die Aufgabe von Melatonin. Die Schwankungen unserer Melatoninwerte regen die Zirbeldrüse dazu an, eine Anzahl von Hormonen auszuschütten, die die sexuelle Aktivität bestimmen. Unter diesen Hormonen befindet sich das luteinisierende Hormon (LHL), das für die Ovulation und für die Ausschüttung von Östrogen zuständig ist, und das Follikel-stimulierende Hormon (FSH), das bei Männern die Spermaproduktion und bei Frauen den Eisprung bewirkt, sowie Prolaktin und Oxytozin, das die Milchproduktion auslöst und die Mutter-Kind-Bindung anregt. Ein normales

An- und Abschwellen dieses Hormonspiegels ist essentiell für unsere Fähigkeit, sexuell zu reagieren. Wir glauben, daß die Einnahme von Melatonin zur Schlafenszeit, in der Lebensphase, in der die natürlichen Werte nachlassen, dazu beitragen kann, auch andere Hormone auf einem jugendlichen Niveau zu halten – wodurch wir uns unsere jugendliche Sexualität erhalten können.

Außerdem kann Melatonin in jedem Alter zu mehr Spaß am Sex beitragen. Melatonin erhöht die Wirkung der Endorphine, der körpereigenen Beruhigungsmittel, die unter anderem Schmerz und Streß reduzieren können. Die Ausschüttung von Endorphinen verleiht ein Gefühl von Lust und Wohlbefinden. Endorphine sind ein Grund, warum Sie sich nach gutem Sex entspannt fühlen. Die Endorphinverstärkende Eigenschaft von Melatonin, die die Freuden der Liebe steigert, wird mit jedem weiteren Jahrzehnt immer wichtiger. Wenn wir älter werden, verlieren wir oft unsere Fähigkeit, Lust zu empfinden. Körperliche Krankheiten können uns davon ablenken, die besonderen Gefühle des Geschlechtsaktes zu genießen, und je älter wir sind, desto verletzlicher sind wir für die unheilvollen Auswirkungen von Streß, der unseren Spaß am Sex ebenfalls unterbinden kann. Dauerstreß kann es unmöglich machen, sich zu entspannen und dem Fluß zu überlassen, was unerläßlich ist, um die Sexualität und andere Lebensfreuden genießen zu können. Durch seine Wirkung auf die Endorphine kann Melatonin dazu beitragen, Streß zu reduzieren und dadurch ein Umfeld zu schaffen, das sich besser für die Liebe eignet.

Melatonin kann nicht nur dazu beitragen, Sie in bezug auf Sex in Stimmung zu versetzen, vielmehr kann es effektiv dazu beitragen, für den Geschlechtsakt, den nötigen Körperkontakt und die Intimität zu fördern. Wir wissen, daß Melatonin bei jungen Müttern die Herstellung zweier Hormone regelt, die zur Milchausschüttung führen: Prolaktin und Oxytozin. Wie wir gesehen haben, lösen diese Hormone auch einen zärtlichen Instinkt in jungen Müttern aus, der sie dazu anregt, ihr Neugeborenes zu halten und zu streicheln, was zur Bindung von Mutter und Kind beiträgt. Prolaktin und Oxytozin kommen nicht nur bei der Mutter-Kind-Bindung ins Spiel, sondern spielen eine ebenso wichtige, wenn auch subtile Rolle bei unserer Sexualität. Wir glauben, daß diese Hormone dasselbe Bedürfnis nach Zärtlichkeit im Erwachsenen auslösen können und dadurch mindestens indirekt den sexuellen Kontakt begünstigen. Untersuchungen haben erbracht, daß Mäusen, denen regelmäßig von Melatonin gesteuerte Hormone injiziert werden, einen drastischen Anstieg bei der Art von Verhalten hervorrufen, das wir Menschen als Umarmen und Kuscheln bezeichnen würden. Wenn wir es uns überlegen, scheint es uns nur logisch, daß dasselbe Hormon, das dazu beiträgt, das intensive Band zwischen Mutter und Kind herzustellen, auch zur Bindung seiner Eltern beiträgt.

Wir sind nicht überrascht, daß Melatonin eine solch beeindruckende Wirkung auf das menschliche Verhalten hat, weil wir von der Tatsache ausgehen, das es beide Enden des sexuellen Zyklus bestimmt. Ein Sinken der Melatoninwerte läutet die Pubertät beider Geschlechter ein, was den Anfang des Fruchtbarkeitszyklus bedeutet. Ein weiteres Sinken im mittleren Alter löst bei Frauen die Wechseljahre aus, das Ende ihrer Fruchtbarkeit, und bei Männern das Klimakterium, das ein Nachlassen ihres sexuellen Drangs mit sich bringt.

Da Melatonin unserem Körper hilft, seinen jugendlichen Zustand beizubehalten, haben uns viele Frauen gefragt, ob die Einnahme von Melatonin beim Einsetzen der Wechseljahre ihre Fruchtbarkeit verlängern und das Klimakterium herauszögern könne. Für viele Frauen, die es vorziehen, in ihren Zwanzigern und Dreißigern einem Beruf nachzugehen, ist die Möglichkeit, erst spät Mutter zu werden, sehr verlockend. Wir haben noch keine Studien, die uns mit Sicherheit sagen lassen können, ob Melatonin die Fruchtbarkeit verlängern kann, aber wir haben allen Grund zu dieser Annahme. Wir wissen, daß die Melatoninwerte zu Beginn der Wechseljahre sinken und daß Melatonin eine verjüngende Wirkung auf den Körper hat, und glauben deshalb, daß es eingesetzt werden kann, um die Zeit zu verlängern, in der eine Frau ein Kind empfangen und austragen kann. Da dies ein so wichtiges Gebiet für Frauen ist, sind wir der Meinung, daß hierzu klinische Versuche unternommen werden sollten, um festzustellen, ob Melatonin die Wechseljahre hinauszögern kann.

Die Gesundheit der Schilddrüse aufrechterhalten

Wie bereits erwähnt, wird unsere Fähigkeit, Sex zu genießen, oft von einem schlechten Gesundheitszustand untergraben. Eine häufige Krankheit, die unserer Lust an der Liebe im Wege sein kann, betrifft die Schilddrüse. Die Schilddrüse bringt das Hormon Thyreoid hervor, das für den Zellhaushalt und für die Geschlechtsfunktion zuständig ist. Etwa zehn Millionen Amerikanerinnen – darunter viele junge Frauen – leiden an einer unteraktiven Schilddrüse (Hypothyreose). Dieser Zustand kommt dreimal so häufig bei Frauen wie bei Männern vor und insbesondere bei Frauen mittleren oder fortgeschrittenen Alters. Eine unteraktive Schilddrüse erzeugt nicht genug Thyreoid, was zu Depressionen, Mattigkeit, Krankheitsanfälligkeit, Libidoverlust und Unfruchtbarkeit führen kann. Menstruierende Frauen, die eine unteraktive Schilddrüse aufweisen, haben schwerere und häufigere Monatsblutungen. Das hängt mit ihren Eierstöcken zusammen, die nicht mehr jeden Monat ein Ei bereitstellen, was wiederum zu einer Verdickung der Gebärmutterinnenwand führt. Hypothyreose kann durch eine erbliche Vorbelastung, durch Autoimmunität, durch Jodmangel und durch die Alterung ausgelöst werden.

Thyreoidmangel kommt auch bei alten Menschen häufig vor und ist ein Hauptgrund dafür, warum ältere Menschen Schwierigkeiten haben, ihre Körpertemperatur einzustellen; es ist ihnen oft zu warm oder zu kalt. Wir meinen, daß der Verlust der Schilddrüsenfunktion und die daraus entstehende Energieeinbuße auch ein Grund dafür sein könnten, warum ältere Menschen ihren Geschlechtstrieb einbüßen. Wenn sie nicht genügend Thyreoid produzieren, hat ihr Körper nicht genug Energie, um genügend Geschlechtshormone auszuschütten oder auf solche zu reagiere. Ohne die richtigen Hormonwerte drohen sie das Interesse an Sex zu verlieren.

Die typische Behandlung einer unteraktiven Schilddrüse besteht in der Verabreichung eines synthetischen Thyreoidhormons, das das Problem meistens zu beheben vermag. Vielen Frauen, die wegen einer unteraktiven Schilddrüse unfruchtbar waren, gelang es nach der Behandlung mit Thyreoid, ein Kind zu empfangen.

Melatonin hilft vor allem alten Menschen die Gesundheit ihrer Schilddrüse zu erhalten, und kann auch dazu beitragen, Hypothyreose von vornherein zu vermeiden, und zwar aus folgendem Grund: Wie bereits in früheren Kapiteln erklärt, produziert die Schilddrüse zwei Hormone: T_4 und T_3. T_3 ist das stärkere Hormon und liefert dem Körper deshalb mehr Energie. Als Regler anderer Hormone ist Melatonin maßgebend an der Umwandlung des Thyreoidhormons von T_4 zu T_3 beteiligt. Indem es die Schilddrüse aktiv und normal funktionieren läßt, scheint Melatonin dazu beizutragen, eine Senkung der Thyreoidfunktion zu vermeiden, die mit zunehmenden Alter auftreten kann und die sexuelle Funktion und Energiereaktion dämpft.

Die sexuelle Gesundheit des Mannes

Melatonin kann Männern helfen, ihre sexuelle Potenz zu erhalten, indem es ein häufiges medizinisches, die Geschlechtsfunktion beeinträchtigendes Problem vermeiden hilft, – eine gutartige Form von Hypertrophie, oder Schwellung der Prostata. Die Prostata ist eine Drüse von der Größe einer Walnuß, die sich über dem Rektum zwischen der Blase und dem Penis befindet. Die Prostata produziert Samen, jene Flüssigkeit, die das Sperma enthält. Mehr als die Hälfte aller Männer über Fünfzig entwickeln eine vergrößerte Prostata. Wenn die Prostata anschwillt, kann das sowohl einen Einfluß auf das Urinieren als auch auf die Geschlechtsfunktion haben. Es gibt zwar Medikamente, die Erleichterung bringen, doch wird mindestens einer von zehn Männern einen chirurgischen Eingriff brauchen, was ebenfalls zu Potenzstörungen führen kann. Melatonin kann dazu beitragen, die Gesundheit der Prostata zu erhalten, und dadurch diesen häufigen Beschwerden vorbeugen. Proscar (5-Alpha-Reduktase) ist eines der Mittel, das zur Behandlung einer vergrößerten Prostata eingesetzt wird und männliche Hormone in eine stärkere Form umwandelt, um das Wachstum von Prostatazellen anzuregen. Wird Mäusen die Zirbeldrüse entfernt, führt dies zu einer Abnahme der Melatoninproduktion, wobei ihre Prostata effektiv anschwillt. Wird diesen Mäusen jedoch Melatonin verabreicht, reduziert sich ihre Prostata auf die normale Größe. Es gibt noch weitere Hinweise dafür, daß Melatonin eine positive Wirkung auf die Gesundheit der Prostata hat.

In diesem Buch haben wir immer wieder auf die Melatonin-Zink-Verbindung hingewiesen, und damit meinen wir, daß Melatonin wesentlich ist für den Transport und die Aufnahme von Zink durch den Körper. Mehrere Studien haben ergeben, daß die Einnahme von Melatonin oder die Verpflanzung der Zirbeldrüse einer jungen auf eine alte Maus niedrige Zinkblutplasmawerte wieder auf ihren normalen Spiegel zurückführen kann. In der männlichen Prostata sind hohe Zinkkonzentrationen vorhanden. So kann sogar schon ein leichter Zinkmangel zu einer niedrigen Spermazahl führen. Wenn wir älter werden, neigen unsere Zinkwerte zum Sinken, und selbst Menschen, die genügend zinkreiche Nahrung zu sich nehmen, können diese nicht mehr richtig verarbeiten. Daher kann es schwer sein, den gewünschten Zinkspiegel aufrechtzuerhalten. Melatonin scheint dazu beizutragen, normale Zinkwerte wiederherzustellen und aufrechtzuerhalten und somit die Gesundheit der Prostata zu schützen.

Schließlich kann Melatonin vor einer häufigen Beschwerde schützen, die eine der führenden Ursachen für Impotenz ist, nämlich Arteriosklerose. Im Kapitel über Herzleiden haben wir besprochen, wie Melatonin dazu beiträgt, die Blutcholesterinwerte zu normalisieren. Ein hoher Blutcholesterinspiegel wird mit der Bildung von fettigen Ablagerungen in den Arterien in Verbindung gebracht, durch die das Blut vom Herzen zu andern Körperteilen und wieder zurückfließt. Jedes Körperorgan bedarf eines angemessenen Blutzuflusses, um normal funktionieren zu können, und der Penis bildet keine Ausnahme. Ist der Blutfluß im Penis wegen Arteriosklerose blockiert, so ist ein Mann nicht länger in der Lage, eine Erektion aufrechterhalten. Indem es dazu beiträgt, den Blutcholesterinspiegel zu normalisieren, läßt Melatonin Blut überall dorthin fließen, wo es benötigt wird, auch in die Geschlechtsorgane und in das Gehirn, die beide in Übereinstimmung arbeiten müssen, damit Sexualität stattfinden kann.

Gleicher Rhythmus für Paare

Verträglichkeit und Übereinstimmung bei Paaren ist das Resultat einer Reihe von Faktoren, wobei die Einstimmung auf den gemeinsamen Tagesablauf von besonderer Bedeutung ist. Ein gemeinsamer

Rhythmus bedeutet eine ungefähr gleiche Schlafenszeit, zur gleichen Zeit zu essen und zu wachen, so daß die Partner in ständigem Austausch miteinander bleiben. Für viele Paare ist das kein Problem, aber für manche kann ein Mangel an Synchronizität zum Bruch einer eigentlich guten Beziehung führen.

Wir können uns nicht alle demselben Tagesablauf anpassen, aber im allgemeinen sind die Unterschiede in unseren Zeitplänen nicht so extrem. Manchmal sind sie jedoch so groß, daß sie die Partner rasend machen können. Es gibt Nachtmenschen, die sich abends hellwach und bis in die frühen Morgenstunden putzmunter fühlen. Andere wiederum sind bereit aufzustehen und die Welt anzupacken, wenn die Nachteule gerade ins Bett fällt. Wenn ein Nacht- und ein Tagmensch eine Beziehung eingehen, kann das problematisch für ihr Geschlechtsleben sein.

In Situationen, in denen Paare wegen ihres unterschiedlichen Tagesrhythmus auseinandergetrieben werden, kann Melatonin ihnen helfen, eine Möglichkeit zu finden, sich besser aufeinander abzustimmen. Der Nachtmensch könnte versuchen, seine Bettzeit neu zu regeln, indem er zu einer frühen Stunde Melatonin nimmt, um schlafen zu können. Der Tagmensch könnte versuchen, eine oder zwei Stunden länger aufzubleiben (manche Leute behaupten, dies könnte das Einschlafen hinterher erschweren) und Melatonin nehmen, um zur richtigen Zeit zu schlafen. Würde ein solches Paar Melatonin nehmen, um seine Schlafmuster neu einzustellen, könnte es eine harmonischere Beziehung entwickeln.

Melatonin als Verhütungsmittel

Die Forschung weiß seit etwa zehn Jahren, daß Melatonin die Ausschüttung anderer Hormone regelt, unter anderem auch der Hormone, die eine wesentliche Bedeutung für den Menstruationszyklus haben. Man glaubt sogar, die hohen Melatoninwerte bei Kindern unterdrückten deren sexuelle Entwicklung. Wenn diese Werte fallen, beginnt die Pubertät, und bei Mädchen findet der erste Eisprung statt. Die Möglichkeit, daß Melatonin als Schwangerschaftsverhütungsmittel eingesetzt werden könnte, ist vom Endokrinologen Dr. Michael Cohen des Dijkzigt-Universitäts-Krankenhauses Rotterdam untersucht worden. Er hat entdeckt, daß die Kombination hoher Melatonindosen (75 mg täglich), kombiniert mit dem weiblichen Hormon Progesteron einen Eisprung verhindern kann. Heute enthalten die meisten Verhütungspillen für Frauen Östrogen, ein Hormon, das entsprechend dem Menstruationszyklus monatlich zu- und abnimmt. Es hat sich gezeigt, daß Östrogen die Wahrscheinlichkeit des Auftretens gewisser Krebsarten erhöht, beispielsweise Brustkrebs, und auch wenn sich nicht alle einig sind, gibt es genügend Hinweise dafür, daß Schwangerschaftsverhütungsmittel auf Östrogenbasis das Krebsrisiko von Langzeitverbraucherinnen erhöhen. Wegen dem möglichen Zusammenhang von Östrogen und Krebs hat Cohen es sich zur Aufgabe gemacht, eine östrogenfreie Pille zu entwickeln, die kein Krebsrisiko mit sich bringt. Als Krebsspezialist unternahm Cohen Forschungen, die zu einem oralen Verhütungsmittel aus Melatonin und Progesteron führten, das 75 mg Melatonin und eine geringe Menge von einem synthetischen Progesteron enthält, einem Hormon, das mit dem Menstruationszyklus zusammenhängt.

In Holland haben mehr als zweitausend Frauen die Melatoninverhütungspille über drei Jahre lang genommen, und die Resultate sind sehr positiv. Die Melatoninpille hat sich als ebenso zuverlässig erwiesen wie die üblichen Mittel, ohne jedoch dieselben Nebenwirkungen zu zeitigen. Dr. Cohen berichtete sogar, daß aus den gründlichen Folgestudien an mehr als dreihundert Frauen, die Melatoninverhütungsmittel nahmen, hervorging, daß diese Frauen die Melatoninpille den östrogenhaltigen Pillen vorzogen. Frauen, die die Melatoninpille nahmen, hatten im Gegensatz zu Frauen mit Östrogenpillen, keinerlei Kopfschmerzen, Blähungen und andere bekannte unangenehme Nebenwirkungen und Beschwerden. Im Gegensatz zur Östrogenpille, die dazu neigt, den Menstruationszyklus zu verkürzen, bringt Melatonin den Körper mehr in Übereinstimmung mit seinem natürlichen Monatszyklus. Anders ausgedrückt, die Frauen empfanden dieselben monatlichen Stimmungs- und Energieschwankungen, als hätten sie gar kein Schwangerschaftsverhütungsmittel genommen. Es mag zwar eigenartig klingen, aber manche Frauen empfinden es beruhigend, wenn ein Verhütungsmittel ihren natürlichen Zyklus nicht beeinflußt. Diese Frauen berichten auch, daß die Melatoninpille im Gegensatz zur Östrogenpille, die die Libido unterdrücken kann, ihren Geschlechtstrieb gesteigert und ihr Intimleben verbessert hat. (Angesichts dessen, was wir gerade erörtert haben, dürfte uns das nicht überraschen.) Schließlich berichteten die Frauen mit der Melatoninpille auch von einer allgemeinen Steigerung ihres Wohlbefindens. Mit anderen Worten, Melatonin bescherte ihnen ganz allgemein ein besseres Wohlbefinden.

Mit Hilfe der Gesellschaft Applied Medical Research bemüht sich Dr. Cohen gegenwärtig um die Zulassung der Melatoninpille durch die amerikanische Gesundheitsbehörde (FDA), damit das Schwangerschaftsverhütungsmittel in den Vereinigten Staaten vermarktet werden kann. Die Pille ist nun zu klinischen Tests freigegeben worden, in Kürze wird damit begonnen werden. Wenn alles so gut läuft wie erwartet, sollte die Melatoninpille in ein paar Jahren erhältlich sein.

Die hohe Dosierung von 75 mg täglich ist nur für den Einsatz als Verhütungsmittel nötig. Für alle anderen Zwecke, die in diesem Buch beschrieben sind, reicht eine sehr geringe tägliche Dosis Melatonin, die Dosis variiert zwischen 0,5 mg täglich als Verjüngungsmittel bis zu 5 mg täglich gegen Jet-lag. (Für spezifische Informationen zur Dosierung siehe Kapitel 14.) Dennoch ist es wichtig und beruhigend zu sehen, daß Melatonin auch dann völlig sicher und ohne Nebenwirkungen bleibt, wenn es in sehr hohen Dosen eingenommen wird. An den Befunden von Dr. Cohen überraschte uns am meisten der Umstand, daß die Versuchspersonen von keinerlei Schläfrigkeit berichteten. Da Melatonin bei weitaus geringerer Dosierung ein wirksames Schlafmittel ist, hätten wir erwartet, daß diese Frauen sich über extreme Schläfrigkeit beklagen würden. Aus den Ergebnissen der klinischen Versuche von Dr. Cohen schlossen wir, daß sich die Wirkung von Melatonin als Schlafmittel bei hohen Dosen verändert. Wir vermuten, daß Melatonin in sehr hohen Dosierungen anders wirkt als in kleinen Mengen, so wie es bei vielen Hormonen der Fall ist.

Melatonin als Hilfe in den Wechseljahren

Dr. Cohens Gruppe prüfte auch eine neue Art Hormonersatztherapie (HRT) für Frauen nach den Wechseljahren, die das Progesteron ersetzt, das normalerweise in Kombination mit geringen Östrogenmengen eingesetzt wird. Wenn eine Frau die Wechseljahre erreicht, fällt die Östrogenausschüttung stark ab, was zu unangenehmen Symptomen wie Hitzewallungen und Schlaflosigkeit führen kann. Wegen niedriger Östrogenwerte besteht auch ein größeres Risiko, am Herzen zu erkranken und Knochenschwund zu entwickeln. Millionen von Frauen in den Wechseljahren erhalten eine Hormonersatztherapie, um das verlorene Östrogen zu ersetzen. Es hat sich ebenfalls gezeigt, daß HRT die unangenehmen Nebenwirkungen der Wechseljahre verringert und vor Herzleiden und Knochenschwund schützt. Ähnlich wie die Schwangerschaftsverhütungspille wird HRT meistens in Form einer kombinierten täglichen Östrogen-Progesteron-Pille verabreicht. Verschreibt man lediglich Östrogen, kann es zur Blutablagerung an der Gebärmutterinnenwand kommen, was die Wahrscheinlichkeit vermehrt, Gebärmutterkrebs zu entwickeln. Progesteron hält die Gebärmutterwand jedoch dazu an, diese Gewebeauskleidung abzustoßen und schützt dadurch vor Gebärmutterkrebs. Bei Progesteron gibt es jedoch problematische Anzeichen dafür, daß es bei Frauen nach den Wechseljahren die Wahrscheinlichkeit von Brustkrebs erhöht. Würde deshalb Melatonin statt Progesteron verabreicht, so könnte man dieses Risiko ausschalten und die Hormonersatztherapie sicherer gestalten.

Wir spüren die sexfördernde Wirkungen von Melatonin unser ganzes Leben lang auf verschiedene Arten. Es ist das Hormon, das uns in die Pubertät überführt und unsere Sexualität »in Gang setzt«. Es trägt zum »Kuschelhormon« bei, das zu Umarmungen und zu der Bindung führt, die uns hilft, in unseren Beziehungen mehr Nähe zu erleben und sie dauerhaften zu gestalten. Dank seiner verjüngenden Eigenschaften kann es auch dazu beitragen, den körperlichen Problemen vorzubeugen, die einer befriedigenden sexuellen Beziehung oft im Wege stehen. Kurz gesagt, Melatonin ist ein sexförderndes Hormon, das uns dabei hilft, ein Leben lang ein gesundes Interesse an Sex zu behalten.

11.
Das streßreduzierende Hormon

Eine Titelgeschichte in der Zeitschrift *Newsweek* beschrieb kürzlich die Leiden des Präsidenten der Harvard Universität, Neil Rudenstine, der einen dreimonatigen Sonderurlaub von seinem Dienst nahm, weil er zu erschöpft war, seinem übervollen Stundenplan weiterhin nachzukommen. Als er sich entschloß, eine Pause einzuschalten, leitete Rudenstine gerade eine ehrgeizige Mittelbeschaffungskampagne, was sogar bei den hohen Anforderungen einer Eliteuniversität eine nervenaufreibende Aufgabe ist. Rudenstine stand unablässig unter Druck. Er traf sich Tag und Nacht mit Gönnern und reiste von einem Altkommilitonentreffen zum nächsten, während er gleichzeitig seinen administrativen Pflichten nachkam. Da er sich davor scheute, Verantwortung abzugeben, befaßte er sich mit den kleinsten Einzelheiten jeder Organisationsaufgabe. Nach Monaten dieser intensiven Leistung erkannte er, daß er einfach zu ausgebrannt war, um weiterhin mit der hektischen Geschwindigkeit funktionieren zu können, die er sich auferlegt hatte. Als er befürchtete, krank zu werden, wußte er, daß es Zeit war, einen längst überfälligen Urlaub einzulegen.

Der Grund, weshalb Rudenstines Zusammenbruch unsere Aufmerksamkeit auf sich zog, war nicht der Umstand, daß ein brillanter und überbelasteter Topmanager der Erschöpfung anheimgefallen war. Die Geschichte sprach uns an, weil wir wußten, daß er nicht der einzige ist: Männer und Frauen aus allen Berufen, vom Verkaufspersonal und den Postbeamten bis zu den Hausangestellten unterliegen dem unablässigen Druck der Doppelbelastung von Arbeit und familiären Verpflichtungen und erschöpfen sich vollkommen. Wenige von ihnen sind jedoch in der Lage, sich eine Pause in Form eines verlängerten Sonderurlaubs zu gönnen.

Diese Leute sind alle total gestreßt – um es auf den Punkt zu bringen. Streß kann unsere Gesundheit gefährden. Er bringt nicht nur emotionales Leiden, sondern er kann auch zu körperlichen Schaden führen und sogar töten. Nach Angaben der Amerikanischen Akademie der Hausärzte sind mehr als zwei Drittel aller Arztbesuche streßbedingten Leiden zu verdanken, unter anderem Asthma, Angstzustände, Kopfschmerzen, Müdigkeit, Verdauungsbeschwerden und Übelkeit. Am Arbeitsplatz sind Krankmeldungen wegen streßbedingter Beschwerden im vergangenen Jahrzehnt um 700 Prozent gestiegen. Eine große Anzahl von Untersuchungen hat eine Verbindung zwischen Streß und Magen-Darm-Krankheiten wie Colitis, Herzkrankheiten und gar Krebs bestätigt. Es bestehen sogar immer mehr Anzeichen dafür, daß Leiden wie Multiples Sklerose und rheumatische Arthritis von einem bestimmten traumatischen oder streßgeladenen Ereignis ausgelöst werden könnten.

Darüber hinaus gibt es nichts, das uns schneller altern läßt als chronischer körperlicher oder emotionaler Streß. Vor mehreren Jahren brachte die Zeitschrift *Longevity* ein Foto von einer Frau, das um die Jahrhundertwende aufgenommen worden war. Ihr Haar war grau, und sie sah wie eine verblühte, alte Frau aus. Erstaunlicherweise war sie zu der Zeit, als das Bild gemacht wurde, aber erst vierzig Jahre alt! Der Streß in ihrem Leben – mehrfache Schwangerschaften, harte Arbeit, Familienkrankheiten wie Keuchhusten und Tuberkulose – hatte seinen Tribut verlangt. Es ist nicht erstaunlich, daß die Lebenserwartung der Frauen ihrer Generation nur 47 Jahre betrug.

Wenigstens in den entwickelten Ländern bewahren uns heute bessere hygienische Bedingungen, Impfungen und Antibiotika vor vielen lebensbedrohenden Krankheiten, die unsere Vorfahren dahinrafften. Moderne Einrichtungen ersparen uns auch die knochenschindende Arbeit, die unsere Großeltern noch kannten. Unsere Lebenserwartung ist entsprechend gestiegen. Doch das Leben in der heutigen Welt hat seinen eigenen Streß: Arbeitstage, die früh beginnen und spät enden, drahtlose Telefone und Faxgeräte, die uns erlauben, unser Büro mitzunehmen, wo immer wir auch hingehen, schwierige Chefs und fordernde Kunden, Wecker und Beeper, die uns auf Schritt und Tritt verfolgen, ein Lufttransport, der es uns erlaubt, an einem Tag in drei Städten zu sein, Familien- und Berufsverpflichtungen, mit denen es zu jonglieren gilt, Hypotheken und Rechnungen für Nachhilfestunden.

Egal wie groß unser technologischer Fortschritt sein mag, und vielleicht sogar gerade weil wir technologisch so fortgeschritten sind, Streß wird immer eine Tatsache des Lebens bleiben. Er wird ebenfalls ausschlaggebend dafür sein, wie gut und wie lange wir leben. Zum Glück kann Melatonin uns helfen, uns gegen die unheilvollen Auswirkungen von Streß zu schützen. Dies werden wir in diesem Kapitel zeigen. Um zu verstehen, wie Melatonin helfen kann, Streß abzubauen, müssen Sie erst mehr darüber wissen, wie er wirkt und wie unser Körper auf ihn reagiert.

Streß und seine Folgen

Der Begriff »Streß«, als Begriff, der sich auf Faktoren der Angstauslösung bezieht, wurde von einem Forscher geprägt, der diesen Begriff der Bautechnik entlieh.

Dr. Hans Seyle, der seine Karriere als Forscher an der McGill-Universität in Montreal in den dreißiger Jahren begann, war Endokrinologe, jemand, der sich mit den endokrinen Drüsen und den Hormonen auskennt, die sie produzieren. Damals wußten die Forscher sehr wenig über die Rolle, die Hormone im Körper spielen. Jede Drüse war wie ein noch unberührtes Territorium, das nur darauf wartete, von ihnen untersucht zu werden. Seyle wollte mehr über einen bestimmten Stoff erfahren, der gerade aus den Eierstöcken von Tieren isoliert worden war. Niemand wußte, was dieser Stoff bewirkte, deshalb beschloß Seyle, einer Gruppe von Ratten täglich Spritzen dieses Eierstockextrakts zu verabreichen, um zu sehen, ob sie eine Wirkung hatte. Einer Kontrollgruppe von Ratten spritzte Seyle eine reine Salzlösung, die keinen Eierstockextrakt enthielt.

Mehrere Monate später entdeckte er, daß die Ratten, denen er den Eierstockextrakt gegeben hatte, ausgeprägte körperliche Abnormitäten aufwiesen. Sie hatten Magengeschwüre entwickelt, und ihr Immunsystem war angegriffen. Erst nahm Seyle an, dieser Schaden sei durch den Eierstockextrakt verursacht worden. Dann untersuchte er jedoch die Ratten der Kontrollgruppe, die keinen Extrakt erhalten hatten. Zu seinem großen Erstaunen wiesen sie dieselbe Art von Mängeln auf.

Diese Resultate verblüfften Seyle verständlicherweise. Wenn die körperlichen Veränderungen nicht durch den Eierstockextrakt verursacht wurden, was war es dann? Als er sich die Sache durch den Kopf gehen ließ, kam er zu dem Schluß, daß der Inhalt der Spritzen zwar nicht derselbe war, beiden Rattengruppen jedoch eine Erfahrung gemeinsam war: Sie erhielten alle täglich eine Injektion. Seyle dachte über den Prozeß der Verabreichung dieser Spritze nach und begriff, daß die Ratten keinen Spaß daran hatten. Tatsächlich gefiel die Prozedur ihnen so wenig, daß Seyle sie oft gegen ihren Willen festhalten mußte, um ihnen eine Spritze geben zu können, während sie sich sträubten und sich zu befreien versuchten. Deshalb stellte er die Hypothese auf, die reine Unannehmlichkeit der regelmäßigen Spritzen habe irgendwie die körperlichen Veränderungen hervorgerufen. Er dachte sich daraufhin allerlei Dinge aus, die ein Rattenleben unangenehm machen könnten. Er hielt seine Ratten in ungeheizten Räumen, zwang sie, unter Todesangst durch kaltes Wasser zu schwimmen; er band sie fest, um ihre Bewegungsfreiheit einzuschränken und unterwarf sie ständigem Lärm. Alle Ratten, die diesen Bedingungen ausgesetzt waren, litten unter denselben Symptomen wie die Ratten, die im vorhergehenden Experiment ständig Spritzen erhalten hatten. Um die unangenehmen Kräfte zu beschreiben, die die Krankheiten verursachten, lieh Seyle einen Begriff aus, der von Bauingenieuren benutzt wird, um bestimmte Kräfte – Belastung, starke Winde, Erdbeben – zu beschreiben, denen Brücken, Häuser und andere Bauten standhalten müssen. Wie Sie wissen, lautet dieser Ausdruck »Streß«.

Es ist uns allen klar, daß Menschen viel zu häufig unter Druck leiden. Wenn das geschieht, reagiert unser Körper auf verschiedene Arten. Diese Streßreaktion wird von unserem autonomen oder unwillkürlichen Nervensystem gesteuert, das auch für solch lebenswichtige Funktionen wie unseren Herzschlag zuständig ist. Das autonome

Nervensystem besteht aus zwei Teilen, dem sympathischen und dem parasympathischen Nervensystem. Das sympathische Nervensystem steuert das, was die Wissenschaft unseren Kampf-Flucht-Reflex nennt. Das ist ein archaischer Reaktionsmechanismus, wobei ein Beispiel aus der Vorgeschichte häufig benutzt wird, um ihn zu beschreiben. Wenn wir einer streßgeladenen Situation ausgesetzt sind (etwa, wenn wir beim Beerenpflücken plötzlich einem hungrigen Bären gegenüberstehen), geht ein Signal vom Hirnstamm zum sympathischen Nervensystem, das diesem bedeutet, es solle den Körper auf sofortiges Handeln vorbereiten (zum Beispiel davonzulaufen!). Unsere Nebennieren beginnen Substanzen auszuschütten, die die Wissenschaft Streßhormone nennt, Epinephrin und Norepinephrin. Diese Hormone lösen wiederum eine Kettenreaktion aus, die unseren Körper buchstäblich auf einen Kampf vorbereitet. Unser Blutdruck steigt, unser Herz schlägt schneller, und der Blutfluß wird vom Darm auf die Muskeln umgeleitet, wo er gebraucht wird, um unsere Flucht anzutreiben. Unser Stoffwechsel beschleunigt sich, während wir mehr Sauerstoff aufnehmen, um diese Tätigkeit anzutreiben. Die Pupillen unserer Augen erweitern sich und lassen mehr Licht herein, was die Nachtsicht erhöht. Und während das alles abläuft, beginnt noch ein anderer Teil unserer Nebennieren, weitere Streßhormone auszuschütten – die sogenannten Corticosteroide. Diese lassen den Blutzuckerwert hochschnellen, damit Treibstoff zum Verbrennen da ist.

Insgesamt bereitet uns der Kampf-Flucht-Reflex auf sofortiges Handeln vor. Er gibt uns den Energieschub, den wir brauchen, damit wir um unser Leben rennen oder unser Revier verteidigen und ein Raubtier abwehren können. Dieser Mechanismus war sicher von großem Wert, als wir noch Höhlenmenschen waren und sprungbereite Löwen, stampfende Bisonherden und kriegerische Nachbarn unseren Alltag bestimmten. Das Durchstarten des Körpers diente einem nützlichen Zweck – es rettete unser Leben, und die ausgeschütteten Streßhormone wurden in diesem Prozeß aufgebraucht.

Heute bedeutet für die meisten Menschen Streß etwas anderes. Die wenigsten von uns waren je an einem Handgemenge beteiligt, wir verfolgen keine wilden Tiere (und werden auch nicht von solchen verfolgt). Wir haben es weniger mit Raubtieren zu tun als mit gnadenlosen Vorgesetzten, schwierigen Kunden, übelgelaunten

Kassierern, schmutzigen Scheidungen und einer übergeschnappten Wirtschaft. Für unser Gehirn ist das alles jedoch Streß, und sobald es diesen wahrnimmt, stellt es auf Kampfmodus um und löst den Kampf-Flucht-Reflex aus. Das Problem besteht für die meisten von uns darin, daß wir unseren Chef nicht einfach ins Schienbein treten können, weil das nicht als angemessene Reaktion gilt. Weil wir weder kämpfen noch flüchten können, bleiben die Streßhormone in unserem Körper, wo sie mit der Zeit großen Schaden anrichten können.

Streßhormone können alle Organsysteme unseres Körpers beeinträchtigen, angefangen beim Herzen bis hin zu unserem Gehirn. Melatonin kann die negativen Auswirkungen von Streßhormonen abschwächen, und indem es dies tut, kann es einer Vielzahl häufiger Beschwerden vorbeugen helfen. Viele Krankheiten, von denen Sie nie gedacht hätten, daß sie durch Streß verursacht oder begünstigt würden, sind streßbedingt. In diesem Kapitel werden wir die Funktion von Melatonin als Schutz gegen die Folgen von Streß erlautern.

Streß und das Herz

Das Herz ist besonders anfällig für die Auswirkungen von Dauerstreß. Wie bereits erwähnt, war der Forscher Hans Seyle der erste, der das Wort Streß in einem medizinischen Zusammenhang benutzte und feststellte, daß dieser sogar bei Mäusen Teile des Herzmuskels zerstören kann, die zuvor keinerlei Anzeichen von Herzschwäche aufwiesen. Es ist wohlbekannt, daß Streß Herzzellen abtöten kann, und wenn zu viele davon sterben, sterben auch wir. Der von Seyle dokumentierte Aspekt der Herzkrankheiten wird heute von Kardiologen, die sich auf die Arteriosklerose konzentrieren, wenig in Betracht gezogen, doch es ist ein Bereich klinischer Forschung, dem verstärkte Aufmerksamkeit gebührt.

Corticosteroide, Hormone die in Reaktion auf Streß ausgeschüttet werden, scheinen den Herzmuskel und die Arterien anzugreifen. Sind unsere Arterien zu stark angegriffen, um weiterhin einen angemessenen Blutfluß zu gewährleisten, kann ein Herzinfarkt die Folge sein. Ist die Blutzufuhr zum Gehirn beeinträchtigt, kann es zu einem Schlaganfall kommen.

Streß kann auch den Blutdruck erhöhen, was dem Herzen ebenfalls schaden kann. Der genaue Mechanismus, durch den Streß den Blutdruck hochschnellen läßt, ist zwar nicht bekannt, doch wissen wir, daß unser Blut, wenn wir unter Streß stehen, Salz und Wasser zu speichern beginnt, um die Blutmenge für den Fall einer Verletzung zu vermehren. Reduziert sich das Blutvolumen wegen Blutverlust, so kann der Körper nicht genügend Sauerstoff und Nährstoffe in die lebenswichtigen Organe transportieren. Die Steigerung des Blutvolumens verlangt eine Steigerung des Blutdrucks, um dem Herzen dabei zu helfen, die zusätzliche Flüssigkeit zirkulieren zu lassen.

Es ist nachgewiesen worden, daß Melatonin die negativen Auswirkungen von Corticosteroiden abschwächt. Es macht dies, indem es die Corticosteroidwerte in unserem Körper ausgleicht und sie davon abhält, zu stark anzusteigen. So kann Melatonin unser Herz und unsere Blutgefäße gegen den streßbedingten Schaden schützen.

Streß und Diabetes

Längere Zeit Corticosteroiden ausgesetzt zu sein, kann den Blutzuckerspiegel ansteigen lassen, damit wir über den Treibstoff verfügen, um angreifen oder davonlaufen zu können. Ständig erhöhte Blutzuckerwerte können jedoch auch das Risiko vermehren, Diabetes zu entwickeln. Die Medizin weiß sogar schon seit langem, daß Menschen mit Diabetes höhere Corticosteroidwerte aufweisen als normal. Diabetes ist nicht nur selbst eine ernsthafte Krankheit, vielmehr kann Diabetes das Risiko eines Herzinfarkts, eines Schlaganfalls und einer Erblindung erhöhen. Einmal mehr kann Melatonin dazu beitragen, streßbedingter Diabetes vorzubeugen, indem es die Wirkung der Corticosteroide dämpft und dadurch kontinuierlich hohe Blutzuckerwerte vermeidet.

Streß und Knochenschwund

Wir halten Knochenschwund nicht für eine streßbedingte Krankheit, doch ein ständiges Vorhandensein von Corticosteroiden kann die Knochen schwächen und sie anfällig für Brüche und Frakturen machen. Knochenschwund, ein Leiden, das vor allem ältere Menschen häufig befällt, zeichnet sich durch schmächtige und zerbrechliche Knochen aus. Komplikationen von Verletzungen, die als Resultat von Knochenschwund auftreten – etwa ein gebrochenes Hüftgelenk – ist bei älteren Frauen eine häufige Todesursache. Wie beeinflußt Streß die Gesundheit unserer Knochen? Nachgewiesenermaßen scheinen Corticosteroide das Wachstum besonderer Zellen an den Knochenenden zu unterbinden, die zur Bildung neuer Knochenzellen benötigt werden. Indem es die Corticosteroidwerte überwacht, kann Melatonin dazu beitragen, diese heimtückische Krankheit, die zu gebrochenen Hüftgelenken, vorzeitiger Gebrechlichkeit und sogar zum Tod führen kann, zu vermeiden.

Streß und Gehirnfunktion

Streßhormone können auch das Gehirn angreifen und unser Denk- und Erinnerungsvermögen beeinträchtigen. Es hat sich gezeigt, daß Corticosteroide Zellen im Hippocampus beschädigen, jenem Teil des Gehirns, das für das Kurzzeitgedächtnis zuständig ist. Wenn wir älter werden, verlieren wir typischerweise die Fähigkeit, uns an gewisse Einzelheiten zu erinnern. So kann es etwa schwierig sein, sich an Namen und Gesichter von Menschen zu erinnern, denen man erst kürzlich vorgestellt wurde, und es kann länger dauern, neue Informationen aufzunehmen und zu verarbeiten. Vielleicht ist dieser Verlust des Kurzzeitgedächtnisses dem lebenslangen Streß zu verdanken. Manche Forscher vermuten sogar, die Alzheimersche Krankheit, die zu einem Verlust des Kurzzeitgedächtnisses führt, sei einem angegriffenen Hippocampus zuzuschreiben, was wiederum mit schwerem Streß und einem längeren Vorhandensein an Corticosteroiden in Verbindung gebracht wird. Hier kann die Corticosteroid-verringernde Wirkung von Melatonin dazu beitragen, unser Gehirn frei von streßbedingten Schäden zu halten.

Streß und Immunsystem

Langfristiges Vorhandensein von unter Streß ausgeschütteten Corticosteroiden kann auch das Immunsystem unterdrücken. Eine Reihe von Untersuchungen hat erbracht, daß mentaler Streß die Anzahl weißer Blutzellen reduzieren kann, um gegen Krankheiten anzukämpfen. Mehrere Studien mit Soldaten in kampfähnlichen Situationen haben aufgezeigt, daß ihr Immunsystem ernsthaft geschwächt war, was sie entzündungsanfällig machte. Dies liegt zum Teil am extremen Streß, der die Ausschüttung des Thyreoidhormone verhindern kann, das für jede wichtige Körperaktivität wesentlich ist, unter anderem auch die Erzeugung von krankheitsbekämpfenden Immunzellen. Es gibt ebenfalls Hinweise dafür, daß Streßhormone sogar den Immunzellen selbst schaden und sie dadurch davon abhalten könnten, ihren Aufgaben angemessen nachzugehen.

Im Labor haben wir eine Streßwirkung hervorgerufen, indem wir Tieren eine Corticosteronspritze gaben (der tierischen Form von Corticosteroiden) und dann ihre Immunreaktion maßen. Wir stellten fest, daß das Corticosteron die Herstellung von krankheitsbekämpfenden Antikörpern um 60 Prozent reduzierte. Mit anderen Worten, diese Tiere waren schlecht darauf vorbereitet, ihren Körper gegen Krankheit zu verteidigen, und dasselbe gilt für Menschen, die unter Streß stehen.

Als wir die Immunfunktion erörterten, haben wir Beispiele angeführt, wie Streß die Immunität aushöhlen und uns krankheitsanfällig machen kann. Wenn ein Tier etwa unter starkem Streß steht, beginnt seine Thymusdrüse, in der die wichtigen krankheitsabwehrenden T-Zellen gespeichert werden, zu schrumpfen und sich zurückzubilden. Wurde diesen Tieren Melatonin verabreicht, nachdem sie der belastenden Situation ausgesetzt worden waren, verjüngte sich ihre Thymusdrüse und dadurch auch ihre Immunfunktion. Wir haben sogar noch drastischere Beispiele dafür, wie Melatonin den schädlichen Folgen von Streß entgegenwirken kann. Bei einer anderen Studie injizierten wir Mäusen hohe Dosen von Corticosteron (Streßhormon) und waren nicht erstaunt, die Immunreaktion dieser Tiere stark unterdrückt zu finden. In diesem geschwächten Zustand wären diese Tiere der erstbesten Infektion zum Opfer gefallen. Dann gaben wir ihnen jedoch allabendlich eine Spritze Melatonin. Ihr Immunsystem sprang buchstäblich über Nacht wieder auf den Normalzustand zurück. Dies ist allerdings noch mehr ein Beweis dafür, daß Melatonin einen Teil des Schadens, der dem Immunsystem durch Streßhormone zugeführt werden kann, rückgängig machen kann.

Melatonin unterstützt das Immunsystem nicht nur gegen die negativen Folgen von Streß, indem es die Corticosteroide kontrolliert, sondern wirkt, wie bereits erwähnt, durch streßreduzierende Substanzen, die vom Immunsystem produziert werden. Diese Substanzen heißen Endorphine und sind natürliche Schmerzmittel, die sowohl vom Gehirn als auch von den Immunzellen ausgeschüttet werden. Endorphine helfen nicht nur, Schmerz zu lindern, sondern können auch Angst abbauen und ein euphorisches Gefühl hervorrufen. Es ließ sich zeigen, daß Melatonin die Wirkung der Endorphine verstärkt, und indem es dies tut, hilft es dem Körper, dem Streß einer Krankheit zu widerstehen.

Die Auswirkungen von Streß werden mit dem Alter schlimmer

Streß macht Menschen allen Alters zu schaffen, doch je älter wir sind, desto höher ist der uns abverlangte Tribut. Wie wir bereits gesehen haben, kann Streß Menschen jeden Alters körperlichen Schaden zufügen, doch wenn wir älter werden, können wir diese Verletzungen weniger gut abwehren.

Wie bereits erwähnt, bringt unser Körper, wenn wir unter Streß stehen, Corticosteroide hervor, die jedes beliebige Körpersystem angreifen können. Unter anderem können sie den Herzmuskel angreifen, den Blutzuckerspiegel abnormal erhöhen, die Schilddrüsenfunktion unterbinden, den Geschlechtstrieb unterdrücken und unsere Immunreaktion schwächen. Bei älteren Menschen dauert der Corticosteroidabbau länger als bei jungen. Sind wir schon älter, wird unser Körper über längere Zeit von diesen schädlichen Streßhormonen durchflutet, weshalb er schadensanfälliger ist. Was Streß für ältere Menschen sogar noch heimtückischer macht, ist der Umstand, daß die Organsysteme nachzulassen beginnen und keinen zusätzlichen Schaden durch Corticosteroide aushalten können. Das Immunsystem ist zum Beispiel bereits schwächer und kann nur beschränkt den Kampf gegen fremde Eindringlinge aufnehmen. Die Schilddrüse hat auch begonnen, langsam abzubauen. Der Herzmuskel muß jetzt hart arbeiten, um Blut durch den Körper zu pumpen. Dieser Verfall der Körpersysteme macht einen älteren Menschen für die negativen Auswirkungen von Streß noch empfindlicher.

Wenn wir älter werden, löst jede belastende Situation, eine physische Reaktion in unserem Körper aus, die unser geistiges und körperliches Gleichgewicht durcheinanderbringt. Mit anderen Worten: sie werfen uns aus der Bahn. Wenn wir jung sind, können wir uns gleich wieder einpendeln, sind wir jedoch einmal älter, so sind wir unflexibler geworden. Jeder Angriff auf unsere Psyche verlangt einen höheren und längerwährenden Tribut. Wir sind sowohl körperlich als auch emotional weniger gut ausgerüstet, um uns nach einer Krankheit, einem traurigen Erlebnis, einem Streit, einer Enttäuschung oder auch nur von einem relativ geringen Streß zu erholen. Das soll nicht heißen, daß nicht auch manche junge Leute rigide und unflexibel sind. Auf einer rein körperlichen Ebene besteht jedoch ein Unterschied darin, wie wir in der Jugend und im Alter mit Streß umgehen.

Wir glauben, daß diese allgemeine Schwächung unseres Körpers, der uns streßanfällig macht, auf das Nachlassen der Zirbeldrüsenfunktion und das Sinken der Melatoninwerte zurückzuführen ist. Es gibt also ein Gegenmittel für die verheerenden körperlichen Folgen von Streß auf unseren alternden Körper – Melatonin. Wir können die schädlichen Folgen von Streß neutralisieren, indem wir das natürliche Hormongleichgewicht wiederherstellen, das vom Streß erschüttert wurde. Melatonin kann die Schilddrüsenfunktion wiederherstellen, die uns die Kraft und die Widerstandsfähigkeit gibt, uns neuen Herausforderungen zu stellen. Es kann die Immunfunktion der Schilddrüse verbessern und die schädliche Wirkung von Corticosteroiden minimieren. Es kann sogar Schlaflosigkeit überwinden helfen, die durch Angstzustände verursacht wird (siehe Kapitel 12). Indem es außer Kontrolle geratene Hormone wieder ins Gleichgewicht bringt, kann Melatonin dazu beitragen, ein Gefühl von Ordnung wiederherzustellen, und uns die Kraft verleihen, uns den Widrigkeiten des Alltags gelassen zu stellen.

12.
Das Schlafmittel der Natur

Wenn Sie Probleme mit dem Schlafen haben, sind Sie nicht allein. Rund ein Drittel aller amerikanischen Erwachsenen, also etwa fünfzig Millionen Menschen, leiden hin und wieder an »Schlafstörungen«, ein Sammelbegriff, der von Experten benutzt wird, um Probleme zu beschreiben, die von Schwierigkeiten beim Einschlafen bis zu häufigem nächtlichen Aufwachen reichen. Schlafstörungen können durch Streß, Alkoholmißbrauch oder durch medizinische Probleme wie Herzleiden oder Magengeschwüre hervorgerufen werden. Sie können uns ab dem mittleren Alter auch ohne ersichtlichen Grund plagen – rund die Hälfte aller Amerikaner über 65 Jahre leiden unter irgendeiner Form von Schlafstörung. Schlafstörungen sind auch eine häufige Nebenwirkung der Wechseljahre. Es ist für Frauen in den Wechseljahren nicht ungewöhnlich, plötzlich von einer Hitzewallung geweckt zu werden oder nachts mehrmals aufzuwachen. Es ist auch kein Zufall, daß ältere Menschen häufig von Schlafproblemen geplagt werden. In beiden Fällen haben die Melatoninwerte zu sinken begonnen, und dieser Zusammenbruch des Melatoninzyklus macht es schwer, nachts gut zu schlafen.

Melatonin ist wesentlich daran beteiligt, uns ein- und durchschlafen zu lassen. Damit unser Schlaf erholsam und verjüngend wirkt, müssen wir ungestört ruhen können. Die Einnahme von Melatonin führt uns zu normalen Schlafmustern zurück. In diesem Kapitel werden wir aufzeigen, wie dieses sichere, nicht abhängig machende Hormon Ihnen dabei helfen kann, Ihre Schlafprobleme zu lösen, und warum Melatonin anderen sogenannten Schlafmitteln so haushoch überlegen ist.

Die Bedeutung des Schlafs

Ob Sie nachts nur schlecht einschlafen können, unruhig schlafen oder zu früh aufwachen, Sie dürfen diese Beschwerden nicht auf die leichte Schulter nehmen.

Das betonen wir deshalb, weil wissenschaftlich erwiesen ist, daß der Schlaf von grundlegender Bedeutung für unser körperliches und emotionales Wohlbefinden ist. Wenn wir nicht genug schlafen, kann sich das praktisch auf jedes Körpersystem negativ auswirken. Schlafmangel kann das Funktionieren des Immunsystems beeinträchtigen, uns anfällig für Entzündungen machen und unser Gehirn davon abhalten, normal zu funktionieren – was wiederum dazu führt, daß wir uns nicht konzentrieren und keine klaren Gedanken fassen können. Schlafmangel erschwert die Streßbewältigung und führt zu Angstzuständen. Er kann uns deprimieren, unser Unterscheidungsvermögen beeinträchtigen und uns die gute Laune verderben. Es gibt wirklich kaum Aspekte des täglichen Lebens, bei denen Schlafmangel nicht zu Problemen führt.

Um zu verstehen, warum der Schlaf so wichtig ist und Melatonin ihn verbessern kann, müssen wir uns damit befassen, was Schlaf ist und warum wir überhaupt schlafen.

Wir schlafen aus zwei Gründen: Ganz offensichtlich muß sich unser Körper ausruhen und auftanken können. Viele unserer Körpersysteme entspannen sich, während wir schlafen. Unser Herzschlag beruhigt sich, und auch unser Blutdruck sinkt. Unser Stoffwechsel, jener Prozeß, durch den unser Körper Energie verbraucht, schaltet den niedrigen Gang ein, und auch unsere Körpertemperatur sinkt. Das soll nicht heißen, daß nichts Wichtiges in unserem Körper vorgeht, während wir schlafen, und dieser Punkt führt uns zum zweiten Zweck des Schlafs. Auch wenn unser Geist und unser Körper während wir schlafen gewissermaßen ruhen, erledigen sie auf einer anderen Ebene harte Arbeit. Da wir schlafend weitaus geringere Anforderungen an unser Organsystem stellen als wach und aktiv, kann unser Körper sich beim Schlafen darauf konzentrieren, sich zu erholen und neue Zellen zu bilden. Er bedarf dieser Reparaturarbeit, damit unser Körper stark und gesund bleibt, und wenn wir nicht genug schlafen, kann unsere innere »Körper-Werkstatt«

diese außerordentlich wichtige Aufgabe nicht bewältigen. Wie bereits im Kapitel über Immunität erwähnt, führte der Psychiater Dr. Michael Irwin eine Untersuchung durch, bei der 23 gesunde Männer im Alter von 21 bis 61 Jahren vier Nächte in einem Schlaflabor verbrachten. Die ersten beiden Nächte erlaubte man ihnen, normal zu schlafen, aber in der dritten Nacht wurde ihnen der Schlaf zwischen drei und sieben Uhr morgens entzogen, weil diese Zeit als die beste Schlafenszeit gilt. Irwin stellte fest, daß die Tätigkeit der »Killerzellen«, die Art Immunzellen, die Virusinfekte bekämpfen, bei 18 Männern nach dem Schlafverlust bedeutend abnahm, was darauf schließen läßt, daß ihr Körper sich infolge des Schlafmangels weniger gut gegen Entzündungen wehren konnte. Zum Glück normalisierten sich ihre Immunwerte, als den Versuchspersonen erlaubt wurde, die folgende Nacht ungestört zu verbringen. Irwin zeigte die verheerende Wirkung auf, die eine Nacht verlorenen Schlafs bereits auf ein einziges System ausübt. Wenn Sie diese Wirkung auf alle anderen Körpersystem übertragen, werden Sie zur Überzeugung gelangen, daß Schlafmangel eine ernsthafte Bedrohung für Ihre Gesundheit darstellen kann, vor allem wenn Sie über längere Zeit schlecht schlafen.

Die zirkadianen Zyklen

Wie und in einem gewissen Maße auch wie gut wir schlafen, hängt von unserem zirkadianen Zyklus ab, dem rhythmischen Wechsel von Tag- und Nacht, von dem Pflanze, Tier und Mensch abhängig sind. Der zircadiane Zyklus dauert etwa 24 bis 25 Stunden. Während dieses Zyklus wird unser Körper von Dutzenden zusammenhängender innerer Uhren geregelt, die gemeinsam daran arbeiten, uns sowohl innerlich als auch auf einander und auf unsere Umwelt einzustellen. Innere Rhythmen beherrschen und koordinieren unsere Hormonausschüttungen, unseren Hunger, unsere Launen, unsere Körpertemperatur und unserem Energiepegel. Eine innere Uhr wacht auch über unsere Schlaf-Wach-Muster.

Die Zirbeldrüse und die Hirnanhangsdrüse, eine weitere Gehirndrüse, bestimmen gemeinsam die Schlaf-Wach-Zyklen unseres Körpers. Von der abendlichen Dunkelheit angeregt, schüttet die

Zirbeldrüse Melatonin aus. Die Melatoninwerte in unserem Blut erreichen ihren Höchststand zwischen ein und fünf Uhr nachts. Wenn es dann draußen anfängt, hell zu werden, wird die Melatoninausschüttung eingestellt, weil Licht in unser Gehirn eindringt über Pfade, die sich von der Netzhaut des Auges bis zu einem Punkt im Hypothalamus, dem suprachiasmatischen Kern, und weiter bis in die Zirbeldrüse erstrecken. Wenn die Zirbeldrüse dieses Licht empfängt, weiß sie, daß es Zeit ist, geringere Melatoninmengen auszuschütten. Demnach ist die Fähigkeit der Zirbeldrüse, Licht und Dunkel zu unterscheiden, wesentlich für die Aufrechterhaltung unserer zirkadianen Rhythmen. Die Tatsache, daß die Dunkel-Licht-Signale der Zirbeldrüse durch die Netzhaut des Auges übermittelt werden, könnten erklären, warum die Schlaf-Wach-Zyklen von Blinden gestört sind. Diese Beeinträchtigung und die damit einhergehenden Schwankungen der Melatoninwerte sind wahrscheinlich wenigstens zum Teil deren Mangel an Wahrnehmung von Licht und Dunkel zuzuschreiben.

Es gilt als gesichert, daß Menschen, denen Außenlicht und mechanische Uhren entzogen werden, nach einer Weile jegliches Zeitgefühl verlieren und nicht wissen, ob es Tag oder Nacht ist. Sie können zu längeren Schlaf-Wach-Mustern übergehen, die bis zu 33 Stunden dauern können, doch inzwischen läuft ihre biologische Uhr, die sie in der Tagesmitte warm und nachts kalt halten sollte, weiterhin in einem 24-Stunden-Zyklus. Die Folge dieser nicht synchronisierten Systeme ist ein Gefühl von Unausgewogenheit und Desorientierung.

Melatonin beeinflußt nicht nur unseren Schlafrhythmus, sondern hat auch einen ausgeprägten Einfluß auf die Art und Qualität des Schlafes. Wie Sie sehen werden, gibt es verschiedene Arten von Schlaf, welche einem festgelegten Muster folgen.

Das Gehirn ist während des Schlafs außergewöhnlich aktiv. Mit Hilfe eines besonderen medizinischen Tests, der EEG genannt wird und Veränderungen in den Gehirnwellenmustern aufzeichnet, können wir diese Aktivität messen. Würden Sie sich das EEG der Gehirnwellen eines schlafenden Menschen ansehen, so würden Ihnen zwei verschiedene Gehirnwellenmuster auffallen. Zum einen kommt es hinter den Lidern zu langsamen Augenbewegungen, auch NREM (Non Rapid Eye Movements) genannt, und zweitens zu schnellen, auch als REM (Rapid Eye Movements) bekannten Augenbewegungen. Beide Bewegungsarten werden von einer unterschiedlichen Art Schlaf hervorgerufen, und jede von diesen Schlafarten hat eine andere Funktion.

NREM-Schlaf oder auch Tiefschlaf wird allgemein als die Art Schlaf betrachtet, bei dem der Körper sich am tiefsten entspannt. Während des Tiefschlafs atmen wir langsam und gleichmäßig, unser Blutdruck sinkt, und es kommt nur zu geringen Muskelbewegungen. Es gibt vier Stufen NREM-Schlafs. Wenn wir uns schlafen legen, befinden wir uns zuerst in der Übergangsphase zwischen Wachen und Schlafen. Dann sinken wir langsam auf Stufe zwei ab und fallen in einen leichten Schlummer. Während der Stufen drei und vier, die auch als Delta-Schlaf bekannt sind, fließen unsere Gehirnwellen in großen, gleichmäßigen, langsamen Wellen. Von diesen Phasen wird im allgemeinen angenommen, sie brächten dem Körper die größte Ruhe.

Während der Zeit, in der am meisten Melatonin ausgeschüttet wird, neigen wir zu REM-Schlaf, was sich in kurzen, schnelleren Wellen ausdrückt. Während des REM-Schlafs träumen wir, während unser Körper sich verhält, als sei er wach – mit allen Höhen und Tiefen psychologischer, physiologischer und biochemischer Erfahrungsmöglichkeiten. Unsere Herz- und Atemrhythmen schwanken, und auch wenn unsere Augenlider geschlossen sind, bewegen sich unsere Augen dahinter sehr schnell. Sie scheinen einem sich bewegenden Gegenstand zu folgen, ein Buch oder einen vollen Raum zu überfliegen. Das läßt darauf schließen, daß wir träumen.

Schlafzyklen

NREM- und REM-Schlaf lösen sich während der Nacht in einem bestimmten Muster ab und bilden dabei eine konstante Serie von Schlafzyklen, von denen jeder zwischen sechzig und hundert Minuten NREM-Schlaf einschließt, gefolgt von einer kürzeren Periode REM-Schlaf. Wenn die REM-Schlafperiode zu Ende geht, ist der Zyklus vollständig. An diesem Punkt angelangt, kann es zu einer kurzen Wachphase kommen, während der wir kurz die Augen öffnen, uns umdrehen oder unsere Haltung leicht verändern.

Wir erleben typischerweise fünf bis sechs Schlafzyklen pro Nacht, wobei der Tiefschlaf etwa 80 Prozent unserer totalen Schlafdauer ausmacht. Mit jedem Zyklus nimmt die Zeit, die wir auf REM-Schlaf verwenden, zu. Während des ersten Zyklus kann er nur fünf Minuten dauern, doch während der letzten Phase kann er sich auf dreißig bis sechzig Minuten ausdehnen.

In jedem Fall müssen wir alle genügend schlafen, wobei unser Schlafbedürfnis individuell verschieden ist. Von besonderer Bedeutung ist jedoch für uns alle, welche Art Schlaf wir bekommen oder eben auch nicht. Während der Tiefschlaf der vierten Phase die erholsame Art von Schlaf ist, gibt es Beweise dafür, daß der REM-Schlaf, in dem wir träumen, ebenso wichtig ist.

Hierzu gibt es viele Theorien. Manche Leute glauben, REM-Schlaf und Träume erlaubten es uns, die bedrohlichen oder unangenehmen Erfahrungen des Tages psychisch zu verdauen, so wie es der bewußte Verstand nicht kann. Gemäß dieser Theorie können Träume ein Ventil für die Impulse sein, die wir während des Tages zu unterdrücken suchen – was uns wiederum erlaubt, diese instinktiven Triebe sicher abzuleiten. Andere meinen, die Träume des REM-Schlafs erlaubten uns eine Art obligatorisches Aufräumen von Daten, um die sich unser Gehirn nicht zu kümmern braucht, während es die wichtigen Informationen säuberlich ablegt. Andere wissenschaftliche Untersuchungen deuten darauf hin, daß der REM-Schlaf beim Lernen und bei der Speicherung von Erinnerungen eine wichtige Rolle spielt. Nachdem Tieren gewisse Aufgaben gestellt wurden, erlebten sie vermehrte Perioden des REM-Schlafs. Forscher stellten fest, daß bei Menschen der REM-Schlaf noch mehrere Tage zunahm, nachdem die Versuchspersonen intensiven Anforderungen und belastenden Ereignissen ausgesetzt waren. Andere Forscher entdeckten, daß Versuchspersonen, die man vom REM-Schlaf abhielt, Lernschwierigkeiten entwickelten.

Aus welchem Grund auch immer REM-Schlaf wichtig ist – es ist klar, daß wir negative körperliche und psychische Veränderungen erfahren, wenn wir nicht genug davon bekommen. Wir können vermehrt Appetit bekommen, den Appetit verlieren, reizbar werden, unter Angstzuständen leiden oder auch nur unkonzentriert sein. REM-Schlaf ist so wichtig, daß unser Gehirn versucht, dessen

Mangel zu kompensieren, indem es mehr REM-Schlaf hervorbringt. Dieser Prozeß wird von Schlafforschern kompensatorisches Träumen genannt. Der REM-Schlaf kann über mehrere Tage bis zu 40 Prozent zunehmen, bis er auf normale Pegel zurückgeht.

Wenn zirkadiane Zyklen aus der Bahn geraten

Es ist für unser Wohlbefinden von größter Bedeutung, daß wir normale Schlaf-Wach-Zyklen einhalten. Sind diese Zyklen gestört, können ernsthafte Schlafstörungen das Resultat sein. Bei einer von ihnen, die verzögertes Schlafphasensyndrom genannt wird, weisen Betroffene einen langsamen zirkadianen Rhythmus auf, der es für sie extrem schwierig macht, zur rechten Zeit müde zu sein. Manchmal schlafen sie erst um drei oder vier Uhr morgens ein. Bei einer anderen Störung, dem vorgezogenen Schlafphasensyndrom, schlafen die Patienten schon um acht Uhr abends ein und wachen in den frühen Morgenstunden auf. Viele altere Menschen leiden an diesen Beschwerden. Noch eine weitere Störung, der Nicht-24-stündige Schlaf-Wach-Zyklus läßt Betroffene über enorm lange Zeitspannen wach bleiben und ebenso lange schlafen, was einem Zyklus von bis zu fünfzig Stunden entsprechen kann.

In allen drei Fällen versucht die Chronotherapie – eine Technik, um die Körperuhr neu einzustellen – eine vorsichtige Verschiebung auf einen gesellschaftlich akzeptableren Zeitplan, um gesunde und erholsame Schlafmuster zu erzeugen. Sie setzt Licht ein, um normale zirkadiane Zyklen herbeizuführen. Forscher haben festgestellt, daß kurze Intervalle von hellem Licht die innere Uhr dazu führen können, sich auf ein regelmäßiges Schlafmuster einzupendeln. So raten sie Nachtmenschen oder Menschen, die am verzögerten Schlafphasensyndrom leiden, zu einem halbstündigen Spaziergang kurz nach dem Aufstehen, von dem sie vor allem bei schönem Wetter sehr profitieren können. Es gibt viele Erklärungsversuche dafür, warum helles Licht den zirkadianen Zyklus wiederherstellt, und obwohl es keine eindeutige Antworten gibt, scheint es offensichtlich, daß viele Schlafstörungen durch einen unzuverlässigen Melatoninfluß verursacht werden, und daß eine Lichtbestrahlung dessen Ausschüttung irgendwie normalisiert.

Wie wir noch erklären werden, ist die Einnahme von Melatonin eine weitere effektive Methode, um die Körperuhr neu einzustellen und zu einem normalen zirkadianen Rhythmus zurückzukehren.

Melatonin als Schlafmittel

Als Melatonin Ende der fünfziger Jahre erstmals von den Forschern Lerner und Case isoliert wurde, stellten sie fest, daß es Tiere leicht schläfrig machte. Im Jahre 1982 zeigte Richard Wurtman, ein Pionier der Melatoninforschung, daß Melatonin auch beim Menschen Schläfrigkeit hervorruft. Bei seinen ursprünglichen Versuchen am Massachusetts Institute of Technology's Clinical Research Center setzte Wurtman sehr hohe Melatonindosen ein (240 mg) und stellte fest, daß diese seine Versuchspersonen zu müde machten, um am nächsten Tag normal zu funktionieren. Mehr als ein Jahrzehnt später entdeckte Wurtman im Zuge einer bahnbrechenden Studie, daß auch geringe Melatonindosen Schlaf herbeiführen können. Bei dieser Untersuchung verabreichte er zwanzig Versuchspersonen zur Schlafenszeit zwischen 0,1 und 10 mg Melatonin. Sie alle fühlten sich müder und schliefen länger. Wurtman stellte fest, daß die Versuchspersonen, die Melatonin nahmen, innerhalb fünf bis acht Minuten einschliefen, während die, die ein Placebo erhielten, im Durchschnitt 25 Minuten dazu benötigten.

Winzige Dosen Melatonin reichen, um die Melatoninblutwerte auf ihren normalen nächtlichen Spiegel zu führen und Schlaf hervorzurufen. Weil Melatonin weder abhängig macht, noch die Nebenwirkungen von Sedativa (Beruhigungs- oder Schlafmittel) hat, ist es ein guter Ersatz für diese Mittel. Ein Bericht des Ausschusses des National Institutes of Health aus dem Jahre 1990 kommt zu dem Schluß, daß Schlafmittel – egal, ob rezeptpflichtig oder frei erhältlich – zu oft genommen werden und suchtbildend sind. Der Ausschuß rief die medizinische Gemeinschaft dazu auf, der Ursache von Schlafstörungen auf den Grund zu gehen, anstatt sich auf deren Symptome zu konzentrieren. Genau das macht Melatonin. Es korrigiert Unausgewogenheiten in den zirkadianen Rhythmen des Körpers, die einer erholsamen Nachtruhe im Wege stehen. Darüber hinaus berichten Menschen, die Melatonin genommen haben, um besser schlafen zu können, daß es einen erfrischenderen Schlaf bringt als die üblichen Mittel.

Es gibt viele verschiedene Arten von Medikamenten zur Behandlung von Schlafstörungen, unter anderem Beruhigungsmittel, Stimmungsaufheller und eine bestimmte Klasse von Medikamenten, die als Hypnotika oder Schlafmittel bekannt sind. Die meisten von ihnen haben ernsthafte Nachteile. Manche können den Blutdruck erhöhen, andere eine katerartige Nachwirkung haben und wieder andere machen süchtig. All diese Faktoren können unsere normalen Schlafmuster beeinträchtigen und somit das Muster von REM- und NREM-Schlaf behindern. Andere schlaffördernde Mittel haben einen negativen Einfluß auf die Qualität des Schlafs. Ironischerweise verewigen konventionelle Schlafmittel die Schlaflosigkeit, indem sie die natürlichen Schlafrhythmen unterbrechen.

Wiederherstellung gesunder Schlafrhythmen

Viele Menschen über sechzig leiden unter Schlafstörungen. Während diese Bevölkerungsgruppe lediglich etwa 14 Prozent der Gesamtbevölkerung ausmacht, werden von ihr bis zu 45 Prozent aller Schlafmittel konsumiert.

Ein häufiges Syndrom bei Menschen fortgeschrittenen Alters ist, daß sie kurz nach dem Abendessen einschlafen und dann sehr früh am Morgen aufwachen. Viele klagen, daß dieses frühzeitige Zubettgehen und Aufstehen sie vom Hauptstrom des Lebens isoliert. Sie mögen zwar versuchen, ihren Zeitplan anzupassen, doch gelingt ihnen das nur selten ohne fremde Hilfe. Die Veränderungen der Schlafmuster bei älteren Menschen werden von einer Verschiebung ihrer zircadianen Rhythmen hervorgerufen, welche der Reduktion der nächtlichen Melatoninausschüttung zuzuschreiben ist. Folglich geraten ihre nächtlichen Zyklen durcheinander. Wenn wir jünger sind, ist unser Körper darauf programmiert, uns bei Tagesanbruch durch einen Anstieg unserer Körpertemperatur aus dem Schlaf zu wecken. Im Alter kann eine Verschiebung im Hormonzyklus bereits um drei Uhr morgens einen Anstieg der Körpertemperatur bewirken. Dieses Durchstarten macht es schwer, in einem entspannten Schlafzustand zu verharren.

Für diese Menschen spielt Melatonin eine wichtige Rolle bei der Wiederherstellung eines normalen inneren Rhythmus, der sie mehr im Einklang mit ihrer Umwelt bringt.

Eine kürzlich in Israel durchgeführte Studie berichtet, daß Melatonin in Retardform bei älteren Patienten Schlaflosigkeit verhindern kann. Diese, an der Technion Medical School in Haifa durchgeführte Studie stellte fest, daß Männer und Frauen im Alter von 68 bis 80 Jahren, die Melatonin nahmen, weniger Mühe beim Einschlafen hatten und länger schliefen, ohne aufzuwachen. Die Zeit, die sie zum Einschlafen brauchten, reduzierte sich um die Hälfte, von 40 auf 15 Minuten. Darüber hinaus berichteten die Versuchspersonen, daß sie sich sehr erfrischt fühlten.

Das sind wichtige Neuigkeiten, denn mit fortschreitendem Alter sind wir zunehmend anfällig für toxische Reaktionen auf Medikamente bis hin zu Überreaktionen auf Schlafmittel. Das geschieht nicht nur bei häufigem Gebrauch, sondern liegt vielmehr daran, daß viele alte Menschen auch andere Medikamente nehmen. Die Kombination von Schlafmitteln und anderen Medikamenten bedeutet für ältere Menschen ein größeres Risiko, das durch Veränderungen in den Körperfunktionen, die mit der Alterung einhergehen, noch stärker ansteigt. Unser Nervensystem kann auch empfindlicher werden, was die Wirkung kombinierter Medikamente verstärken könnte.

Konventionelle Schlafmittel haben bestenfalls einen beschränkten Nutzen, indem sie bei Schlafstörungen eine vorübergehende Lösung bieten. Es gibt jedoch zunehmend Beweise dafür, daß Melatonin eine effektive und sichere Alternative darstellt, ob es sich dabei nun um die Schlafmenge oder Schlafqualität des Betroffenen handelt. Es macht nicht süchtig und kann abgesetzt werden, sobald es seine synchronisierende Wirkung auf den zirkadianen Zyklus ausgeübt hat, wobei seine Vorteile erhalten bleiben. Melatonin ist das einzige »Schlafmittel«, das das körperliche Problem, das zur Schlafstörung führt, tatsächlich beheben kann. Ist dieses ursächliche Problem einmal gelöst, wird Melatonin nicht länger gebraucht. Es kann höchstens in Zukunft hin und wieder nötig sein, um unsere innere Uhr neu einzustellen, wenn sie nicht mehr richtig läuft.

Tips für einen erholsamen Schlaf

An welchen Schlafstörungen Sie auch leiden mögen, Melatonin wird Ihnen ziemlich sicher dabei helfen, einen erholsamen Schlaf zu finden. Da es Ihre innere Uhr neu einstellt, behandelt es die Ursache ihrer Schlafprobleme, die Störung Ihres natürlichen Schlaf-Wach-Zyklus. Deshalb sollte Melatonin jede Schlafstörung beheben können, ob es sich nun um Schlaflosigkeit, häufiges oder zu frühes Aufwachen handelt.

Um normale Schlafmuster wiederherzustellen, empfehlen wir bei allen Schlafstörungen vor dem Schlafen 1 bis 5 mg Melatonin einzunehmen. Die Wirkung von Melatonin variiert von einem Menschen zum anderen. Manche Leute stellen fest, daß eine geringe Dosis genügt, damit sie gut schlafen können. Andere brauchen mehr. Um die für Sie richtige Dosis festzustellen, empfehlen wir Ihnen, mit 1 mg zur Schlafenszeit anzufangen. Wenn sich zeigt, daß Sie mit nur 1 mg gut schlafen können, bleiben Sie bei dieser Menge. Ist Ihr Problem nicht gelöst, und wachen Sie zum Beispiel weiterhin nachts häufig auf, erhöhen Sie die Dosis in der folgenden Nacht um 1 mg (bis auf 5 mg), bis Sie die Menge gefunden haben, die es Ihnen am besten erlaubt, gut zu schlafen und sich am Morgen frisch zu fühlen.

Wenn Sie mit der anfänglichen Dosis von 1 mg nicht schlafen können, erhöhen Sie die Dosis um 1 mg. Sind Sie immer noch wach, nehmen Sie alle zwanzig Minuten 1 mg zusätzlich, bis Sie ein Maximum von 5 mg erreichen. Wenn Sie feststellen, daß Sie sich am Morgen nach der Einnahme von Melatonin müde fühlen, so ist das ein Zeichen dafür, daß Ihre nächtliche Dosis zu hoch ist und reduziert werden muß.

Wenn Sie einmal gut schlafen, empfehlen wir, Melatonin noch zwei weitere Wochen zu nehmen, um sicher zu sein, daß Ihre Körperuhr neu eingestellt und Sie Ihr natürliches Schlafmuster wiedererlangt haben. Nach dieser Zeit stellen die meisten Menschen fest, daß ihre Uhr neu eingestellt ist und sie kein Melatonin mehr nehmen müssen, um schlafen zu können. (Weitere Informationen zur Einnahme von Melatonin siehe Kapitel 14.)

Durch die Einnahme von Melatonin zur Schlafenszeit können Sie praktisch sicherstellen, daß Sie gut schlafen und Ihre normalen

Schlafmuster wiederherstellen werden. Doch es gibt noch andere Dinge, die Sie tun können, außer Melatonin zu nehmen, wenn Sie nicht gut schlafen können und einen normalen Schlafzyklus aufrechterhalten wollen:

- Regelmäßige Bewegung, aber nicht gerade zur Bettzeit, wird Sie besser schlafen lassen. Sich nachts körperlich anzustrengen regt Ihr System an, statt es zu beruhigen.
- Entscheiden Sie sich für eine regelmäßige Schlafenszeit, und halten Sie sich daran. (Nehmen Sie Melatonin jeden Abend etwa zur selben Zeit.)
- Benutzen Sie Ihr Bett, um darin zu schlafen und nicht um fernzusehen, Rechnungen zu zahlen oder am Telefon zu plaudern. Wenn Sie Ihr Bett zum Schlafen reservieren, werden Sie in der entsprechenden Stimmung sein, sobald Sie sich ins Bett legen.
- Stehen Sie morgens auf, wenn Sie die Augen öffnen, und dösen Sie nicht vor sich hin. Immer wieder einzuschlafen und aufzuwachen stört die Regelung Ihrer biologischen Uhr, und Sie werden sich weniger wach fühlen.
- Wenn Sie öfter an Schlafstörungen leiden, sollten Sie Ihre Zeit nicht im Bett verbringen und darauf warten, wieder einschlafen zu können. Wenn Sie von neun Stunden nur fünf schlafend in Ihrem Bett verbringen, versuchen Sie, jeden Abend eine Stunde später ins Bett zu gehen und den Wecker etwas früher zu stellen. Nach einer Woche wird der Schlaf, den Sie bekommen, konzentrierter und erholsamer sein.
- Rauchen Sie nicht. Nikotin stimuliert das Nervensystem und stört den Schlaf. Bei gewissen Untersuchungen im Schlaflabor hatten Raucher weitaus größere Schwierigkeiten beim Einschlafen als Nichtraucher, wobei ihre Schlafmuster sich verbesserten, wenn sie nicht rauchten.
- Besorgen Sie sich ein Kissen, das Sie mögen! Rücken- und Nackenschmerzen oder häufiges Niesen können darauf hinweisen, daß Ihr Kissen nicht die richtige Dichte oder den falschen Inhalt für Sie hat.
- Halten Sie den Lärmpegel gering. Wenn Sie an einer lauten Straße wohnen, sollten Sie sich überlegen, eine Doppelverglasung oder

Lärmisolierung installieren zu lassen. Stellen Sie Ihr Bett nicht unters Fenster. Teppiche, schwere Vorhänge und lärmabsorbierende Bodenplatten können auch ein gewisses Maß an Ruhe bringen. Beruhigende Klänge wie das Rauschen einer Klimaanlage oder Tonkassetten mit natürlichen Geräuschen wie Regen oder Meeresbrandung können auch hilfreich sein.

- Denken Sie sich ein Ritual beziehungsweise ein Signal aus. Vielleicht brauchen Sie nicht nur körperliche sondern auch psychologische Signale, damit Sie wissen, daß es Zeit zum Schlafen ist. Versuchen Sie jeden Abend vor dem Zubettgehen dieselben entspannenden Dinge zu tun. Lesen Sie ein langweiliges Buch, gießen Sie Ihre Pflanzen, schauen Sie nach, ob alle Türen geschlossen sind oder blättern Sie durch ein Reisebuch, das Sie mögen.

13.
Sich wieder einpendeln: Wie man Jet-lag und jahreszeitbedingte Störungen überwindet

Beim zirkadianen Rhythmus handelt es sich um den Tag-Nacht-Zyklus, der unsere wichtigen lebenserhaltenden Aktivitäten regelt, unter anderem wann wir schlafen, wachen und essen. Unser Körper wird von Dutzenden von inneren Zyklen bestimmt, die von zusammenarbeitenden »inneren Uhren« abgerufen werden, um uns an unsere Umwelt anzupassen. Innere Rhythmen kontrollieren und koordinieren die Herstellung von Enzymen und Hormonen, die ihrerseits wiederum über Hunger, Stimmungen, Körpertemperatur und Energiependel bestimmen.

Die Zirbeldrüse ist der Schlüssel zur Aufrechterhaltung der Funktion unserer inneren Uhr. Sie arbeitet synchron mit einem weiteren Zeitmesser, dem suprachiasmatischen Kern, einer Traube von Nervenzellen, die sich in einem anderen Bereich des Gehirns befindet, dem Hypothalamus. Das durch die Augen eindringende Licht regelt den Zeitmechanismus der Zirbeldrüse. Nachts interagiert die Zirbeldrüse mit dem suprachiasmatischen Kern und sendet Botschaften aus, welche unserem Körper signalisieren, daß es dunkel ist. Der Dunkelheit bewußt, beginnt die Zirbeldrüse Melatonin auszuschütten. Schwankungen des Melatoninspiegels regeln den Tag-Nacht-Zyklus. Andere Hormone, die synchron mit Melatonin arbeiten, regeln unsere anderen Körperrhythmen. Licht unterdrückt die Herstellung von Melatonin, und sogar die Veränderung der Tageslänge kann das Schwanken der Melatoninerzeugung beeinflussen.

Manchmal geraten unsere natürlichen Körperzyklen durcheinander. Zum Beispiel kann die Überquerung einer Zeitzone zu Jet-lag führen, einer häufigen Beschwerde, die von einer Störung im Tag-Nacht-Zyklus ausgelöst wird. Jahreszeitbedingte Störungen sind ein weiteres häufig auftretendes Problem, daß eine Störung der zirkadianen Zyklen einschließt und in gemäßigten Klimazonen im Winter auftritt. Menschen, die an einer jahreszeitbedingten Störung leiden, reagieren empfindlich auf die längeren Stunden winterlicher Dunkelheit, die ihren Melatoninzyklus verändern und zur Depression führen können. In diesem Kapitel werden wir erörtern, wie und warum wir den Rhythmus verlieren und was zu tun ist, um ihn wiederzufinden.

Jet-lag

Jet-lag ist ein neueres Phänomen. Um die Jahrhundertwende wäre uns die Behauptung, wir würden Zeitzonen einst schneller überqueren, als unser Körper sich der Zeitverschiebung anpassen kann, wie ein Szenario aus einem Jules-Verne-Roman vorgekommen. Nun, da Düsenflugzeuge als häufigstes Transportmittel auf langen Strecken Züge und Liniendampfer ersetzt haben, ist das Überqueren von Zeitzonen an der Tagesordnung und Jet-lag ebenso. Und wie jeder Vielflieger Ihnen sagen wird, kann Jet-lag die Hölle sein.

Interessanterweise achten Zugvögel, von denen viele jedes Jahr Zehntausende von Kilometern zurücklegen, darauf, in ihren eigenen Zeitzonen zu bleiben. Vielleicht wissen sie intuitiv, daß das Überqueren von Zeitzonen ihren Körper stark durcheinanderbringen würde, und dies gilt auch für Menschen. Falls Sie je einmal die ganze Nacht aufgeblieben sind, um für ein Examen zu pauken oder um ein besonderes Arbeitsprojekt zu beenden, wissen Sie, wie verwirrt und desorientiert man sich sogar nach einer einzigen schlaflosen Nacht fühlen kann. Man hat am nächsten Tag Mühe, sich an gewisse Dinge zu erinnern, man ist zu unpassenden Zeiten hungrig, hat Schwierigkeiten mit der Anpassung der Körpertemperatur, ist schlechter Laune und fühlt sich ganz allgemein aus der Bahn geworfen. Wenn Sie nicht schlafen, wenn Ihr Körper Schlaf erwartet, wenn Sie nicht wach sind, wenn er Wachsein erwartet, wenn Sie nicht essen, wenn er essen sollte, können Sie Ihr ganzes Körpersystem durcheinanderbringen. Genau das geschieht im Fall von Jet-lag; Fliegen wir über einen Kontinent oder überqueren wir den Ozean, braucht unser Körper mehrere Tage, um sich an den neuen Zeitplan zu gewöhnen. Die Faustregel lautet, daß der Körper zur Anpassung 24 Stunden pro überquerte Zeitzone braucht. Um sich vom Zeitunterschied zwischen New York und London zu erholen, werden Sie also im Durchschnitt fünf Tage brauchen. Jet-lag kann Geschäftsleuten besonders stark zusetzen, die frisch sein und einen klaren Kopf haben sollten, wenn sie an ihrem Bestimmungsort ankommen, er plagt aber auch Touristen, die sich nicht mehrere Tage unwohl fühlen wollen, ehe sie ihren Urlaub genießen können.

Seit den achtziger Jahren beschäftigt sich die Wissenschaft verstärkt mit den Ursachen und Behandlungsmöglichkeiten von Jet-lag. Unsere Freundin Josephine Arendt von der University of Guildford (England) ist eine Frau der ersten Stunde in bezug auf diese Untersuchungen. Dr. Arendt war eine der ersten, die den Einsatz von Melatonin als Waffe im Kampf gegen die Symptome von Jet-lag untersuchte. Da sie die regulierende Rolle von Melatonin beim Schlaf-Wach-Zyklus kannte, überlegte sie, daß Melatonin in der Lage sein müßte, die biologische Uhr des Körpers neu einzustellen, um es ihr zu erlauben, sich schneller an eine neue Zeitzone anzupassen. Hunderte von Experimenten mit menschlichen Versuchspersonen ergaben, daß Menschen, die Melatonin nehmen, weitaus weniger unter den Auswirkungen von Jet-lag zu leiden haben und sich nach langen Reisen schneller wieder eingewöhnen als solche, die es nicht tun. Ähnliche Studien anderer Forscher bestätigen ihre Resultate.

Die Nachricht der positiven Wirkung von Melatonin auf Jet-lag verbreitete sich unter Vielfliegern wie ein Lauffeuer. Publikationen in verschiedenen Zeitschriften, vom *Wall Street Journal* über *Vogue* bis zu *Business Week*, haben sich dieser besonderen Anwendung von Melatonin angenommen, wodurch heute unzählige Menschen Melatonin nehmen, um Jet-lag vorzubeugen. Wir reisen beide auch ziemlich viel und können die positive Wirkung von Melatonin eindeutig bestätigen.

Wenn Sie Zeitzonen überqueren, nehmen Sie, sobald Sie an Ihrem Bestimmungsort angekommen sind, vor dem Zubettgehen 3 bis 5 mg Melatonin. Wachen Sie mitten in der Nacht auf und können nicht mehr einschlafen, so nehmen Sie erneut 3 bis 5 mg, damit Sie wieder müde werden. Fahren Sie fort, abends Melatonin zu nehmen, bis sich Ihre Körperuhr vollständig an die neue Situation angepaßt hat (was meistens etwa vier Tage braucht). Wenn Sie heimkehren, passen Sie Ihre Körperuhr erneut an, indem Sie zur gewohnten Schlafenszeit 3 bis 5 mg Melatonin nehmen. Die meisten Leute stellen fest, daß sie, wenn sie dieser einfachen Regel folgen, nicht länger an den Symptomen leiden, die normalerweise mit Zeitverschiebungen verbunden sind.

Neben der Einnahme von Melatonin gibt es ein paar andere einfache Maßnahmen zur Vermeidung von Jet-lag:

- Nehmen Sie während des Flugs möglichst viel Flüssigkeit zu sich, um den Feuchtigkeitsverlust auszugleichen, der wegen der großen Höhe und der Druckschwankungen auftritt.
- Vermeiden Sie alkoholische Getränke, da sie Ihren bereits gestörten Schlafrhythmus noch mehr durcheinanderbringen können, indem sie den Melatoninzyklus beeinträchtigen.
- Vermeiden Sie Kaffee und koffeinhaltige Getränke wie Cola, die ebenfalls einen Einfluß auf Ihren Schlaf haben können und austrocknend wirken.
- Verschaffen Sie sich an Ihren neuen Bestimmungsort genügend Bewegung. Auf Reisen bewegen wir uns weniger häufig als zu Hause. Dieser Mangel an Aktivität kann ebenfalls zu schlaflosen Nächten beitragen.
- Einmal angekommen, sollten Sie Ihre Mahlzeiten zu den örtlichen Essenszeiten einnehmen. Die Verdauung trägt das Ihre dazu bei, die Anpassung des Gehirns zu beschleunigen.

Winterdepressionen

SAD (Seasonal Affective Disorder), jahreszeitbedingte Störung, bezeichnet ein Anpassungssyndrom, eine Art Gemütsstörung, die vom Wechsel der Jahreszeiten, oder genauer gesagt von den kürzeren

Herbst- und Wintertagen ausgelöst wird. Die von der Störung Betroffenen können oft bereits in den ersten Septembertagen und bis in den März hinein ihre Körperrhythmen nicht an das verminderte Tageslicht anpassen, wodurch sie mit der Zeit körperlich und psychisch aus dem Gleichgewicht geraten. Viele Experten glauben mittlerweile, daß die depressiven Symptome, die mit SAD in Verbindung gebracht werden, einer Verschiebung im zirkadianen Rhythmus zu verdanken sind, die von einer Art biologischer Dysfunktion herrührt, welche als Reaktion auf die kürzeren und dunkleren Tage von Herbst und Winter auftritt. Da die Zirbeldrüse lichtempfindlich und ihre Melatoninausschüttung ein Schlüsselfaktor bei der Regelung zirkadianer und ähnlicher Zyklen ist, konzentriert sich die SAD-Forschung jetzt auf das entscheidende Zusammenspiel von Licht, Melatonin und anderen schwankenden Rhythmen, die von Körpersubstanzen geregelt werden.

SAD betrifft etwa ein Prozent der Bevölkerung und kommt dreimal so häufig bei Frauen als bei Männern vor. Das überrascht uns nicht. Das Leben der Frau wird stärker von biologischen Zyklen beherrscht (beispielsweise durch die Menstruation) als das Leben des Mannes, deshalb ist es auch wahrscheinlicher, daß Frauen empfindlicher auf die negativen Folgen einer Störung ihrer biologischen Rhythmen reagieren.

Ärzte sprechen zwar schon seit Hippokrates' Zeiten von jahreszeitlichen Stimmungsschwankungen, doch SAD wurde erst anfang der achtziger Jahre als Gemütskrankheit erkannt. Dr. Norman E. Rosenthal, Forscher bei National Institutes of Health, hat als erster SAD identifiziert und eine Verbindung zwischen einem spezifischen Verhaltensmuster und dem Winteranfang festgestellt. Nach Angaben des *Diagnostic and Statistical Manual of Mental Disorders*, dem offiziellen Katalog psychiatrischer Störungen, gibt es spezifische Kriterien für eine Störung des jahreszeitlichen Musters:

- Das Vorhandensein einer regelmäßigen Beziehung zwischen dem Beginn längerer depressiver Phasen und einer spezifischen Jahreszeit.
- Der Betroffene erlebt zu einer charakteristischen Jahreszeit eine völlige Wiederherstellung oder Befreiung von der Depression.

- In den letzten zwei Jahren traten zwei längere depressive Phasen auf, die den Zusammenhang zwischen Depressionsphase und Jahreszeit veranschaulichten; außerhalb dieser Jahreszeiten traten keine Depressionen auf.
- Die jahreszeitlich bedingten Depressionsphasen kommen im Laufe des Lebens den Patienten häufiger vor als die nicht jahreszeitabhängigen Depressionsphasen.

Eines der auffallendsten Merkmale von SAD ist eine jahreszeitliche Veränderung der Eßgewohnheiten, was sich meistens in einem vermehrten Appetit ausdrückt, der ein Verlangen nach Kohlenhydraten mit sich bringt. Typischerweise erfahren die meisten Menschen in den kalten Monaten eine Veränderung ihrer Eßgewohnheiten. Wir nehmen vermehrt warme Speisen wie Nudeln oder Bohnen zu uns und reduzieren den Anteil an Salaten und Früchten, die zu dieser Jahreszeit nur beschränkt frisch erhältlich sind.

Das klingt nicht besonders ungewöhnlich. Doch bei SAD-Patienten stehen Veränderungen der Eßgewohnheiten in einem spezifischen Zusammenhang mit ihrem Befinden. Sie berichten, daß sie in den Wintermonaten mehr Nudeln, Brot, Gebäck, Kartoffeln, Kartoffelchips, Schokolade und Süßigkeiten essen. Sie trinken auch bedeutend mehr koffeeinhaltige Getränke.

Auf die Frage, warum sie diese Nahrungsmittel wählten, wurde Hunger nie als Hauptgrund genannt, vielmehr wurde die Wahl bewußt getroffen, um gegen Spannung, Angst oder geistige Übermüdung anzukämpfen. Nach dem Essen berichten die meisten SAD-Betroffenen, sie fühlten sich ruhig und hätten einen klaren Kopf.

Dafür gibt es eine psychologische Erklärung. Kohlenhydratreiche Nahrung scheint die Herstellung von Serotonin zu beschleunigen, ein von der Zirbeldrüse ausgeschüttetes Hormon, das zwischen den Gehirnzellen Signale vermittelt. Serotonin ist auch eine Vorstufe von Melatonin, das heißt, es wird zu Melatonin umgewandelt, wenn der Körper es braucht. Man nimmt an, Serotonin spiele eine wichtige Rolle bei der Linderung gewisser Formen von Depressionen und sei ein Hauptvermittler, der von Prozac beeinflußt wird, unserem populärsten und effektivsten Stimmungsaufheller.

Nebst der Lust auf Kohlenhydrate treten bei SAD eine Reihe weiterer Schlüsselsymptome auf. Zwischen 1981 und 1985 beobachtete das National Institut of Mental Health über fünfzehnhundert Patienten mit SAD und entwickelte ein statistisches Profil dieser Krankheit. Es ergaben sich folgende Befunde:

- 90 Prozent aller SAD-Patienten berichten im Winter über einen verminderten Tätigkeitsdrang.
- 94 Prozent berichteten vom Auftreten zwischenmenschlicher Probleme während dieser Monate – in der Paarbeziehung, mit Liebhabern, mit Familienangehörigen und Mitarbeitern.
- Probleme am Arbeitsplatz wurden von 88 Prozent der Befragten erwähnt.
- Es wurden verstärkter Appetit und eine allgemeine Veränderung des Körpergewichts festgestellt. Mehr als sieben von zehn Patienten berichteten, ihr Geschlechtstrieb hätte nachgelassen.
- Manche Patienten stellten fest, daß die Depressionssymptome drastisch nachließen, wenn sie näher zum Äquator reisten, wo die Tage und Nächte etwa gleich lang sind.

Während gewisse SAD-Symptome auch bei anderen Depressionsformen anzutreffen sind, stellt die besondere Kombination von Lethargie, Angst, Reizbarkeit und veränderten Eßgewohnheiten aus jahreszeitlichen Gründen eine eigene Krankheit dar.

Es steht fest, daß SAD durch die Unterbrechung der Ausschüttung von Hormonen und anderen Körpersubstanzen verursacht wird, die den zirkadianen Rhythmus bestimmen, wobei Lichtkontakt der Schlüsselfaktor ist. Es wird zur Zeit untersucht, wie oder warum diese Unterbrechung bei manchen Menschen auftritt und bei anderen nicht.

Wie bereits erwähnt, laufen die meisten unserer Körperfunktionen einschließlich körperliche Bestätigung, Schlaf, Nahrungs- und Wasseraufnahme und Körpertemperatur gemäß zirkadianer Zyklus. Das gilt auch für die Spiegel und die Ausschüttung wichtiger Hormone und Enzyme, die eine tiefgreifende Wirkung auf unser Gemüt haben können.

Die Kontrolle dieser Rhythmen ist in hohem Maße eine Funktion des Zeitraums, in dem wir hellem Licht ausgesetzt sind. Forscher untersuchen nun die Beziehung zwischen Depressionssymptomen in bezug auf ihre Verbindung mit Schwankungen bei der Produktion körpereigener Substanzen, insbesondere von Melatonin.

Die Rolle von Melatonin

Obwohl die Ursachen von SAD unbekannt sind, lassen die vorliegenden Untersuchungen darauf schließen, daß es durch eine saisonale Unterbrechung des Melatoninzyklus verursacht wird, die die zirkadianer Rhythmen aus dem Gleichgewicht bringt. Bei der Mehrzahl der SAD-Patienten findet während der Nacht kein normaler Melatoninfluß statt. Unter normalen Bedingungen sollte der Melatoninspiegel etwa um zwei Uhr nachts seinen Höchststand erreichen und dann abfallen. Untersuchungen an SAD-Patienten haben jedoch festgestellt, daß ihre Melatoninwerte etwa zwei Stunden länger erhöht blieben als normal und erst dann langsam sanken.

Es konnte gut dokumentiert werden, daß es bei abnormal hohen oder niedrigen Melatoninwerten zu Symptomen kommen kann, die mit psychologischen Störungen zusammenhängen. Einer vor kurzem durchgeführte Studie zufolge sind die Melatoninwerte bei Menschen mit manischen Störungen (extremen Gemütsschwankungen) abnormal hoch und bei Menschen mit gewissen Arten von Depressionen abnormal niedrig. Bei einer Depression gibt es tatsächlich ein »Melatonin-Niedrigwert-Syndrom«. Dieses Syndrom zeichnet sich durch niedrige Melatoninwerte und eine Störung jener zirkadianer Rhythmen aus, die für die Ausschüttung von Streßhormonen zuständig sind.

Es gibt jedoch Hinweise dafür, daß die unzuverlässige Melatoninausschüttung nur ein Mechanismus ist, der die Hauptsymptome von SAD hervorruft. Zur Zeit ist noch nicht klar, ob Melatonin direkt an der Auslösung von SAD beteiligt ist oder ob eine schwankende Melatoninausschüttung lediglich ein Nebenprodukt oder ein Anzeichen der Krankheit ist.

Die therapeutische Rolle von Licht

Forscher haben festgestellt, daß SAD um so häufiger auftritt, je weiter nördlich (in der nördlichen Hemisphäre) wir leben. Der wichtigste geographische Faktor in bezug auf den Schweregrad der Störung ist die geographische Breite, der Abstand vom Äquator. Eine neue Untersuchung hat erbracht, daß 25 Prozent der Bevölkerung in nördlichen Breitengraden zumindest von einem Teil der SAD-Symptome betroffen sind. Dies betrifft vor allem die Gewichtszunahme und eine erhöhte Müdigkeit während des Tages. Weiter nördlich, wo die dunklen Wintertage früher anfangen, setzen auch die SAD-Symptome früher ein und bleiben länger bestehen als in Äquatornäheren Klimazonen, wo das jahreszeitliche Licht konstant bleibt.

Im Nordosten der Vereinigten Staaten treten die Symptome meistens Ende Oktober oder im November auf und beginnen im Februar oder März nachzulassen. Im Vergleich dazu beginnen die depressiven Phasen später, je weiter südlich man sich in Richtung des Äquators begibt, und sie lassen auch entsprechend früher nach.

Natürlich hängt die Frage der Breite mit dem Einfallswinkel der Sonne auf die Erde zusammen. Je weiter nördlich man sich begibt, desto diffuser ist das Sonnenlicht. Je weniger Sonnenlicht, desto höher der Anteil an SAD.

Aus einer Untersuchung der Zeitung *USA Today* ging hervor, daß in weiter nördlich gelegenen Staaten mit einer größeren Anzahl bewölkter Tage und allgemein niedrigen Temperaturen die meisten Fälle von SAD auftreten. Gewisse Untersuchungen zeigen, daß Nordstaatler zehnmal häufiger an SAD leiden als andere Amerikaner.

Abrupte geographische Veränderungen können sogar innerhalb sehr kurzer Zeit einen wichtigen Einfluß auf das Auftreten von SAD haben. Nachdem sie eine winterliche Gegend verließen und nach Florida reisten, berichteten SAD-Patienten, daß ihre Stimmung sich innerhalb einiger Tage deutlich verbesserte. Als sie wieder nach Hause fuhren, war es nur eine Frage von Tagen, bis sie sich so deprimiert fühlten wie zuvor.

Bei Menschen, die überempfindlich auf Lichtveränderungen reagieren, kann eine Reise das kritische Gleichgewicht ihrer zirkadianen Zyklen durcheinanderbringen.

Die Wirkung von Licht auf die Stimmung wird von der Medizin schon seit langem anerkannt. Die Lichttherapie wurde aber erst 1980 zu einer anerkannten medizinischen Technik. Dr. Norman Rosenthal (der Forscher, der als erster SAD identifizierte) war sich bewußt, daß Melatonin im Verhalten vieler Tiere jahreszeitliche Veränderungen hervorrief. Er begann die Möglichkeit zu erwägen, Melatonin könne sowohl auf den Beginn als auch auf den Schweregrad der Krankheit einen bedeutenden Einfluß haben.

Rosenthal untersuchte, was passiert, wenn Patienten mit SAD während depressiver Perioden Licht ausgesetzt werden, und stellte fest, daß das Licht SAD-Symptome nicht nur enorm schnell, sondern darüber hinaus vollständig zum Verschwinden brachte.

Eine überzeugende Erklärung für den drastischen Rückgang und das Verschwinden von SAD-Symptomen bei einer Lichtbehandlung lautet, daß sie dazu beiträgt, die biologische Uhr neu einzustellen, die für die Ausschüttung von Melatonin zuständig ist. Untersuchungen haben ebenfalls gezeigt, daß eine Bestrahlung mit hellem Licht bei SAD-Betroffenen, deren Melatoninrhythmen im Vergleich zu normalen Patienten langsamer ablaufen, den Beginn der Melatoninausschüttung zeitlich vorverschob.

Andere Forscher sind zu ähnlichen Resultaten gekommen. Der Psychiater Peter S. Mueller vom National Institute of Mental Health untersuchte anfangs der achtziger Jahre die emotionale und geographische Geschichte einer 29jährigen Frau, die sich wegen periodisch wiederkehrender Anfälle von Winterdepression in Behandlung begeben hatte. Er bemerkte, daß ihre Depression um so früher begann, je weiter nördlich sie sich begab und daß sie im Frühjahr auch um so länger deprimiert blieb. Daß es sich dabei tatsächlich um ein Muster handelte, wurde von der Tatsache belegt, daß ihre Depression innerhalb von wenigen Tagen verschwand, wenn sie im Winter nach Jamaika fuhr. Mueller stellte die These auf, die Depression seiner Patientin hänge irgendwie mit Sonnenlicht zusammen und beschloß mit einer Lichtbehandlung zu experimentieren.

Er wußte, daß Licht zwei Wirkungen auf den Melatoninrhythmus hat. Es kann ihn wiederherstellen (und durch den Einsatz von Licht nachts künstlich rückgängig machen), und es kann die Melatoninausschüttung überhaupt unterdrücken (werden dunkle Zeiten ausgeschlossen).

An aufeinanderfolgenden Morgen setzte Mueller die Patientin 2.500 Lux reinem Spektrallicht aus. (1 Lux entspricht der Menge Licht, die von einer Kerze ausgeht.) Die Patientin erholte sich innerhalb von ein paar Tagen von ihrer Depression. Durch die Verwendung von Licht hatte Mueller einen Weg gefunden, um den zirkadianen Rhythmus der Frau neu einzustellen.

Dr. Michael Termon von der Universität Columbia hat festgestellt, daß eine Bestrahlung mit 2.500 Lux für die Dauer von zwei Stunden am Morgen nach nur wenigen Tagen bei der Hälfte der SAD-Betroffenen zur vollständigen Heilung sowohl von Depression als auch vom Verlangen nach Kohlenhydraten führt. Termon meinte auch, daß es möglich sein sollte, die Wirksamkeit der Behandlung zu verstärken, indem man die Bestrahlungszeit oder ihre Intensität erhöht. Seine Forschergruppe hat vor kurzem eine neue, computergesteuerte Vorrichtung entwickelt, die zu Hause verwendet werden kann und natürliches Licht simuliert.

Um einen Arzt zu finden, der auf die Behandlung von SAD spezialisiert ist, kontaktieren Sie am besten die psychiatrische Abteilung eines örtlichen Krankenhauses oder eine medizinische Fakultät.

SAD und Jet-lag sind Beispiele dafür, was geschehen kann, wenn unsere natürlichen Zyklen aus dem Gleichgewicht geraten. Wenn unser Körper gut funktioniert, merken wir nichts von einem zirkadianen Rhythmus und von dem Maß, in dem wir immer noch unter dem Einfluß der biologischen Uhr der Natur stehen. Wenn unsere Zyklen jedoch durcheinandergeraten, spüren wir die volle Kraft der Natur und ihr Einfluß auf unser Leben. Wir fühlen uns unausgewogen und verlieren den Kontakt zum Rest der Welt. In solchen Augenblicken sind wir diesen natürlichen Zyklen am stärksten ausgesetzt und spüren, welch primäre Rolle sie in unserem Leben spielen.

14.
Die richtige Dosierung

In unserem Buch (Kapitel 1) haben wir die außerordentliche Reihe von Nutzen aufgezeigt, die Melatonin uns bringen kann:

- **Verjüngung:** Melatonin kann unser Leben um Jahrzehnte verlängern, während es unseren Körper »jung« hält.
- **Krankheitsbekämpfung:** Melatonin kann Herzkrankheit, Krebs und andere häufige Leiden vermeiden helfen.
- **Streßbekämpfung:** Melatonin kann uns vor den destruktiven Folgen von chronischem Streß bewahren.
- **Regulierung:** Melatonin ist ein sicheres, nicht süchtig machendes Schlafmittel, das die Störungen in unserem Schlaf-Wach-Zyklus, wie Jet-lag und Schlaflosigkeit beheben kann.

Melatonin arbeitet in Verbund mit der Zirbeldrüse, dem Regler des Körpers, um unsere Körpersystem zu überwachen und auszugleichen. Wenn die Zirbeldrüse schwach wird, sei dieses Versagen nun einer Störung der zirkadianen Zyklen durch Jet-lag oder dem altersbedingten Abbau der Zirbeldrüsenfunktion zu verdanken, wird Melatonin dazu beitragen, unserem Regler wieder auf Hochtouren zu bringen. Wenn unsere Zirbeldrüse irritiert ist, wirft sich dies auf alle anderen Körpersystem aus.

Wieviel Melatonin brauchen Sie, um Ihren Körper wieder ins Lot zu bringen? Die Frage, ob und wieviel Melatonin Sie nehmen sollten, hängt von dem Problem ab, das Sie zu korrigieren suchen. Die Menge, die wir zur Verjüngung empfehlen, unterscheidet sich erheblich von unseren Empfehlungen zur Behebung von Jet-lag oder Schlaflosigkeit. In diesem Kapitel werden wir die Richtlinien zur

Dosierung und die Anweisungen zur Einnahme von Melatonin in Abschnitten aufteilen, die den spezifischen Problemen entsprechen, derer Melatonin sich annehmen soll.

Erst wollen wir aber einige allgemeine Richtlinien und vernünftige Vorkehrungen besprechen. Wir gründen unsere Empfehlungen auf Untersuchungen über die natürliche Funktionsweise von Melatonin in unserem Körper. Wenn andere Wissenschaftler auch auf diesen Gebiet weitaus höhere Dosen empfehlen mögen als wir, sind wir doch überzeugt, daß mehr nicht unbedingt besser sein muß, um optimal von Melatonin zu profitieren. Wir zielen darauf ab, ein Hormongleichgewicht herzustellen, wie es in der Jugend und bei voller Gesundheit natürlich auftritt. Unsere Melatoninwerte künstlich über jugendliche Spiegel hinaus zu steigern, entspricht nicht unserem Programm.

Während das übergeordnete Prinzip all unseres Denkens darin besteht, das Melatoninniveau auf jugendliche Weise zurückzuführen, sind wir gegen eine Verabreichung von Melatonin an Kindern. Der Grund dafür ist sehr einfach: In der Kindheit läuft die Melatoninausschüttung bereits auf Hochtouren und sollte außer in Spezialfällen nicht noch angekurbelt werden.

Auch können wir Frauen die Einnahme von Melatonin während der Schwangerschaft und Stillzeit nicht empfehlen. Dafür gibt es ebenfalls einen sehr einfachen Grund: Während der Schwangerschaft gibt die Mutter bereits auf natürliche Weise über die Plazenta Melatonin an den Fötus ab. Würden wir die mütterlichen Melatoninwerte erhöhen, so bekäme auch der Fötus mehr davon – dies erscheint uns nicht ratsam.

Melatonin zur Verjüngung

Unsere Melatoninersatztherapie besteht darin, Ihren Melatoninspiegel auf den Wert Ihrer zwanziger Jahre zurückzuführen. Wir gehen von diesem Wert aus, weil sich unsere Melatoninblutwerte in dieser Zeit unseres Erwachsenenlebens auf dem Höhepunkt von 125 Pictogramm pro Tag befinden. Danach lassen sie sehr langsam nach, bis wir die Lebensmitte erreichen, wenn unsere Melatoninausschüttung drastisch abfällt. Dieser Verfall nimmt mit jedem weiteren Jahr zu, und sind wir einmal achtzig, ist unser Melatoninspiegel nur halb so hoch wie in unseren Zwanzigern. Folglich besteht unsere Strategie darin, diese Abwärtskurve umzukehren und unseren Melatoninspiegel konstant auf seinem jugendlichen Niveau zu halten. Das ist nicht kompliziert. Alles, was nötig ist, um Melatonin auf seine jugendlichen Höchstwerte zurückzuführen, ist die Einnahme der richtigen Menge. Das bedeutet, daß Sie in Ihren Vierzigern nur eine geringe Dosis brauchen, eine etwas größere in ihren Fünfzigern, noch mehr, wenn Sie sechzig sind und so weiter. Indem wir Melatonin auf seine jugendlichen Werte zurückführen, stellen wir die Funktion unserer Altersuhr – der Zirbeldrüse – wieder her und tragen dazu bei, unseren Körper in einem jugendlichen Zustand zu erhalten. (Eine Tafel der Dosierungen finden Sie auf Seite 235 abgebildet.)

Wir wissen von unseren Forschungen, daß der Melatoninspiegel bei den meisten Erwachsenen etwa im Alter von 45 Jahren mit seinem steilen Abstieg beginnt, also ist das eine gute Zeit, um mit Ihrer Melatoninersatztherapie anzufangen. Wir passen jedoch nicht alle in diese Schablone. Je nach genetischer Veranlagung kann eine geringere Ausschüttung auch erst später auftreten. Wenn es in Ihrer Familie Menschen gegeben hat, die an Alterskrankheiten, wie Krebs oder Herzleiden, gestorben sind, wird eine Melatoninersatztherapie, angefangen im Alter von dreißig bis vierzig Jahren Ihnen dabei helfen, einer genetischen Veranlagung dieser Krankheiten vorzubeugen.

Auch wenn es unnötig ist, daß junge Erwachsene mit einem verjüngenden Melatoninprogramm beginnen – und wir es nicht empfehlen – können Erwachsene jeden Alters Melatonin nehmen, um andere Beschwerden zu beheben. Wenn Sie ein Erwachsener beliebigen Alters sind und möchten Jet-lag oder Einschlafstörungen behandeln, können Sie eine kurze Zeit Melatonin einnehmen, um diese spezifischen Probleme zu lösen. (Siehe dazu die Dosierungen für Jet-lag und Schlafstörungen.)

Wir glauben nicht, daß man einen Vorsprung in bezug auf den Verjüngungsprozeß gewinnen kann, indem man früher mit Melatonin anfängt, als wir es hier empfehlen. Auch sollten diejenigen unter Ihnen, die bereits fünfzig oder älter sind, nicht denken, sie hätten etwas verpaßt, wenn sie nicht schon mit 45 Jahren angefangen haben, Melatonin zu nehmen. Im Gegenteil: Indem Sie Ihre Melatoninwerte auf Ihre jugendlichen Höhen zurückführen, können sie verjüngende Wirkungen erzielen, egal wann Sie mit der Einnahme beginnen.

Wieviel Melatonin brauchen Sie?

Um Melatoninwerte auf ihrer jugendlichen Höhe zu erhalten, empfehlen wir folgende Dosen für die entsprechenden Altersstufen. Diese Dosierungen gehen von normativen Melatoninwerten bei alternden Erwachsenen aus und von der Menge Melatonin, die nötig ist, um diese Werte wieder auf jugendliche Werte zurückzuführen.

Alter	Melatoninmenge
40-44	0,5 bis 1 mg zur Schlafenszeit
45-54	1 bis 2 mg zur Schlafenszeit
55-64	2 bis 2,5 mg zur Schlafenszeit
65-74	2,5 bis 5 mg zur Schlafenszeit
75 und älter	3,5 bis 5 mg zur Schlafenszeit

Sie sehen, daß wir durchweg empfehlen, Melatonin zur Schlafenszeit einzunehmen und die Dosis mit dem Alter zu erhöhen. Bei den meisten Menschen ruft Melatonin Schläfrigkeit hervor, weshalb es am besten ist, es kurz vor dem Zubettgehen einzunehmen. Wenn Sie feststellen, daß Sie sich bei Einnahme der empfohlenen Menge am nächsten Tag nicht richtig wach fühlen, raten wir Ihnen, die Melatoninmenge in Schritten von etwa 0,5 mg zu reduzieren, bis Sie die für Sie richtige Dosis gefunden haben.

Melatonin gibt es in Kapsel- und in Tablettenform, hauptsächlich in zwei Dosierungen: 2,5 und 3 mg. Ist die für Sie richtige Dosis niedriger, machen Sie einfach folgendes:

Bei Tabletten: Halbieren Sie die Tablette, bis Sie die richtige Größe hat. Wenn Sie beispielsweise eine Tablette von 2 mg haben und nur 1 mg brauchen, halbieren Sie sie und nehmen eine Hälfte. Brauchen Sie eine Dosis von 0,5 mg, brechen Sie sie zweimal und nehmen ein Viertel.

Bei Kapseln: Wenn Sie eine Kapsel von 3 mg haben und möchten eine Dosis von 1 mg nehmen, leeren Sie den Inhalt der 3 mg-Kapsel auf einen kleinen Teller. Für die erste Dosis mischen Sie etwa ein Drittel des Inhalts mit etwas Flüssigkeit. (Den Rest zudecken und in den Eisschrank stellen.) Für die zweite Dosis mischen Sie etwa die Hälfte des verbleibenden Melatonins mit etwas Flüssigkeit. Für die dritte Dosis lösen Sie den Rest des Melatonins in etwas Flüssigkeit auf.

Walter nimmt seine nächtlichen 5 mg Melatonin mit einem Teelöffel Wein oder Cognac, von dem er glaubt, er verhelfe dem Körper zur schnelleren Aufnahme, weil Melatonin sich rasch mit Alkohol bindet. (Das heißt nicht, daß Sie Melatonin vor dem Zubettgehen mit einem vollen Schuß Schnaps zu sich nehmen sollten. Alkohol kann sich sogar gegenteilig auf Ihre natürliche Melatoninausschüttung auswirken. Ein Teelöffel davon wird jedoch keine solche Wirkung haben.) Wenn Sie es vorziehen, können Sie den Inhalt einer 3 mg-Kapsel auch dritteln und jedes Drittel in eine leere Gelatinekapsel geben, wie sie in der Drogerie zu kaufen sind.

Melatonin ist auch in Form von Dragees erhältlich, die unter der Zunge zergehen und deshalb schneller vom Körper absorbiert werden.

Wann Melatonin eingenommen wird

Es ist wirklich wichtig, Melatonin nur abends einzunehmen, ehe man sich schlafen legt. Sie erinnern sich: Die hereinbrechende Dunkelheit sagt unserer Zirbeldrüse, daß es Zeit ist, Melatonin auszuschütten, was unserem Körper wiederum bedeutet, daß es Zeit für unsere Nachtruhe ist. Daher ist es nicht erstaunlich, wenn die meisten Menschen feststellen, daß Melatonin sie leicht schläfrig macht, und wir empfehlen, es etwa eine halbe Stunde vor dem Zubettgehen einzunehmen. Wenn Sie Nachtschichtarbeiter sind, bestimmt Ihre Schlafenszeit am Tag, wann Sie Ihre Dosis einnehmen. Nachdem Sie Melatonin genommen haben, sollten Sie nichts mehr tun, wofür Sie wach sein sollten, wie Autofahren oder das Betreiben von Maschinen. Melatonin wird Ihnen zwar kein »betäubtes« Gefühl geben, wie narkotische Schlafmittel das tun, aber Sie werden sich wahrscheinlich entspannt und schläfrig fühlen und sich auf Ihr Bett freuen.

Kommt es darauf an, welche Marke ich kaufe?

Es gibt eine Reihe von Firmen, die Melatonin herstellen, das in den meisten Drogerien und in vielen Apotheken in den Vereinigten Staaten erhältlich ist. Verschiedene Marken bieten in Tabletten- oder Kapselform unterschiedliche Dosierungen an. Es sind zwei Sorten Melatonin auf dem Markt: (1) synthetisches und (2) sogenanntes natürliches Melatonin, das aus den Extrakten tierischer Zirbeldrüsen gewonnen wird. Wir ziehen synthetisches Melatonin vor, das wir auch Ihnen empfehlen möchten.

Darf ich Melatonin nehmen, wenn ich bereits einen Hormonersatz erhalte?

Ja. Millionen von Frauen unterziehen sich nach den Wechseljahren einer Hormonersatztherapie, um das Östrogen zu ersetzen, das verloren geht, wenn der Menstruationszyklus endet. Manche Frauen nehmen zwar nur Östrogen, doch die meisten bekommen heute eine Kombination aus Östrogen und Progesteron. Manche Frauen machen diese Therapie nur für kurze Zeit, um die unangenehmen Symptome der Wechseljahre – wie Hitzewallungen und Schlafstörungen – zu lindern. Heute bekommen aber auch viele Frauen eine Hormonersatztherapie verschrieben, weil festgestellt worden ist, daß sie Herzleiden und Knochenschwund vorbeugt – den zwei häufigsten medizinischen Problemen älterer Frauen.

Manche Frauen fragen sich, ob sie bedenkenlos gleichzeitig Melatonin und Östrogen einnehmen können. Sie machen sich Sorgen, daß Melatonin die Wirkung der Hormonersatztherapie irgendwie abblocken könnte oder daß die Therapie Melatonin unwirksam machen könnte. Wir glauben nicht, daß Anlaß zur Besorgnis besteht. Diese Hormone existieren im Körper einer jungen Frau gleichzeitig, ohne Beschwerden hervorzurufen, und es gibt keinen Grund, warum sie nicht auch später im Leben miteinander verträglich sein sollten.

Melatonin zur Krankheitsvorbeugung

Auch wenn wir im allgemeinen nicht empfehlen, vor einem Alter von 45 Jahren mit der Einnahme von Melatonin zu beginnen, um von seiner verjüngenden Wirkung zu profitieren, kann es unter besonderen Umständen ratsam sein, bereits in Ihren Dreißigern mit einer Melatonintherapie anzufangen. Wie wir erklärt haben, ist Melatonin ein krankheitsbekämpfendes Hormon, und in dieser Funktion kann es dazu beitragen, zwei häufigen Leiden vorzubeugen, die mit einer vorzeitigen Alterung verbunden sind: Herzinfarkt und Krebs. Wenn Sie einer Risikogruppe angehören – weil ein Elternteil unter fünfzig Jahren einen Herzinfarkt erlitt oder Sie unter Beschwerden wie Bluthochdruck oder einem erhöhten Cholesterinspiegel leiden, was die Wahrscheinlichkeit eines Infarkts erhöht – so halten wir es für ratsam, schon in einem jüngeren Alter mit der Melatoninkur anzufangen. Auch wenn Sie krebsgefährdet sind oder bereits Krebs haben, kann es von Nutzen sein, früher mit der Melatoninersatztherapie zu beginnen, da die Werte von Krebspatienten niedriger sind als normal. In Anbetracht der Beobachtungen von Russell Reiter könnte die Vorbeugung eines Abfalls des Melatoninspiegels karzinogene Prozesse verhindern.

Wir sind überzeugt, daß die Erhaltung eines jugendlichen Melatoninspiegels diesen erblichen Belastungen entgegenwirken kann. Wenn Sie sich auf Grund der Krankheiten in Ihrer Familie Sorgen machen, sollten Sie vielleicht Ihren Arzt bitten, einen umfassenden Bluttest durchzuführen und die »wichtigsten Werte« zu überprüfen. Ihr Arzt sollte alle Blutlipide messen lassen, auch Cholesterin und Triglyzeride. Ihre Glukosewerte sollten geprüft werden, um festzustellen, ob Sie Ihr Insulin richtig umsetzen, und Ihre Leberenzyme, um Ihre Leberfunktion zu kontrollieren. Wenn mit Ihrem Stoffwechsel etwas nicht ganz stimmt, könnten Sie erwägen, schon früher mit der Melatonineinnahme zu beginnen.

Abgesehen vom allgemeinen Nutzen einer Blutuntersuchung als diagnostisches Mittel, wird sie Ihnen auch eine Grundlage liefern, um den Nutzen von Melatonin überprüfen zu können. Wenn wir älter werden, gibt es merkliche Veränderungen in den Blutwerten vieler dieser wichtigen Lipide, Enzyme, Mineralien und Vitamine.

Wir glauben, daß eine Melatoninersatztherapie viele dieser Substanzen auf jugendliche Werte zurückführen wird.

Melatonin zum Schlafen

Melatonin ist ein ausgezeichnetes natürliches Schlafmittel. Da es Ihre innere Uhr neu einstellt, behandelt es die Ursachen des Problems, die Störung des natürlichen Schlaf-Wach-Zyklus. Demzufolge sollte Melatonin jede Art von Schlafstörungen korrigieren, vor allem Schlaflosigkeit und häufiges und zu frühes Aufwachen.

Bei allen Schlafstörungen empfehlen wir, zwischen 1 bis 5 mg Melatonin zur Schlafenszeit einzunehmen, damit die normalen Schlafmuster sich wieder einpendeln. Manche Leute werden feststellen, daß die kleinere Dosis ihnen reicht, um gut schlafen zu können. Andere werden eine höhere Dosis brauchen. Um herauszufinden, welche Dosis für Sie die richtige ist, empfehlen wir, daß Sie mit 1 mg zur Schlafenszeit beginnen.

Bei Schlaflosigkeit

Wenn Sie nicht schlafen können, und selbst nicht nach dreißig Minuten nach der Einnahme von 1 mg Melatonin, so sollten Sie die Dosis von 1 auf 2 mg erhöhen. Helfen 2 mg nicht innerhalb von 10 bis 15 Minuten, so erhöhen Sie die Dosis um ein weiteres Milligramm (was einer Gesamtmenge von 3 mg entspricht). Wenn Sie immer noch wach sind (was wir ernsthaft bezweifeln), können Sie Ihre Dosis alle zwanzig Minuten um 1 mg erhöhen, bis Sie ein Maximum von 5 mg erreichen.

Wenn Sie einmal festgestellt haben, welche Dosis für Sie am besten wirkt, wiederholen Sie diese an den nachfolgenden Abenden zur Schlafenszeit. Auch wenn Sie jetzt gut schlafen, empfehlen wir Ihnen, zwei Wochen lang zur Schlafenszeit weiterhin Melatonin einzunehmen. Damit stellen Sie Ihre Körperuhr neu ein und finden wieder zu Ihrem natürlichen Schlafrhythmus zurück. Sie werden sehen, daß Sie daher nach zwei Wochen auch ohne Melatonin gut schlafen werden.

Gegen einen unruhigen oder gestörten Schlaf

Wenn Sie nachts häufig aufwachen oder sehr früh aufwachen und nicht mehr einschlafen können, kann Melatonin auch helfen. Wieder sollten Sie mit 1 mg Melatonin zur Schlafenszeit beginnen. Hat sich Ihr Problem in der ersten Nacht nicht gelöst, und Sie stellen zum Beispiel fest, daß Sie immer noch häufig aufwachen oder früh wach werden und nicht mehr einschlafen können, so erhöhen Sie die Dosis in der nächsten Nacht um 1 mg (was einer Gesamtmenge von 2 mg entspricht). Ist Ihr Schlafproblem immer noch nicht gelöst, erhöhen Sie die Dosis an nachfolgenden Abenden um 1 mg (bis zu 5 mg), bis Sie gut schlafen und sich am Morgen erholt fühlen.

Wenn Sie einmal festgestellt haben, welche Dosis für Sie am besten wirkt, empfehlen wir Ihnen, zwei Wochen mit der Einnahme von Melatonin fortzufahren. Das erlaubt Ihnen, Ihre Körperuhr neu einzustellen und Ihre natürlichen Schlafmuster wiederherzustellen, was dazu beitragen wird, daß Sie auch dann gut schlafen werden, wenn Sie nach zwei Wochen kein Melatonin mehr nehmen.

(*Anmerkung:* Wenn Sie feststellen, daß Sie sich am Morgen nach der Einnahme von Melatonin nicht richtig wach fühlen, ist das ein Zeichen dafür, daß Ihre abendliche Dosis zu hoch ist.)

Frage: Wenn ich als Teil meiner Verjüngungstherapie bereits jeden Tag Melatonin nehme, kann ich dann trotzdem mehr davon einnehmen, um Schlaflosigkeit und andere Schlafstörungen zu behandeln?
Antwort: Ja. Gehen Sie einfach vor, wie dargestellt. (Nehmen Sie nicht mehr als 5 mg Melatonin täglich.)

Melatonin gegen Jet-lag

Jet-lag wird von einer Unterbrechung der zirkadianen Zyklen hervorgerufen und tritt beim Überfliegen von Zeitzonen auf. Melatonin ist ein bewährtes Mittel dagegen. Wenn Sie Melatonin nehmen, können Sie Ihre Körperuhr »neu einstellen«, damit Sie sich schnell an die Zeitverschiebung anpassen.

Unsere Empfehlung für Jet-lag ist sehr einfach: Wenn Sie eine Reise machen, die Sie über mehrere Zeitzonen führt, nehmen Sie 3 bis 5 mg Melatonin vor dem Zubettgehen, wenn Sie an Ihrem Bestimmungsort angekommen sind. Fahren Sie vier weitere Nächte damit fort, bis Ihre Körperuhr sich wieder völlig angepaßt hat. Wenn Sie an Ihrem Bestimmungsort zu früh aufwachen, können Sie weitere 1 bis 3 mg Melatonin nehmen, um Ihnen dabei zu helfen, wieder einschlafen zu können. Wenn Sie nach Hause zurückkehren, passen Sie Ihren Körper erneut an, indem Sie jeden Abend zur gewohnten Schlafenszeit 3 bis 5 mg Melatonin nehmen und damit fortfahren, bis Sie sich an die Zeitverschiebung gewöhnt haben. Viele Leute behaupten, daß sie durch die Einnahme von Melatonin nichts von den Symptomen spüren, die normalerweise mit dem Überqueren von Zeitzonen einhergehen.

Frage: Wenn ich bereits jeden Tag zur Verjüngung Melatonin nehme, kann ich dann trotzdem mehr davon nehmen, um Jet-lag zu behandeln?
Antwort: Ja. Gehen Sie einfach vor, wie soeben dargestellt.

Wie Sie die Wirkung von Melatonin unterstützen können

Melatonin ist ein wirksames Mittel, um den Alterungsprozeß zu verzögern, das Leben zu verlängern und die Gesundheit aufrechtzuerhalten. Wir möchten bei Ihnen jedoch nicht den Eindruck hinterlassen, Sie müßten jetzt nur eine Melatoninkapsel einwerfen und könnten dann Ihren Körper ungestraft vernachlässigen oder vergiften. So einfach ist es nicht. Melatonin kann Sie nur jugendlich und gesund erhalten, wenn Sie es zulassen.

Um die Gesundheit Ihrer Zirbeldrüse zu erhalten – die Altersuhr Ihres Körpers – müssen Sie immer noch einen gesunden Lebensstil pflegen. Hier sind einige einfache Empfehlungen, die Ihnen dabei helfen sollen, gesund zu bleiben und Ihre innere Melatoninversorgung zu erhalten.

Einen normalen Schlaf-Wach-Zyklus

Ihr Körper funktioniert am besten, wenn Sie einem natürlichen Schlaf-Wach-Rhythmus folgen. Melatonin ist nicht das einzige Hormon, das zyklisch ausgeschüttet wird. Ihr Körper ist darauf programmiert, zu verschiedenen Zeiten des Tages und der Nacht unterschiedliche Hormone auszuschütten. Das Einhalten eines einigermaßen regelmäßigen Zeitplans wird Ihrem Körper dabei helfen, auf Hochtouren zu laufen.

Versuchen Sie jede Nacht, um etwa dieselbe Zeit zu Bett zu gehen und morgens ungefähr zur gleichen Zeit aufzustehen. Die allabendliche Einnahme von Melatonin kann dazu beitragen, normale Schlafmuster aufrechtzuerhalten, auch wenn Sie in der Vergangenheit Mühe damit hatten. Wir sagen nicht, Sie sollen nie bis spät nachts ausgehen und an den Wochenenden nie »ausschlafen«. Wir meinen aber, Sie können nicht dauerhaft zu wenig oder unregelmäßig schlafen, ohne den natürlichen Hormonfluß Ihres Körpers zu stören.

Damit wollen wir sagen, daß der Schlaf wesentlich ist für eine gute Gesundheit, weil er eine erholsame Wirkung auf Körper und Seele hat. Während Sie schlafen, erreicht Ihr Melatoninspiegel außerdem seinen Höchstwert und wird durch Ihren Blutstrom gepumpt, damit das Hormon seine vielen Aufgaben erfüllen kann. Schlafmangel kann der allgemeinen Gesundheit einen hohen Preis abverlangen. Menschen, die gewohnheitsmäßig zu wenig schlafen, sind krankheitsanfälliger, und es gibt Untersuchungen, die aufzeigen, daß sie sogar jünger sterben als Menschen, die genug schlafen. Schlafmangel scheint auch zu vorzeitigem Altern zu führen. Eine Untersuchung deutet darauf hin, daß sogar eine enge Beziehung zwischen der vorzeitigen Entwicklung von Hautfalten und Schlafmangel besteht.

Wir empfehlen Ihnen auch, Verhaltensweisen zu vermeiden, die Sie nicht schlafen lassen. Versuchen Sie, Ihre Abende ruhig zu gestalten. Wenn Sie Sport betreiben (was wir sehr begrüßen), hören Sie mehr als zwei Stunden vor dem Schlafengehen damit auf. Untersuchungen haben erbracht, daß anstrengende Sportübungen am Abend den nächtlichen Anstieg der Melatoninwerte abschwächen können. Zu kurz vor dem Zubettgehen Sport zu treiben, stört Ihre Schlaf- und Melatoninzyklen. (Falls Sie sich Gedanken machen sollten: Sex fällt nicht unter die Kategorie verbotener »anstrengender Übungen« zur Schlafenszeit.)

Wieviel Schlaf braucht der Mensch? Die meisten Menschen brauchen etwa sieben bis acht Stunden Schlaf, um »gut drauf« zu sein. Natürlich gibt es Ausnahmen. Sie müssen selbst beurteilen, wieviel Schlaf Sie brauchen. Wenn Sie feststellen, daß Sie sich tagsüber nicht richtig wach fühlen und zum Dösen neigen, so ist das ein Zeichen dafür, daß Sie mehr Schlaf brauchen.

Rauchen verboten

Wir bezweifeln ernsthaft, daß wir irgend jemandem, der dieses Buch liest, erzählen müssen, daß Rauchen seinem Herzen, seiner Lunge und praktisch jedem Organ und jeder Zelle seines Körpers schadet. Mit jeder Zigarette, die Sie inhalieren, nehmen Sie Tausende von Chemikalien auf, von denen viele erwiesenermaßen Krebs erzeugen. Was Sie vielleicht nicht wußten, ist, daß Rauchen auch Ihren natürlichen Melatoninzyklus beeinträchtigen kann. Ausgehend von dem, was wir über die Rolle von Melatonin als Schutz gegen Krebs wissen, gibt uns das ganz besonders zu denken. Wenn wir rauchen, setzen wir unseren Körper nicht nur gefährlichen Karzinogenen aus, sondern enthalten ihm die angemessenen Hormonspiegel seiner eigenen mächtigen Waffe gegen Krebs vor.

Exzessiven Alkoholgenuß vermeiden

Zumindest einer von uns, Walter, der Italiener ist, genießt ein oder zwei Glas Wein bei seinem Abendessen. Gemäßigtes Trinken ist kein Problem, aber der exzessive Genuß von Alkohol kann jedem Organ in Ihrem Körper schaden, so zum Beispiel Ihrem Gehirn, Ihrem Herzen und Ihrer Leber. Besonders vor dem Zubettgehen genossen, kann Alkohol auch Ihre nächtliche Melatoninausschüttung erschweren.

Bei vielen Menschen ruft Alkohol Schläfrigkeit hervor. Manche Leute trinken vor dem Schlafen, um sich vom Alkohol in den Schlaf lullen zu lassen. Dabei stellen viele fest, daß sie nach ein paar Stunden wieder aufwachen und nicht mehr einschlafen können. Das kommt daher, daß der Alkohol die nächtliche Ausschüttung von Melatonin behindert. Unsere Empfehlung lautet, Alkohol kurz vor dem Zubettgehen zu meiden. (Wenn Sie Melatonin nehmen, werden Sie ihn sowieso nicht brauchen.)

Vermeiden Sie Medikamente, die sich nicht mit Melatonin vertragen

Mehrere häufig benutzte Medikamente können den natürlichen Melatoninzyklus ernsthaft beeinträchtigen. Wir meinen, daß diese Medikamente, wenn irgend möglich, vermieden oder mit Vorsicht eingenommen werden sollten.

Viele Leute nehmen nonsteroidale, entzündungshemmende Medikamente (NSAIDS) wie Aspirin und Ibuprofen. Diese Mittel werden typischerweise für häufige Beschwerden wie Arthritis und andere Arten von Gelenk- und Muskelschmerzen verschrieben und sind zwar sicher und wirksam, doch manche Patienten klagen, ihre Schlafmuster würden durcheinandergeraten, wenn sie diese Mittel nehmen. Das erstaunt uns nicht. Untersuchungen haben gezeigt, daß NSAIDS den normalen nächtlichen Melatoninzyklus unterbrechen können. Wenn Sie eines dieser Medikamente nehmen und nicht gut schlafen können, könnten Sie Ihren Arzt bitten, Ihnen ein anderes Mittel zu verschreiben.

Sogenannte Betablocker, die bei der Behandlung von Bluthochdruck und Herzleiden eingesetzt werden, sind eine weitere Klasse von Medikamenten, bei denen eine Beeinträchtigung der Melatoninherstellung nachgewiesen wurde. Besonders problematisch ist die Einnahme von Betablockern am Abend, weil sie die nächtliche Steigerung der Melatoninwerte vollständig unterbindet. Menschen mit

Bluthochdruck, die Betablocker nehmen, weisen niedrigere Melatoninspiegel auf als solche mit hohem Blutdruck, denen andere Mittel gegeben werden, wie zum Beispiel Diuretika (allgemein bekannt als Entwässerungspillen). Im Abschnitt dieses Buches über Herzleiden (siehe Kapitel 8) veranschaulichen wir, wie Melatonin dazu beitragen kann, einen normalen Blutdruck aufrechtzuerhalten und auch andere Formen von Herzkranzgefäßkrankheiten zu vermeiden. Ab dem mittleren Alter entwickeln wir häufig einen hohen Blutdruck, nämlich genau in dem Augenblick, in dem die natürlichen Melatoninwerte zu sinken beginnen. Folglich scheint es uns kontraproduktiv, ein Medikament gegen Bluthochdruck zu wählen, das sich nicht mit Melatonin verträgt. Es gibt mehrere ausgezeichnete Mittel gegen Bluthochdruck, die anstelle von Betablockern eingenommen werden können. Die Einnahme von Melatonin kann dazu beitragen, einen zu hohen Blutdruck zu reduzieren. Falls Sie wegen Ihres Bluthochdrucks Betablocker nehmen, hören Sie bitte nicht damit auf! Das kann sehr gefährlich sein. Sprechen Sie aber unbedingt mit Ihrem Arzt über andere Behandlungsmöglichkeiten.

Ein normales Gewicht behalten

Es ist allgemein bekannt, daß Tiere, die auf eine kalorienarme Diät mit hohem Nährwert gesetzt werden, länger leben, doch erhöht eine kalorienarme Diät die Lebenserwartung nicht so dramatisch wie Melatonin, noch hat sie dieselbe verjüngende Wirkung. Es gibt hinreichende Beweise dafür, daß ein Tier, das weniger frißt, länger lebt, wenn ihm erlaubt wird, das zu fressen, was es will.

Wir wissen auch, daß einer der schnellsten Wege, die Lebenserwartung eines Tieres zu verringern, darin besteht, es zu mästen. Tiere, die mit einer fett- und kalorienreichen Kost gefüttert werden, neigen verstärkt dazu, Krebs und Herzkrankheiten zu entwickeln. Dasselbe gilt für Menschen. Übergewicht kann das Leben verkürzen.

Als übergewichtig gilt jemand, dessen Körpergewicht mehr als 20 Prozent über seinem Idealgewicht liegt. In den Vereinigten Staaten ist Übergewicht eine regelrechte Seuche. Einer von drei Amerikanern gilt als zu dick, der durchschnittliche Amerikaner wiegt zehn Pfund mehr als noch vor einem Jahrzehnt. Übergewicht ist aus mehreren Gründen gefährlich: Es kann die Wahrscheinlichkeit erhöhen, daß wir eine Reihe gefährlicher Krankheiten entwickeln, unter anderem, Herzleiden, Krebs, Diabetes und Schlaganfälle. Untersuchungen haben ebenfalls erbracht, daß übergewichtige Menschen Melatonin nicht richtig umsetzen. Fettleibigkeit hat eindeutig eine negative Wirkung auf die Zirbeldrüse.

Was wir besonders alarmierend finden, ist, daß sie bei immer jüngeren Menschen auftritt. Mehr als 25 Prozent aller amerikanischen Kinder sind zu dick und werden einmal übergewichtige Erwachsene sein. Was Eltern, die ihren Kindern erlauben, zu sehr zuzunehmen, nicht erkennen, ist, daß sie sie darauf programmieren, auch als Erwachsene übergewichtig zu sein, wodurch sie riskieren, jünger zu sterben. Dadurch funktioniert nicht nur ihre Melatoninausschüttung schlecht, vielmehr beeinflußt dies auch die Funktion anderer Drüsen, die für das Wachstum zuständig sind.

Während der Pubertät übergewichtig zu sein, kann im späteren Leben besonders ernsthafte gesundheitliche Folgen haben. Im Jahre 1970 entwarf Walter ein Experiment, bei dem er Mäuse in den ersten sechs Wochen nach ihrer Entwöhnung auf eine kalorienarme Diät setzte. Danach setzt bei Mäusen die Pubertät ein. Walter setzte andere Mäuse auf eine normale Ernährung. Nach den ersten sechs Wochen ließ er die ersten Mäuse ebenfalls fressen, was sie wollten. Während der ersten sechswöchigen Diät gab es wesentliche hormonelle Unterschiede zwischen den beiden Gruppen. Die Mäuse mit der kalorienarmen Diät waren nur halb so groß wie die der Kontrollgruppe, sahen viel jünger aus und verhielten sich auch so. Später, als man ihnen normales Essen erlaubte, holten diese Mäuse die anderen bald auf, was ihr Gewicht anbelangte. Interessanterweise blieben ihre Hormonwerte jedoch recht verschieden von denen der anderen Mäuse. Ihre Corticosteroidwerte blieben niedriger. Es ist wohlbekannt, daß hohe Corticosteriodwerte, die öfter bei älteren Tieren angetroffen werden – auch bei älteren Menschen –, viele Beschwerden hervorrufen und auch den Teil des Gehirns angreifen können, der für das Gedächtnis zuständig ist.

Aus diesem Experiment schloß Walter, daß der Grund, warum die Tiere, die eine kalorienarme Diät genossen, länger lebten, darin lag, daß ihr Gehirn sich tatsächlich anders entwickelte. Das könnte einem permanenten Schaden im Hypothalamus zuzuschreiben sein, der durch seine Kontrolle der Zirbeldrüse eine Reihe von Abläufen regelt, unter anderem Hunger, Durst und sexuelle Reife. Durch die reduzierte Nahrungsaufnahme wurde der Hypothalamus irgendwie darauf programmiert, den Körper nicht nur vorübergehend jünger zu halten, sondern noch lange nach Abschluß des Versuches. Und auch wenn Walter es damals nicht wußte, wissen wir, daß Tiere, die auf einer kalorienarmen Diät gehalten werden, höhere Melatoninwerte aufweisen als solche, die normales Futter bekommen.

Wir schlagen nicht vor, daß Sie Ihre Kinder aushungern oder Ihnen zu wenig zu essen geben sollen. Wir sagen nur, daß Sie ihnen keinen Gefallen tun, wenn Sie sie dauernd fettreiche, kalorienreiche, zuckersüße Nahrung und Getränke essen lassen, Nahrungsmittel, die ihre endokrinen Drüsen für immer darauf programmieren, nach überschüssigen Kalorien zu verlangen. Früchte, Gemüse, fettarme Milchprodukte, mageres Fleisch und Fisch eignen sich besser als Nahrung für Kinder und Erwachsene und werden Ihnen dabei helfen, möglichst lange jung zu bleiben.

Eines der Wunder von Melatonin ist, daß das Wissen von seiner großen und vielfältigen Kraft so einfach und in den Vereinigten Staaten leicht zugänglich ist. Unser Rat ist nicht schwer zu befolgen, denn er betrifft keine teuren Medikamente, Therapien oder Geräte. Teil des Melatonin-Wunders ist seine Einfachheit und die Tatsache, daß die Verheißung eines längeren und gesünderen Lebens jetzt für alle in Erfüllung gehen kann.

Nachwort

Für ein neues Paradigma des Alterns

Das vorliegende Buch ist vielleicht das erste Buch über Melatonin, das Sie gelesen haben, aber wir sind sicher, daß es nicht das letzte sein wird. Auch wenn wir heute viel über Melatonin und seine Schlüsselrolle bei der Überwachung der Altersuhr wissen, hat die Wissenschaft erst angefangen, sich sein Potential zunutze zu machen.

Wir hoffen, daß das Buch die Leser mit seiner lebensbejahenden Botschaft inspirieren wird und daß sie von der Bedeutung des Mittels nicht nur fasziniert werden, sondern daß es darüber hinaus eine Veränderung bewirken wird in der Art, wie die meisten von uns – auch Ärzte und medizinisches Personal – das Alter sehen. Als Wissenschaftler und als Autoren dieses Buches hoffen wir vor allem, daß unsere Arbeit als Katalysator der Veränderung dienen wird. Wir möchten überkommene Vorstellungen über die Bedeutung des Alterungsbegriffs in Frage stellen und dadurch auch bei der Ärzteschaft überholte Vorstellungen über die richtigen Behandlungsstrategien gegen die »Alterung« ausräumen. Wir wollen sowohl für unsere als auch für nachfolgende Generationen nicht nur mehr vom Leben, sondern schlichtweg mehr Leben. Damit meinen wir nicht nur einen quantitativen, sondern auch einen qualitativen Anstieg unserer Lebenserwartung.

Unser Ziel besteht darin, Ihnen ein neues Modell des Alters zu vermitteln, das mit der neuen Wirklichkeit Schritt hält. Die Zeit ist gekommen, um das Stereotyp des schwachen, gebrechlichen Alten durch ein Bild zu ersetzen, bei dem wir uns in einem starken, gesunden Körper »verjüngen« und etwa über dieselbe psychische und physische Kraft verfügen, die wir mit unserer Jugend verbinden.

Wir haben gesagt, daß wir die Alterung als Krankheit aller Krankheiten betrachten, und als solches sehen wir die abwärts gerichtete Spirale des körperlichen und geistigen Verfalls, die meistens als natürlicher Teil des Älterwerdens angesehen wird, als etwas Unvermeidliches, das es zu akzeptieren gilt und das wir einfach so hinnehmen sollen. Dieser jähe Verfall, der normalerweise von einem zunehmenden Funktionsverlust verschiedener Körperteile begleitet wird, ist kein notwendiges oder unvermeidbares Übel des Alterns. Dem progressiven Verfall der Körpersysteme, der in späteren Jahren stattfindet und der uns um so krankheitanfälliger macht, kann vorgebeugt werden. Indem die ursächliche Krankheit behandelt wird, die Alterung selbst, können wir einschreiten und den Alterung-Krankheit-Alterung-Zyklus durchbrechen. Wenn uns das gelingt, können wir sowohl eine wichtige Ursache als auch eine bedeutende Folge des »Alterns« vermeiden. Mit anderen Worten besteht die effektivste Lösung gegen das Altern wie bei jeder Krankheit in der Prävention.

Dementsprechend hoffen wir vor allem eine Facette der medizinischen Praxis zu revolutionieren: die Art, wie Ärzte ihre Patienten vom mittleren Alter an zu sehen und demnach zu behandeln neigen. Heute ist es – sogar bei den besten Ärzten – üblich, ältere Patienten regelrecht mit einem anderen Maß zu messen. Stellen Sie sich folgendes vor: Würde ein Arzt einem zwanzigjährigen Patienten Blut entnehmen und erhöhte Blutzuckerwerte feststellen, so wäre er besorgt und würde sofort eine besondere Diät, Medikamente und mehr Bewegung verschreiben. Kurz gesagt, er würde das diagnostizierte Problem sofort beheben wollen. Jetzt nehmen wir genau dasselbe Szenario, doch dieses Mal ist der Patient ein sechzig Jahre alter Mann. Wenn bei ihm ein erhöhter Blutzuckerspiegel festgestellt wird, würden die meisten Ärzte dies als unvermeidliche Folge des »Alters« des Patienten abtun. Dieselbe Beschwerde im Falle eines Sechzigjährigen würde als »normal« betrachtet werden, die bei einem Zwanzigjährigen als abnormal und behandlungsbedürftig gelten würde.

Damit sind wir nicht einverstanden. Hohe Blutzuckerwerte sind gefährlich für Menschen jeden Alters (und können zu Diabetes, zu einer Verhärtung der Arterien, zum Herzinfarkt und zu Schlaganfällen führen). Dennoch würde man nur beim Zwanzigjährigen tatkräftig vorgehen. Für uns heißt das, daß wir uns zu oft zurücklehnen und abwarten, bis die Krankheit zuschlägt und jemandem mit sechzig, siebzig, achtzig oder neunzig Jahren zusetzt, was für uns das Gegenteil guter Medizin bedeutet. In dieser Hinsicht verwerfen wir den deprimierenden und fatalistischen Ansatz der heutigen Medizin, die annimmt, daß das, was bei einem jungen Menschen abnormal ist, bei einem Menschen eines gewissen Alters als normal zu gelten habe.

Wir verstehen und schätzen, wie schwierig es ist, sich von langjährigen Überzeugungen zu befreien, die in unserem Gehirn solch feste Formen angenommen haben, daß wir sie nicht länger hinterfragen. Schließlich mußten wir uns selbst auch von vielen dieser Annahmen befreien, sonst hätten wir die Forschung nie betreiben können, die uns zur »Altersuhr« und zu der Entdeckung geführt hat, daß Melatonin die Macht hat, diese Uhr auf ein längeres und gesünderes Leben einzustellen. Ohne den Mut, konventionelles Denken zu hinterfragen, hätten wir unseren Verstand und unsere Augen niemals für die Resultate dieser Studien geöffnet, die auch die Grundlage für unsere Melatoninersatztherapie lieferten: Der Schlüssel zu unserem Ansatz, jung zu bleiben, während man älter wird, besteht darin, Melatoninwerte auf die Spiegel anzuheben, die für unsere Zwanziger galten, als unsere erwachsenen Melatoninwerte ihren Höchststand erreichten und wir typischerweise bei guter Gesundheit waren. Wenn wir das tun, können wir alle unsere Körpersysteme stark halten.

Die Kraft und Funktion unserer Körpersysteme aufrechtzuerhalten, ist der Schlüssel, der den Alterung-Krankheit-Alterung-Zyklus durchbricht. Indem wir unsere Körpersysteme in einem »jugendlichen Zustand« erhalten, können wir die Schwäche und die Krankheit vermeiden, die als typisch für den Alterungsprozeß gilt. Indem wir Melatonin nehmen, können wir alle diese Krankheiten abwenden und die volle Funktionsfähigkeit unserer Körpersysteme erhalten. Wir können ein längeres, reicheres und vor allem gesünderes Leben führen, das auch in späteren Jahren nicht unter Verfallserscheinungen leiden muß.

Wir hoffen, daß die Arbeit, die wir hier beschrieben haben, dazu beiträgt, die Tatsache zu veranschaulichen, daß es eine andere und bessere Art zu altern gibt. Wir hoffen auch, daß unsere Arbeit weitere Untersuchungen auf diesem Gebiet nach sich ziehen wird.

Schließlich hoffen wir, daß wir durch das Verfassen dieses Buches nicht nur Dinge an die Öffentlichkeit tragen, die sonst außerhalb der wissenschaftlichen Gemeinschaft nur wenig bekannt sind, sondern auch, unseren Leser etwas von unserer optimistischen Sicht dessen zu vermitteln, was das Leben sein könnte und sollte. Wir möchten, daß Sie verstehen, daß die »Alterung«, die Abwärtsspirale, die jetzt als Meilenstein des Alters gilt, vermieden werden kann, und daß eine Alterung nicht unwiderruflich ist, sondern sogar rückgängig gemacht werden kann. Wir können unsere Kraft, unsere sexuelle Potenz und unsere Liebe für das Leben unser ganzes Leben lang behalten.

Das Wunderbare an Melatonin ist, daß es Ihr Leben verlängern und Ihre Gesundheit und Vitalität erhalten kann. Das wirklich Wunderbare an Melatonin ist die große Wirkung, die es auf unsere und auf zukünftige Generationen haben wird. Wir begeben uns auf ein gemeinsames Abenteuer und sind die erste Generation, die die Macht hat, die Krankheiten und Schwächen zu vermeiden, die als typisch für einen »normale« Alterung gelten. Zum ersten Mal haben wir die Macht, unsere Jugendlichkeit zu bewahren und unser ganzes Leben lang kräftig und munter zu bleiben. Zum ersten Mal können wir nicht nur den körperlichen Verfall vermeiden, der mit der Alterung verbunden ist, sondern wir sind in der Lage, den Alterungsprozeß hinauszuzögern und sogar umzukehren. Das ist das echte Melatonin-Wunder.

WALTER PIERPAOLI
WILLIAM REGELSON
August 1995

Anhang

Alterssteuerung durch die Zirbeldrüse: Wirkung von Melatonin und Epiphysen-Überpflanzung bei alternden Mäusen

Walter Pierpaoli[*] und William Regelson[**]

KURZFASSUNG

Die Gabe des Epiphysen-Hormons Melatonin im Trinkwasser während der nächtlichen Dunkelperiode verlängert bei alternden Mäusen (15 Monate alt) die Lebenszeit weiblicher BALB/c-Mäuse von 23,8 auf 28,1 Monate und hält in verschiedener Hinsicht einen jugendlichen Zustand aufrecht. Ähnliche Resultate wurden bei Weibchen von NZB-Mäusen (ab dem 5. Monat) und bei Männchen von C57BL/6-Mäusen (ab dem 19. Monat) gefunden. Im Hinblick darauf, daß Melatonin in zirkadianer Weise von der Zirbeldrüse produziert wird, verpflanzten wir die Epiphysen junger Spendermäuse (3 bis 4 Monate alt) in den Thymus von gleichgenetischen männlichen C57BL/6-Empfängermäusen (20 Monate alt), was zu einer Lebenszeitverlängerung um 12 % führte. Eine Lebenszeitver-

---

[*] Biancalana-Masera-Stiftung für Altersforschung (Vereinigung I.N.R.C.A. und Universität Ancona), Labor für Neuroimmunomodulation, Via Birarelli 8, 60121 Ancona, Italien.
[**] Medical College of Virginia, Virginia Commonwealth University, Box 273, Richmond, VA 23298, U.S.A
Eingereicht durch Samuel M. McCann, 29. Juli 1993 (zur Rezension erhalten am 15. Januar 1992).
Abkürzungen: NZB, New Zealand Black; VIT, verzögerter Immun-Typ.

längerung wurde auch erreicht, wenn die Epiphysen-Verpflanzung bei Weibchen von C57BL/6-, BALB/cJ- und Hybrid-Mäusen im Alter von 16, 19 und 22 Monaten erfolgte. In allen Versuchen wurde die eigene Epiphyse an ihrem natürlichen Ort belassen. Epiphysen-transplantierte alte Mäuse zeigen eine bemerkenswerte Wahrung der Thymusstruktur und des Zellbildes. Trotz des Alters blieb die T-Zell-Funktion, gemessen nach Oxazolon-Stimulation, erhalten. Andere Befunde lassen vermuten, daß Melatonin und/oder andere epiphysen-bezogene Faktoren ihre Wirkung durch Einfluß auf die Schilddrüsenfunktion ausüben. Diese Ergebnisse zeigen an, daß der Einfluß der Zirbeldrüse bei der Steuerung des Alterungsprozesses einen bestimmten Stellenwert hat.

Das Epiphysen-Hormon Melatonin wird bei allen Säugetieren während der Dunkelphase des zirkadianen Zyklus sezerniert[1]. Noch wichtiger ist jedoch, daß es Hinweise gibt, daß Melatonin ein Schlüsselregler für Alterungsprozeß und Greisentum ist[2, 3]. Die Rolle des Melatonins in bezug auf Geschlechtsreife, geschlechtlichen Zyklus, Krebs, Streß und Immunantwort macht es wahrscheinlich, daß die Zirbeldrüse einen Faktor in Hinblick auf das Alterungssyndrom darstellt[4-6]. Unter diesem Aspekt haben wir dem Trinkwasser von Mäusen exogenes Melatonin während einer genau bestimmten zirkadianen Dunkelperiode beigefügt – also während der normalen Zeit der Melatonin-Produktion –, um seinen Einfluß auf verschiedene Vorgänge der Lebenszeitbestimmung aufzuzeichnen.

Da die Zirbeldrüse die wesentliche Quelle des Melatonins ist, haben wir außerdem die Epiphysen von jungen Mäusen auf gleich genetische, histokompatible ältere Mäuse überpflanzt. Als Empfängerorgan wurde der Thymus gewählt, weil Thymus und Epiphyse via des oberen zervikalen Ganglions eine gemeinsame adrenerge Innervation haben[7, 8]. Diese gemeinsame Innervation hat insofern Bedeutung als die Melatonin-Synthese durch pharmakologische Sympathikus-Blockade gehemmt wird, was wiederum die Immunantwort moduliert[9]. Darüber hinaus finden sich morphologisch in der Epiphyse auch Lymphozyten, weshalb diese Drüse entwicklungsgeschichtlich in ihrem embryonalen Ursprung mit dem Thymus verglichen worden ist[10].

Unsere Experimente mit exogener, nächtlicher, zirkadianer Gabe von Melatonin oder der Transplantation junger (3 Monate) Epiphysen in Kontakt zum Thymus bei alten (18 bis 22 Monate), gleichgenetischen Mäusen führte zu signifikanter Lebenszeitverlängerung unabhängig von signifikantem Gewichtsverlust. Diese Ergebnisse lassen vermuten, daß die Epiphyse als endogene Uhr des Alterungsprozesses wirksam ist.

MATERIAL UND METHODEN
Melatonin-Verabreichung. Mäuse wurden ad libitum mit NAFAG-Perlen (Gossau, Schweiz) gefüttert. Jeweils 4 bis 10 Tiere pro Käfig wurden in Räumen mit 22°C Temperaturkonstanz gehalten. Die Lichtexposition durch eine übliche Fluoreszenz-Quelle (Philips TLD 36W/84) wurde mittels Zeituhrregelung kontrolliert. Äthanolgelöstes Melatonin wurde dem Trinkwasser beigemengt und während einer festen Dunkelperiode von 18^{00} bis 8^{30} Uhr angeboten (10 µg/ml normales Wasser, 0,01% Äthanol). Von 8^{30} bis 18^{00} Uhr wurden sowohl die Trinkflaschen mit Melatonin als auch die Wasserflaschen der Kontrolltiere (nur Äthanol-Anteil) entfernt. Jede Maus wurde in Abständen gewogen, um irgendwelche Nahrungseffekte erfassen zu können.

Epiphysen-Transplantation. Bei der Transplantation von jung nach alt, beziehungsweise von der Epiphyse zum Thymus wurden die »jungen« Epiphysen 3 bis 4 Monate alten, postpubertalen Mäusen entnommen. Die gleichgenetischen Empfänger waren Gruppen »alternder« Mäuse. Die bezüglich Geschlecht und Alter einheitlichen Empfängermäuse wurden in Käfigen mit jeweils 3 bis 7 Tieren gehalten. Nach Operationsvorbereitung wurden sie gruppenweise wie in Tabelle 1 und 2 angegeben untersucht. Bei epiphysen-transplantierten Tieren und bei Kontrolltieren wurden Gewichtsänderungen monatlich registriert.

Nach Tötung der Spendermäuse durch zervikale Dislokation wurde das Schädelfragment, dem die Epiphyse anhaftet, abgetrennt und in TC 199-Medium gekühlt, welches Penicillin und Streptomycin enthält. Mit kleinsten Scheren wurde die Epiphyse sorgfältig dargestellt und in situ mit der originalen Haltemembran herausgetrennt, was hilfreich für die Vaskularisation des Transplantates ist.

Die Empfängermäuse wurden durch intraperitoneale Injektion von Barbiturat (Vetanarcol, Veterinaria, Zürich) narkotisiert. Nach Desinfektion mit 70% Äthanol wurde dann ein 5 bis 8 mm langer Hautschnitt in der Mediallinie gesetzt, dessen Anfang gerade unterhalb des Halses lag. Der Thorax wurde in 2 bis 3 mm Länge geöffnet und das mediastinale Gewebe freigelegt. Durch leichten Druck auf das Abdomen konnte dann der native Thymus in situ zugänglich gemacht werden. Sodann wurde eine einzelne Spender-Epiphyse auf die Spitze einer Hohlnadel gesetzt und durch vorsichtigen Zug in die Nadel eingezogen. Unter Rotation der Nadel wurde das Epiphysen-Transplantat langsam in den rechten oder linken Lappen des Thymus injiziert. Gelegentlich wurde eine zweite Epiphyse eingeführt, wenn der Erfolg einer Epiphysen-Verpflanzung fraglich war. Abschließend wurden Brustbein, Muskeln und Haut vernäht und die Wunde mit einem plastischem Schutzfilm (Nobecutan, Bofors, Schweden) besprüht. Nur in wenigen Fällen starben die Mäuse intraoperativ durch Blutung oder Pneumothorax. Bei den Kontrollgruppen wurde in gleicher Operationsweise ein epiphysen-großes Fragment der Hirnrinde in den Thymus transplantiert.

Als Immunantwort wurde der verzögerte Immun-Typ (VIT) in Reaktion auf Oxazolon gemessen[2]. Als statistisches Verfahren wurde der t-Test gleicher Varianzen für unpaare Normalverteilung (zweiteilig) gewählt.

Lichtmikroskopie. Drei Monate nach Epiphysen-Transplantation wurden jeweils 5 bis 10 Tiere der Kontrollgruppe und der Versuchsgruppe von 21 Monate alten weiblichen BALB/c-Mäusen getötet und Serienschnitte (5 µm) der im Thymus befindlichen Epiphysen-Transplantate und der Schilddrüsen gemacht. Die Schnitte wurden mit Hämatoxilin/Eosin gefärbt und mikroskopisch in blinder Anordnung untersucht, derart, daß die Zugehörigkeit zu einer Gruppe nicht erkennbar war.

ERGEBNISSE

Orale Verabreichung von Melatonin. Abb. 1 zeigt den Vergleich der Überlebensraten bei weiblichen BALB/c-Mäusen zwischen normalen Kontrolltieren und melatonin-behandelten Mäusen. Die durchschnittliche Lebenszeit der Kontrolltiere betrug 715 Tage (23,8 Mo-

○ durchschnittliches Körpergewicht in g
--- 25,7　23,9　24,1　22,3　21,3　20,3　19,1
— 25,2　23,9　22,5　23　22,9　22,9　21,6

Legende:
--- Melatonin-behandelt (Nacht)　(12)
— Kontrolltiere　(26)

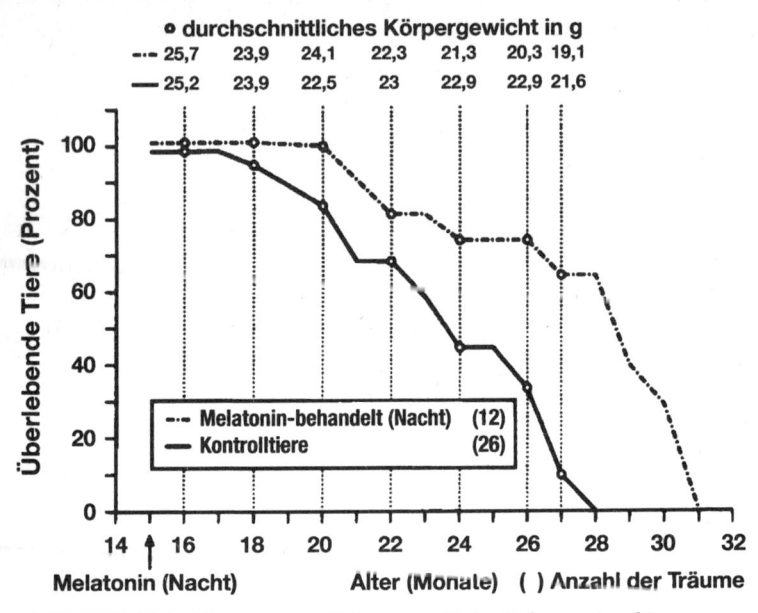

X-Achse: Alter (Monate) von 14 bis 32; Pfeil bei 14–16: Melatonin (Nacht); ( ) Anzahl der Träume
Y-Achse: Überlebende Tiere (Prozent), 0 bis 100

ABBILDUNG 1. Alterungsverschiebung und/oder Lebenszeitverlängerung im Gefolge nächtlicher Melatoningabe bei weiblichen BALB/c-Mäusen.

nate) versus 843 Tagen (28,1 Monate) bei den melatonin-behandelten Tieren, wobei die absolute Obergrenze der Lebenszeit bei Melatonin-Gabe 29,4 Monate gegenüber 27,2 Monaten bei den Kontrolltieren betrug. Der t-Test Melatonin versus Kontrollen ergab einen Wert von $p < 0{,}001$.

Abb 2. stellt die Verlängerung der Lebenszeit bei NZB-Mäusen dar, wenn Melatonin entweder bei Tage oder bei Nacht im Trinkwasser gegeben worden war; es war evident, daß Melatonin keinen Effekt hatte, wenn es während der Tageslichtstunden gegeben worden war. Der Vergleich der Nachtbehandlung mit Melatonin zur Kontrollgruppe ergab bezüglich der Log-Rank-Werte einen p-Wert von $< 0{,}059$. Die häufigsten Todesursachen bei Kontrollen und behandelten NZB-Mäusen waren hämolytische Anämie, Nephrosklerose und systemische oder lokalisierte Typ A oder B Retikulum-Neoplasien, was charakteristisch für Endstadium-Krankheiten dieser alternden Mäuse ist.

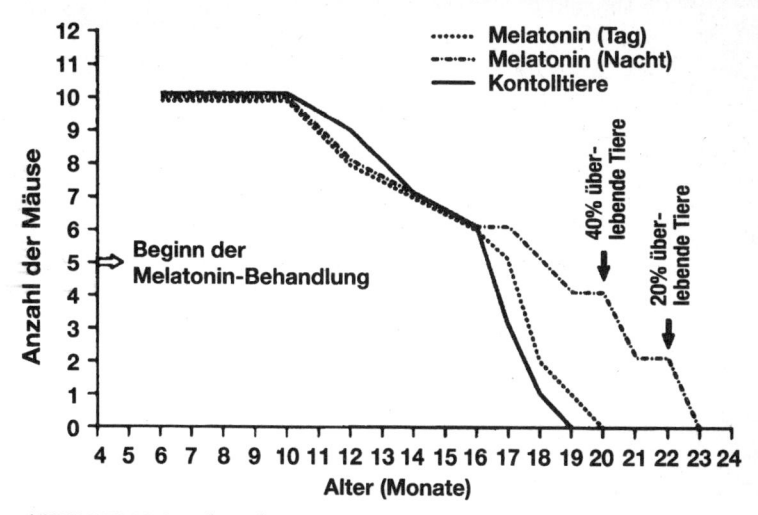

ABBILDUNG 2. Lebensdauer weiblicher (New Zealand Black) NZB-Mäuse bei Melatonin-Gabe im Trinkwasser. Tag gegen Nacht. (Nachdruck mit Erlaubnis aus Ref. 2 (© New York Academy of Sciences).)

Abb. 3 zeigt das Resultat der im 19. Lebensmonat begonnenen Melatonin-Behandlung bei C57BL/6-Mäusen. Melatonin im Trinkwasser verlängerte die absolute Lebensdauer um bis zu 6 Monate im Vergleich zu unbehandelten Kontrolltieren. Die durchschnittliche Gewichtsveränderung im Vergleich beider Gruppen stellte sich nicht als Überlebensfaktor dar.

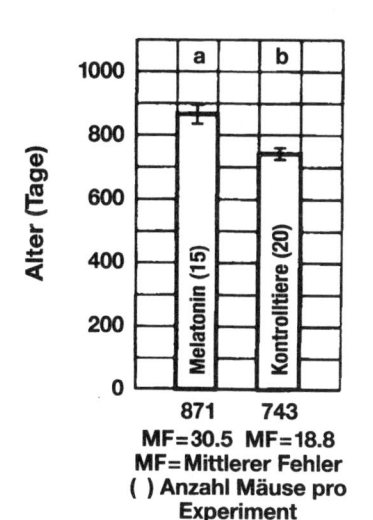

ABBILDUNG 3. Lebensdauer männlicher C57BL/6-Mäuse im Gefolge von Melatonin-Gabe während der Dunkelperiode ab dem Alter von 19 Monaten, wenn bei Mäusen normalerweise bereits altersbedingter Tod eintritt. (Nachdruck (modifiziert) mit Erlaubnis aus Ref. 2 (© New York Academy of Sciences).)

Transplantation von Epiphysen junger Spender- in den Thymus alternder Empfänger-Mäuse. Tab 1 zeigt die jeweiligen Überlebenszahlen in Zuordnung zum Implantationsalter bei Weibchen von epiphysen-implantierten Mäusen C57BL/6 (16 Monate), BALB/c × C57BL/6-Hybriden (19 Monate) und BALB/c (22 Monate). Alle unbehandelten Tiere waren nach 26 Monaten gestorben, während mehrere der epiphysen/thymus-transplantierten Mäuse auch nach 31 Monate noch lebten; zudem fand sich eine signifikante Lebenszeitverlängerung in allen Transplantationsgruppen. Wie aus Tab. 1 zu ersehen, lagen die p-Werte im Gruppenvergleich Kontrollen versus Epiphysen-Transplantat zwischen < 0,01 und < 0,05, wobei Gewichtsverlust nicht kausal war.

Die Epiphysen-Verpflanzung in den Thymus (Abb. 4) bewirkte eine verlängerte Lebensdauer bei männlichen, 20 Monate alten C57BL/6-Mäusen, denen eine Epiphyse 3 Monate alter, gleichgenetischer Spender eingesetzt worden war. Obwohl der signifikante Unterschied zwischen epiphysen-transplantierten Tieren und Kontrolltieren nur eine Lebensverlängerung von 12 % bedeutete, betrug die absolute Lebensgrenze bei behandelten Tieren > 810 Tage, wobei ein

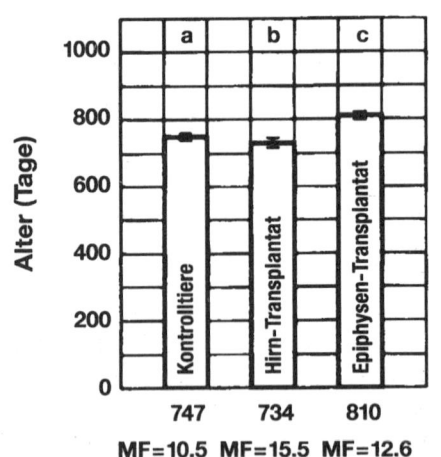

	a	b	c
	Kontrolltiere	Hirn-Transplantat	Epiphysen-Transplantat
	747	734	810
	MF=10.5	MF=15.5	MF=12.6

MF = Mittlerer Fehler
( ) Anzahl Mäuse pro Experiment

ABBILDUNG 4. Lebensdauer männlicher C57BL/6-Mäuse nach Transplantation von Epiphysen 3 Monate alter Spendermäuse.

einzelnes Tier (bei der Endberechnung nicht berücksichtigt) 1035 Tage lebte, im Vergleich zu 747 Tagen bei Kontrolltieren. Die Standard-Deviation ist in Abb. 4 angegeben. Gewichtsveränderungen trugen weder bei epiphysen-transplantierten noch bei Kontrollen zur Lebensdauer bei. Bei den Kontrolltieren, bei denen lediglich ein Fragment der Hirnrinde eingesetzt worden war, fand sich kein Lebenszeit verlängernder Effekt.

Diese Ergebnisse stimmen voll mit den Beobachtungen bei Weibchen von C57BL/6, BALB/cJ und deren Hybriden überein (Tab. 1). Das wichtigste Ergebnis erbrachte die Versuchsanordnung unterschiedlicher Altersgruppen (15, 19 und 22 Monate alter Mäuse): In einigen Fällen erreichten die Empfänger einer 3 Monate alten Epiphyse eine um 4 bis 6 Monate längere Lebensspanne mit mittleren Lebenszeitverlängerungen gegenüber Kontrollen um 4,2, 4,5 und 6,5 Monaten (Tab. 1). Auf die Zunahme der absoluten Lebenszeit wirkte sich die Epiphysen-Verpflanzung von jung nach alt mit 17%, 21% und 27% aus.

Abb. 5 demonstriert die typische Morphologie der Residuen einer Zirbeldrüse von einem 3 Monate alten Spendertier 3 Monate nach Thymus-Implantation bei einer 18 Monate alten Empfängermaus. Spender und Empfänger waren histokompatible BALB/cJ-Inzuchttiere. Gleichsinnige Befunde fanden sich nach Transplantation der Epiphyse in 6 Monate alte und 20 Monate alten Empfängermäuse.

Man kann ersehen, daß Anhäufungen typischer, normaler und lebensfähiger Epiphysen-Zellen weiterhin in der intakten transplantierten Zirbeldrüse angeordnet sind, welche ihre originale Struktur fast völlig bewahrt hat. Eigentlich ist der bemerkenswerteste Befund der, daß in allen getöteten älteren Tieren (21 Monate alt) die Thymus-Struktur der epiphysen-transplantierten Mäuse erhalten geblieben ist (Abb. 5 A und A 1), während in Kontrollpräparaten keine verbliebenen Thymus-Lymphozyten enthalten waren (Abb. 5 B).

Wie in Tab. 2 dargestellt, bewirken Melatonin-Behandlung und Epiphysen-Verpflanzung eine signifikant vollständigere Aufrechterhaltung einer kräftigen immunologischen Antwort, ausgedrückt als zell-vermittelte Transplantationsimmunität, wie sie als VIT-Reaktion auf Oxazolon gemessen wurde. Die Legende der Tab. 2 zeigt die Signifikanzen der Immunaktivität, wie sie sich in Vergleich zu

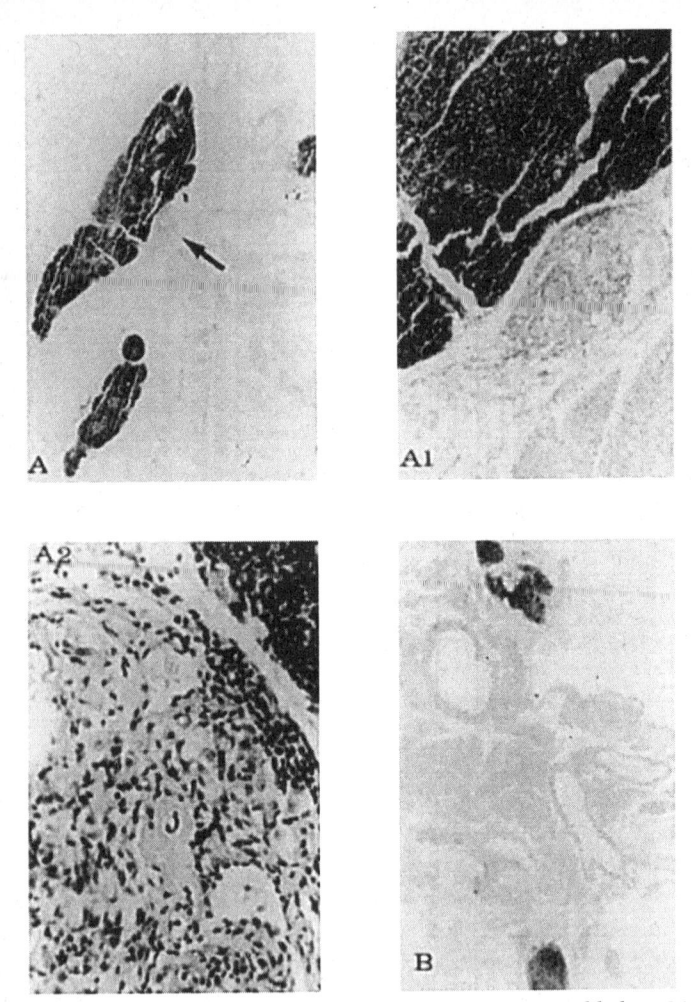

ABBILDUNG 5. Lebensfähige Epiphyse im Thymus einer weiblichen, 21 Monate alten BALB/c-Maus 3 Monate nach der Implantation. (A) Der Pfeil zeigt den Implantationsort nahe dem Thymus-Lappen, dessen Zellbild und Struktur weitgehend erhalten sind. (A1) Bemerkenswerte Erhaltung einer typischen Thymus-Rindenschicht mit dicht gepackten Thymozyten. (A2) Anhäufungen lebensfähiger Epiphysen-Zellen sind in der verpflanzten Zirbeldrüse erkennbar. (B) Rest des Thymus-Rudimentes einer weiblichen, 21 Monate alten BALB/c-Maus mit zwei atrophischen, kleinen Lymphknoten. (Hämatoxilin/Eosin; A und B, × 20; A1, × 70; A2, × 260.)

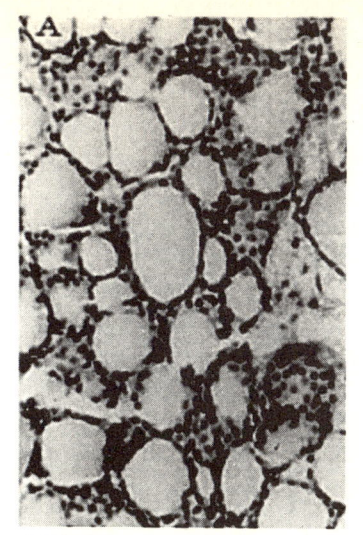

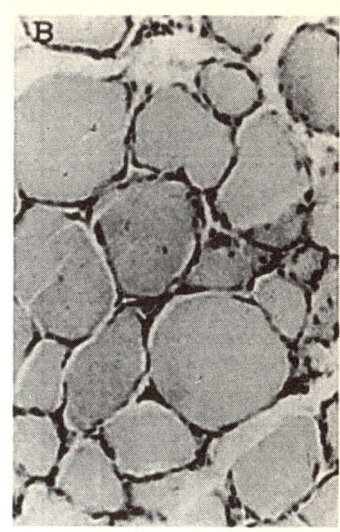

ABBILDUNG 6. *Erhalt von juveniler Struktur und Funktion der Schilddrüse einer alternden BALB/c-Maus nach Thymus-Implantation der Epiphyse einer jungen Spendermaus. (A) Epiphysen-Transplantat: Normale Zell- und Follikelgröße und normale Struktur. (B) Kontrolltier: Flaches Epithel und geblähte Follikel als Ausdruck der Unterfunktion. (Hämatoxilin/Eosin; x 130.)*

Kontrolltieren bei epiphysen-transplantierten Mäusen präsentiert und die histologische Beobachtung der Wiederbevölkerung des Thymus epiphysen-transplantierter Mäuse bestätigt (Abb. 5).

Jüngere Beobachtungen bezüglich der Schilddrüsenfunktion bei melatonin-behandelten Mäusen[2] veranlaßten uns, die Schilddrüsen-Morphologie bei epiphysen-transplantierten greisen Mäusen zu untersuchen. In unserer histologischen Blindstudie ließ sich in der Schilddrüse epiphysen-transplantierter alternder Mäuse eine sehr ausgeprägte Erhaltung einer jugendlichen Schilddrüsenmorphologie im Vergleich zu Kontrolltieren finden (Abb. 6.)

DISKUSSION

Wenn Altern ein programmiertes Ereignis des Neuroendokrinums ist, dann läßt die Rolle der Zirbeldrüse bei der Steuerung von zirkadianem (Tages-) und circaannualem (Jahres-) Rhythmus bei der pubertalen Entwicklung und bei saisonalen sexuellen Zyklen vermuten, daß sie einen festen Platz beim Festlegen des Programms oder bei der Prävention des Greisentums hat (1-4). Diese Annahme wird durch den Umstand gestützt, daß es zu einem altersabhängigen Abfall der Melatonin-Konzentration in der Epiphyse selbst und der zirkulierenden Melatonin-Spiegel kommt[11]. Im klinischen Bereich fanden Touiton et al.[12] und andere[2] einen signifikanten Abfall des Plasma-Melatonins bei älteren Patienten.

Melatonin-Behandlung männlicher C57BL/6-Mäusen ab dem 19. Monat verlängerte die absolute Lebenszeit um 6 Monate. Gleiche Testergebnisse waren bei weiblichen BALB/c- und bei NZB-Mäusen zu sehen, wenn Melatonin ab dem 15. beziehungsweise dem 5. Monat gegeben worden war. Wurde diesen NZB-Weibchen Melatonin während der Dunkelperiode gegeben, so zeigte sich ein 20 % Anstieg der Lebenszeit auf 22 Monate, während alle Kontrolltiere schon mit 19 Monaten gestorben waren.

Als wichtigstes Resultat ist zu werten, daß die Transplantation jugendlicher Epiphysen in alternde 16, 19 und 22 Monate alte Mäuse in einigen Fällen eine Lebenszeitverlängerung von 4 bis zu 6 Monaten bewirkte, im Mittel 4,2, 4,5 und 6,5 Monate länger als Kontrollmäuse (Tab. 1). Die Epiphysen-Verpflanzung von jung auf alt resultierte in einem 17 %igem, 21 %igem und 27 %igem Anstieg der absoluten Lebenserwartung. Dieses wurde auch durch den 12 %igen Anstieg der absoluten Lebenszeit in den Experimenten der Epiphysen-Verpflanzung von jungen Mäusen in 20 Monate alte C57BL/6-Mäuse (Abb. 4) bestätigt. In allen diesen Versuchsanordnungen mit melatonin-behandelten und mit Epiphysen/Thymustransplantierten Mäusen läßt sich trotz des fortgeschrittenen Alters der Empfängermäuse die Erhaltung der T-Zell-vermittelten Immunfunktion nachweisen, wie sie durch die VIT-Reaktion auf Oxazolon-Stimulation gemessen wurde (Tab. 2).

Die Ergebnisse bei epiphysen-transplantierten Tieren werden durch den offensichtlich juvenilen Status der Morphologie von Thymus und Schilddrüse sowie des Immunzustandes der Empfängermäuse trotz deren hohen Alters unterstrichen (Abb. 5 und 6). Die Aufrechterhaltung der Thymusfunktion ist nicht überraschend, weil bekannt ist, daß Melatonin und die Zirbeldrüse die Immunantwort verstärken[9, 10, 13-18]. So läßt sich auch erklären, daß die Ausbildung von Tumoren[19] und von Autoimmunerkrankungen[20] als Faktoren altersabhängiger Pathologie verzögert werden.

Es wurde nachgewiesen, daß Melatonin die Ovulation unterdrücken kann, so daß es nun auf klinischer Ebene als Kontrazeptivum getestet wird[21]. In dieser Beziehung paßt die Zirbeldrüse das innere neuroendokrine Milieu an Veränderungen äußerer Variablen an; das braucht sich nicht nur auf Lichtexposition zu beziehen, sondern auch auf Feuchtigkeit, Magnetismus, Temperatur, Antigene, Pheromone, Hunger, Sexualtrieb, Angst und Leiden[1, 2, 4, 22]. Die Epiphysenfunktion beinhaltet möglicherweise auch eine komplementäre Rolle in der Modulation gegen streß-verursachte Corticosteroid-Wirkungen[2-4, 6, 14-16, 23-28]. Untersuchungen in Rußland deuten darauf hin, daß ein Polypeptid der Epiphyse die Empfindlichkeit auf Dexamethason reduziert[26]. Anisimow et al.[29] beschrieben ein epiphyseales Peptid, welches den Alterungsprozeß verzögert, was möglicherweise einen Weg zur Prävention der Krebsentstehung bedeuten kann[30].

Außer Melatonin und noch unidentifizierten Peptiden[26, 29, 30] enthält die Epiphyse auch Thyreotropin-Releasing-Hormon (TRH)[31, 32] und moduliert die 5'thyreoidale Dejodinase der Schilddrüse[33]. TRH und Melatonin sind in der Lage, die steroid- oder streß-verursachte Thymusinvolution zu verhindern[9, 16, 34, 35] und die Immunkompetenz bei athymischen Nacktmäusen wiederherzustellen[16]. Sowohl TRH als auch Melatonin haben Rezeptoren in präoptischen hypothalamischen Hirnarealen, die für die Regulation von Schilddrüse und Thymus von Bedeutung sind[22, 24, 34, 35].

Das Epiphysen-Transplantat könnte auf das benachbarte Thymusgewebe via Melatonin wirken, oder auch andere epiphyseale Hormone könnten in den Thymus diffundieren. Die verpflanzte Epiphyse kann sympathogene Fasern vom oberen zervikalen Ganglion erhalten, die normalerweise den Thymus innervieren. Auf diese Weise könnte ein normales Muster der nächtlichen Melatonin-Freisetzung zustande kommen, die ihrerseits dergestalt auf den Thymus einwirkt, daß diese Drüse jugendlich wird.

Wie immer dieser Mechanismus auch abläuft, der Einpflanzung einer jugendlichen Epiphyse folgt die Aufrechterhaltung der Fähig-

TABELLE 1. Die Einpflanzung einer Epiphyse von jungen, 3 bis 4 Monate alten Spendermäusen in den Thymus von alternden, in Abstammung und Geschlecht identischen Mäusen verzögert den Alterungsprozeß und/oder verlängert die Lebenszeit der Epiphysen-implantierten Empfängermäuse.

Gruppe	Zuchtstamm und Behandlung	Alter bei Implantation bzw. bei Scheinoperation	Anzahl der überlebenden Mäuse (Alter in Monaten)																
			Nr.	17	18	19	20	21	22	23	24	25	26	27	28	29	30	31	32	33
A	Implantiert C...	16	7	7	7	7	7	7	6	6	5	4	3	3	2	1	1	1	0	
B	Kontrollen C...	16	7	6	6	6	4	4	2	1	1	0	0	0	0	0	0	0		
C	Implantierte Hybriden*	19	5	–	–	–	5	5	5	5	5	5	5	5	5	5	4	3	2	1
D	Kontrollen Hybriden	19	6	–	–	–	6	6	4	3	2	1	0	0	0	0	0			
E	Implantierte B....	22	3	–	–	–	–	–	–	3	3	3	3	3	3	3	3	1	0	
F	Kontrollen B....	22	5	–	–	–	–	–	–	5	5	5	2	0	0	0	0			

* C57BL/6 × BALB/cJ weibliche Hybriden. Alle Spender- und Empfängermäuse ware weibliche Inzuchtiere. Einzelheiten der Methoden und Techniken im Text. Diese Zahen wurden bereits in Ref. 2 veröffentlicht.
A vs. B: $P < 0.05$; C vs. D: $P < 0.01$; E vs: F: $P < 0.05$ (alles Mann-Whitney U-Test).

TABELLE 2. Behandlung mit Melatonin während der Dunkelperiode oder Epiphysen–Transplantation von jungen Spendermäusen erhält die VIT–Antwort und verzögert den Alterungsprozeß alter Mäuse.

	Behandlung	Zucht-Stamm	Ge-schlecht	An-zahl	Alter (Monate)	Melatonin Behandlung (Monate)	VIT-Antwort auf Oxazolon[a]		Lebensdauer (Tage)
							Vor Stimulation	Nach Stimulation	
A	Kontrolle	BALB/cJ	♀	9	26	–	28.25 ± 4.57	31.62 ± 7.11 (+12%)[b]	716 ± 101
B	Melatonin	BALB/cJ	♀	15	26	10	25.69 ± 1.96	31.06 ± 4.22 (+21%)[c]	843 ± 39 (+18%)[j]
C	Epiphyse[d]	BALB/cJ	♀	6	26	–	26.00 ± 3.60	33.67 ± 3.06 (+30%)[e]	902 ± 35 (+26%)[i]
D	Kontrolle	C57BL/6	♀	22	25	–	24.38 ± 2.14	29.62 ± 3.11 (+22%)[f]	773 ± 121
E	Melatonin	C57BL/6	♀	22	25	7	23.26 ± 1.06	29.93 ± 3.76 (+29%)[g]	826 ± 110 (+7%)[k]
F	Kontrolle	C57BL/6	♂	8	23	–	32.44 ± 4.52	34.72 ± 3.21 (+7%)[b]	743 ± 84
G	Melatonin	C57BL/6	♂	10	23	7	27.75 ± 0.99	33.33 ± 4.00 (+20%)[h]	871 ± 118 (+17%)[l]

Varianz-Analyse: vor und nach Stimulation (siehe Material und Methoden sowie Ergebnisse).
[a]Zahlen als Mittel ± SD. [b]Nicht signifikant (NS). [c]$p < 0.005$. [d]Fünf Monate nach Thymus-Implantation der Epiphyse einer jungen, 3 Monate alten Spendermaus. [e]$p < 0.048$. [f]$p < 0.0001$. [g]$p < 0.0001$. [h]$p < 0.005$. Statistik der Lebenszeit (Tage, Mann–Whitney U-Test): [i]$p < 0.05$, C vs. A; [j]$p < 0.001$, B vs.A; [k]NS, E vs. D; [l]$p < 0.001$, G vs. F.

keit zur Immunantwort. Dieses zeigt sich auch dadurch, daß die Wiederentstehung der ursprünglichen Morphologie von Thymus und Schilddrüse zu einem Zeitpunkt einsetzt, zu dem die übliche Altersinvolution schon nachweisbar ist. Sowohl unsere exogene Zuführung von zirkadianem Melatonin als auch die Verpflanzung junger Epiphysen in den Thymus alter Mäuse macht es wahrscheinlich, daß zwischen der Zirbeldrüse und ihren Produkten und dem Thymus eine feste Beziehung besteht, welche einen homöostatischen Kontrollmechanismus hohen Stellenwertes für den Alterungsprozeß und die Lebensdauer reguliert.

Wir danken Ms. Monica Bacciarini Rossi für technische Hilfe und Dr. Keith Dixon und Mr. Kurt Rotach für die statistischen Berechnungen. Wir fühlen uns Dr. Richard Cutler (Nationales Institut für Altersforschung, Baltimore) verpflichtet für die Verfügungstellung von Mäusen für die Epiphysen-Verpflanzungsexperimente. Die in den anderen Experimenten verwendeten Mäuse waren ein großzügiges Geschenk von CIBA-Geigy (Tierzuchtzenter Sisseln, Schweiz). Dem verstorbenen Dr. Maurice Landy (La Jolla, Kalifornien) sind wir für Hilfe bei der Veröffentlichung dankbar. Ebenso danken wir für die Hilfe von Dr. Ennio Pedrinis (Kantoninstitut für Pathologie, Locarno, Schweiz) für lichtmikroskopische Untersuchungen und Fotografien der Abb. 5 und 6. Dank auch den Herausgebern der *Annals of the New York Academy of Sciences*, für die Erlaubnis, die Abb. 2 und 3 sowie Tab. 1 aus unserer vorhergehenden Arbeit[2] zu veröffentlichen.

Anmerkungen
1. Hastings, M. H., Vance, G. & Maywood, E. (1989) *Experientia* **45**, 903–1008.
2. Pierpaoli, W., Dall'Ara, A., Pedrinis, E. & Regelson, W. (1991) *Ann. N.Y. Acad. Sci.* **621**, 291–313.
3. Pierpaoli, W. (1991) *Aging* 3, 99–101.
4. Reiter, R. J., Craft, C. M. & Johnson, J. E. (1981) *Endocrinology* **109**, 1205–1207.
5. Hoffmann, K., Illnerova, H. & Vaneck, I. (1985) *Neurosci. Lett.* **56**, 39–43.

6. Thomas, D. R. & Miles, A. (1989) *Bio. Psychol.* **25**, 365–367.
7. Bulloch, K. (1985) in *Neural Modulation of Immunity,* eds. Guillemin, R., Cohn, M. & Melnechuk, T. (Raven, New York), pp. 111–141.
8. Erlich, S. S. & Apuzzo, M. L. J. (1985) *Neurosurgery* **63**, 321–341.
9. Maestroni, G. J. M., Conti, A. & Pierpaoli, W. (1986) *J. Neuroimmunol.* **13**, 19–30.
10. Vede, T., Ishi, Y. & Matsume, A. (1981) *Anat. Rec.* **199**, 239–247.
11. Trentini, G. B., Genazzani, A. R., Criscuolo, M., Petraglia, F., De Gaetani, C., Ficarra, G., Bidzinska, B., Migaldi, M. & Genazzani, A. D. (1992) *Neuroendocrinology* **56**, 364–370.
12. Touitou, Y., Feure-Montagne, M. & Prouse, J. (1985) *Acta Endocrinol.* **108**, 135–144.
13. Pierpaoli, W. & Sorkin, E. (1972) *Nature New Biol.* **238**, 282–285.
14. Pierpaoli, W. & Besedovsky, H. O. (1975) *Clin. Exp. Immunol.* **20**, 323–328.
15. Pierpaoli, W. (1981) in *Psychoneuroimmunology,* ed. Ader, R. (Academic, New York). pp. 575–606.
16. Pierpaoli, W. & Yi, C. X. (1990) *J. Neuroimmunol.* **37**, 99–110.
17. del Gorbo, V., Cibri, V. & Villani, N. (1989) *Int. J. Immunol.* **11**, 567–573.
18. Fraschini, F., Scaglione, F. & Franco, P. (1990) *Acta Oncol.* **29**, 775–776.
19. Regelson, W. & Pierpaoli, W. (1987) *Cancer Invest.* **5**, 379–385.
20. Hansson, I., Holmdahl, R. & Mattsson, R. (1990) *J. Neuroimmunol.* **27**, 79–84.
21. Voordouw, B. C., Euser, R., Verdonk, R. G., Alberda, B. T., De Jong, F. H., Drogendijk, A. C., Fauser, B. J. M. & Cohen, M. (1992) *J. Clin. Endocrinol. Metab.* **74**, 108–117.
22. Rebuffat, P., Mazzocchi, G. & Stachowiak, A. (1988) *Exp. Clin. Endocrinol.* **91**, 59–64.
23. Wurtman, R. J., Alschule, M. D. & Holmgren, U. (1959) *Am. J. Physiol.* **197**, 59–64.

24. Demisch, L., Demisch, J. & Nikelsen. T. (1988) *J. Pineal Res.* **5**, 317–322.
25. Sharma, M., Palacois–Bois, J. & Schwartz, G. (1989) *Biol. Psychol.* **25**, 305–319.
26. Golikov, P. P. (1973) *Endocrinology* **19**, 100–102.
27. Khan, R., Kaya, S. & Potgieter, B. (1990) *Experientia* **46**, 860–862.
28. Tuwiler, A. (1985) *J. Neurochem.* **44**, 1185–1193.
29. Anisimov, V. N., Loktionov, A. S. & Khavinson, V. (1989) *Mech. Ageing Dev.* **49**, 1185–1193.
30. Bartsch, H., Bartsch, C., Simon, W. E., Flehmig, B., Ebels, I. & Lippert, T. H. (1992) *Oncology* **49**, 27–30.
31. Lew, G. M. (1989) *Histochemistry* **91**, 43–46.
32. Vriend, J. (1978) *Med. Hypothesis* **4**, 376–387.
33. Guerrero, J. M. & Reiter, R. J. (1992) *Int. J. Biochem.* **24**, 1513–1523.
34. Lesnikov, V. A., Dall'Ara, A., Korneva, E. A. & Pierpaoli, W. (1992) *Int. J. Neurosci.* **62**, 741–753.
35. Ruczas, C. (1988) in *Fundamental Clinics in Pineal Research*, eds. Trentini, G. P., DeGaetani, C. & Pevet, P. (Raven, New York), pp. 257–270.

Kreuztransplantation der Zirbeldrüse (Alt in jung und vice versa) beweist eine endogene »Altersuhr«

Vladimir A. Lesnikov* und Walter Pierpaoli**

Wir haben früher gezeigt, daß sowohl die exogene chronische zirkadiane (nächtliche) Gabe des epiphysealen Neurohormons Melatonin (N-acetyl-5-methoxytryptamin) bei alten Mäusen als auch die Transplantation der gesamten Epiphyse von jungen Spendermäusen in den Thymus von alternden Mäusen den Alterungsprozeß verzögern und den Zustand eines jugendlichen Lebens ohne Krankheit verlängern[1-4]. Beide Versuchsmodelle blieben jedoch in einigen Punkten kritischen Fragen gegenüber offen, weshalb Klärung notwendig war. Tatsächlich konnte man bei diesen zeitaufwendigen Experimenten positive Effekte der chronischen Melatonin-Zufuhr oder der Epiphysen-Verpflanzung nicht völlig von Veränderungen durch unterschiedliche Nahrungsaufnahme, Trinkgewohnheiten, chronische Stimulation des Thymus etc. unterscheiden. Dadurch war es nicht zulässig, Schlußfolgerungen bezüglich der echten, die Lebenszeit verlängernden Wirkung dieser Behandlung im Vergleich zu Kontrollgruppen zu ziehen.

Wir entwarfen Experimente, die jenseits jeglicher Zweifel eine Bewertung erlauben sollten, ob die beobachtete Lebenszeitverlängerung, beziehungsweise altersverzögernden Effekte auf immanente Eigenschaften der Epiphyse und nicht auf unspezifische Faktoren andauernder Bedingungen zurückzuführen sind. Dazu sollten die Mäuse ihre eigenen Kontrollen sein, indem sie gleichzeitig Spender und Empfänger einer »alten« beziehungsweise »jungen« Zirbeldrüse wurden.

* Anfragen nach Sonderdrucken: Institut für Experimentelle Medizin, Russische Akademie der Medizinischen Wissenschaften St. Petersburg, Rußland.
** Novera H. Spector Labor für Neuroimmunomodulation, Biancalana-Masera-Stiftung für Altersforschung, Via Birarelli 8, 60121 Ancona, Italien.

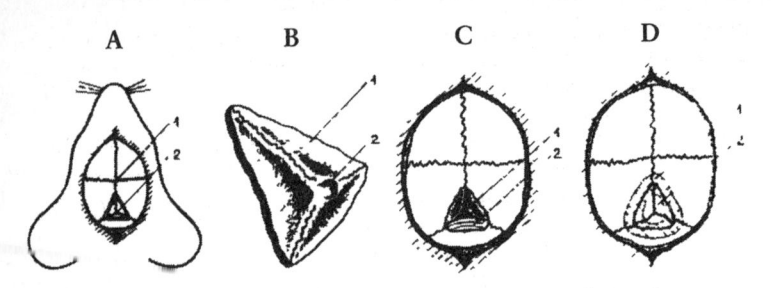

ABBILDUNG 1. *Epiphysen-Kreuztransplantation: Folgeschritte der Operation.* (A) *Das Operationsgebiet auf dem Kopf der Maus. Das Knochen/Epiphysen-Transplantat ist durch eine Doppellinie (Dreieck) gekennzeichnet.* 1: *Scheitel;* 2. *Hinterhauptsfissur.* (B) *Knochen/Epiphysen-Transplantat.* 1: *Schädelfragment von innen;* 2: *Epiphyse.* (C) *Schädelfenster bei der Empfängermaus.* 1: *Hirnrinde;* 2: *Kleinhirn.* (D) *Knochen/Epiphysen-Transplantat der Spendermaus bei der Empfängermaus eingepaßt.* 1: *Knochenzement;* 2: *Der Empfängermaus eingepaßtes Knochen/Epiphysen-Transplantat.*

Vor einigen Jahren begannen wir eine neue Serie von Langzeitversuchen mit genetisch reinen Inzuchtmäusen, namentlich des Stammes BALB/cJ. Dabei wurde gleichzeitig bei jungen erwachsenen (3 bis 4 Monate alten) und 18 Monate alten Mäusen gleichen Geschlechts desselben Inzuchtstammes die gesamte Zirbeldrüse mit dem zusammenhängenden Schädelfragment herausgenommen. Die Schädelfragmente wurden in Größe und Form so gewählt, daß »junge« beziehungsweise »alte« Epiphysen zum Schädel alter beziehungsweise junger Empfänger paßten. Diese Operation wird in Abb. 1 beschrieben.

EPIPHYSEN-KREUZTRANSPLANTATION

Es wurden Gruppen weiblicher, junger erwachsener (3 bis 4 Monate) und greiser alternder (18 Monate) BALB/cJ-Mäuse aus unseren Tierställen benutzt. Sie wurden bei 22° C mit freiem Zugang zu Nahrungsperlen und zu Wasser gehalten. Die Raumbeleuchtung wurde um 7:00 Uhr und um 19:00 Uhr abgeschaltet. Die Tiere wurden mit Hexanal-Barbiturat (220 mg/kg) narkotisiert. Das Schädeldach wurde sorgfältig enthaart, und das Operationsgebiet wurde mit 70%igem Athanol desinfiziert, dabei Irritationen der Augen ver-

TABELLE 1. Epiphysen-Kreuztransplantation jung in alt und alt in jung, bei weiblichen BALB/cJ-Mäusen resultiert in Verlängerung beziehungsweise Verkürzung der Lebensspanne unter üblichen Laborbedingungen[a]

Gruppe	Anzahl	Behandlung	Lebensdauer (Tage ± MF)*
A	30	Schein-Operation	719 ± 32
B	10	»junge« Epiphyse in alte Mäuse	1021 ± 56***
C	10	»alte« Epiphyse in junge Mäuse	510 ± 36**

[a] Junge (4 Monate alt) und alte (18 Monate alt) weibliche BALB/cJ-Mäuse waren sowohl Spender als auch Empfänger einer intakten Epiphyse. Nach Ohrmarkierung wurden die Mäuse bis zu ihrem Tod ungestört gelassen. Das Körpergewicht wurde monatlich bestimmt. Die Angaben stammen aus zwei gleichartigen Experimenten im Laufe dreier Jahre.

* Mittlerer Fehler; ** C vs. A, $p < 0,01$; *** B vs. A, $p < 0,002$.
Die statistische Bewertung erfolgte mittels Student t-Test.

meidend. Die Kopfhaut wurde 10–12 mm sagittal entlang der Mittellinie aufgetrennt und die Sehnenplatte und andere Weichteile von diesem Schädelbereich entfernt (Abb. 1A). Die Knochenoberfläche wurde mit 5%igem H_2O_2 gespült und mit 70%igem Äthanol getrocknet, um so die Fissuren der Schädeldecke aufzufinden. Um den Kopf der festgebundenen Maus in eine geeignete Operationslage drehen zu können, wurde ein originales stereotaxisches Instrument verwendet, das im Institut für Experimentelle Medizin, St. Petersburg, Rußland, entwickelt worden war[5, 6].

Unter Vorsichtsmaßnahmen, jegliche Verletzung der darunterliegenden Hirnrinde und des Kleinhirns zu vermeiden, wurde mit Hilfe eines Zahnarztbohrers ein dreieckiges Schädelfragment an der Schnittstelle der Scheitel- und Hinterhauptsfissuren herausgeschnitten (Abb. 1A). Die weiteren Operationsschritte wurden mit Hilfe eines Sezier-Mikroskopes durchgeführt. Nach Drehung des Kopfes um seine mittlere, horizontale Achse wurde das Schädelfragment einschließlich der anhaftenden Epiphyse, ihrer Membranen und des Bandapparates entnommen. Blutungen aus den venösen Hohlräumen wurden durch wiederholtes Spülen mit Kochsalz und Aufnahme mit Wattebäuschen bis zur spontanen Blutstillung behandelt. Die epiphysealen Bänder, die mit der harten Hirnhaut verbunden sind und die Hohlräume des Gehirns bilden, wurden mit kleinsten Scheren durchschnitten, bevor das Schädelfragment zusammen mit der anhängenden Zirbeldrüse entfernt und in eiskaltes TC 199-Medium (ohne Serumzusatz) gelegt wurde. Mit diesem Verfahren kann man auch Schädelfragmente mit Epiphysen in ihrer ursprünglichen Lage von Mäusen erhalten, die zuvor als Spender einer intakten Epiphyse getötet worden sind. In jedem Fall muß das Knochen/Epiphysen-Transplantat mikroskopisch untersucht werden, um sicherzustellen, daß die Zirbeldrüse in ursprünglicher Lage unbeschädigt geblieben ist (Abb. 1B).

Sodann wird die Epiphyse in ihrer originalen Lage von der Spender/Empfängermaus in das entsprechende, größengleiche, geeignete Schädelfenster der Empfänger/Spender-Maus eingebracht, das Schädelfragment eingepaßt und mit Knochenzement festgemacht (BF-6, Abb. 1C und D). Nach Trocknung wird die Schädelhaut mit Seidenfäden vernäht und das versiegelte Operationsgebiet mit einem Antibiotikum eingepudert. Die Dauer einer solchen Kreuz-Transplantation beträgt zwischen eineinhalb und zwei Stunden. Das gleiche Verfahren kommt bei scheinoperierten Mäusen zur Anwendung, nur daß der Maus ihr eigenes Schädelfragment mit eigener Epiphyse wiedereingesetzt wird.

Für die Bewertung der Epiphysen-Kreuztransplantation wurden nicht-invasive Kriterien zum Nachweis einer epiphysealen »Altersuhr« gewählt. Wir untersuchten nur das Körpergewicht, die körperliche Verfassung und die Lebensdauer der kreuz-transplantierten Mäuse. Eine erste Versuchsreihe mit Kreuz-Transplantationen (5 Mäuse pro Gruppe) begann im April 1990, eine zweite Serie dann im November 1991. In Tab. 1 sind die Ergebnisse dieser beiden Versuchsreihen dargestellt. Eine beachtliche Alterungsbeschleunigung sowie Todesfälle waren bei den jungen Mäusen mit »alter« Epiphyse zu sehen; dagegen war bei den alten Mäusen mit einer »jungen« Zirbeldrüse eine signifikante Verschiebung von Alterung und Tod zu beobachten. Ein Jahr nach der Epiphysen-Kreuztransplantation waren zwischen jüngeren und älteren Mäusen keine Unterschiede bezüglich der Zeichen des Körperverschleißes und -verfalls festzustellen (Abb. 2). Ungefähr ein Jahr nach der Epiphysen-Verpflanzung war bei den älteren Mäusen mit einem »jungen« Epiphysen-

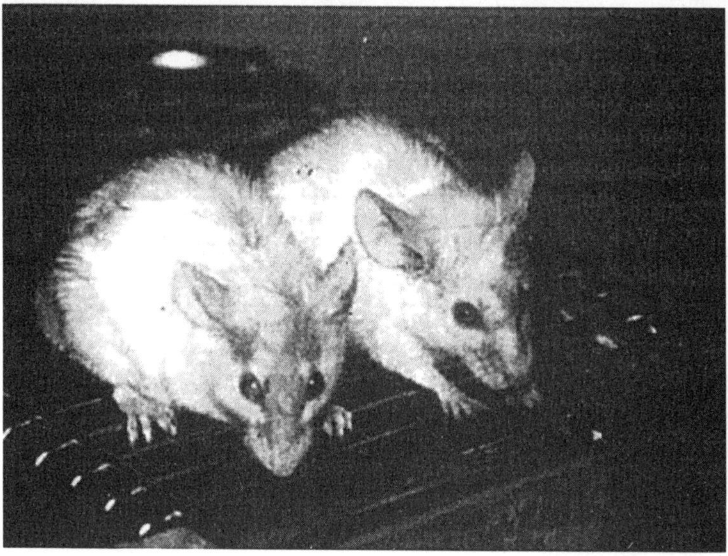

ABBILDUNG 2. Epiphysen-Kreuztransplantation: Auswirkung auf die körperliche Verfassung. Das Foto zeigt zwei weibliche Mäuse des BALB/cJ-Inzuchtstammes ein Jahr nach der Epipysen-Kreuzübertragung. Die Maus auf der rechten Seite erhielt im Alter von 540 Tagen die Zirbeldrüse einer 110 Tage alten Spendermaus (linke Bildseite). Diese jüngere Maus lebte nur 476 Tage. Ein Jahr nach der Epiphysen-Kreuztransplantation ist noch kein Unterschied der körperlichen Verfassung (Fell, Körperhaltung, Hautbeschaffenheit, Gewicht) zwischen der »alten« und der »jungen« Maus zu erkennen.

Transplantat ein fortschreitender Anstieg des Körpergewichts zu finden, während sich das Körpergewicht der jungen Mäuse mit einem »alten« Epiphysen-Transplantat dem Gewicht der älteren Mäuse zunehmend anglich. Dem Tod ging in beiden Versuchsgruppen ein schneller Gewichtsverlust voraus. Bei den jüngeren Mäusen mit »alter« Epiphyse war der Gewichtsverlust allerdings jeweils ausgeprägter. Ausnahmslos verschob beziehungsweise beschleunigte die Epiphysen-Verpflanzung von alt in jung beziehungsweise von jung in alt den Alterungsprozeß um ein gutes Drittel (6 Monate), was ungefähr ein Viertel der Lebenszeit der BALB/cJ-Mäuse unseres Tierstalles bedeutet[4]. Dieser Erfolg übertrifft die Lebenszeitverlängerung und/oder alterungsverzögernden Effekte nach Melatonin-Verabreichung und/oder Epiphysen-Verpflanzung in den Thymus bei weitem[1-4]. Dieses Resultat weist ganz deutlich auf eine bestimmte und zentrale Rolle der Zirbeldrüse auf Auslösung und Fortgang des Alterungsprozesses hin. Dieses Versuchsmodell verdient insofern Wiederholung und Erweiterung, als der Mechanismus noch aufzuklären ist, durch den die »Altersuhr« in der Zirbeldrüse die Maße für Lebenslänge und Tod setzt[7].

ZUSAMMENFASSUNG

Zirkadiane (nächtliche) Dauergabe von Melatonin ebenso wie Epiphysen/Thymus-Verpflanzung jung in alt ermöglichen den Nachweis einer primären, endogenen, zentralen »Altersuhr« in der Zirbeldrüse. Das hier beschriebene, weiterentwickelte Versuchsmodell läßt aufzeigen, daß der Austausch der Zirbeldrüse einer alten Maus mit der Drüse einer jungen gleichgenetischen Spendermaus die Lebensdauer markant verlängert, dagegen die in jüngere Mäuse verpflanzte »alte« Epiphyse die Lebensspanne beträchtlich verkürzt. Demnach liefert die Epiphysen-Kreuztransplantation klare Beweise für die zentrale Rolle der Zirbeldrüse bei Einleitung und Entwicklung des Greisentums. Es bietet sich somit ein neuartiges Prinzip für Eingriffe in den Alterungsprozeß an.

Anmerkungen

1. Pierpaoli, W. & G. Maestroni. 1987. Melatonin: a principal neuroimmunoregulatory and anti-stress hormone. Its anti-aging effects. *Immunol. Lett.* **16**: 355–362.
2. Pierpaoli, W. & C-X. Yi. 1990. The involvement of pineal gland and melatonin in immunity and aging. I. Thymus-mediated, immunoreconstituting and antiviral activity of thyrotropin releasing hormone. *J. Neuroimmunol.* **27**: 99–109.
3. Pierpaoli, W., A. Dall 'Ara, E. Pedrinis *et al.* 1991. The pineal control of aging: the effects of melatonin and pineal grafting on the survival of older mice. In *Physiological Senescence and Its Postponement: Theoretical Approaches and Rational Interventions.* W. Pierpaoli & N. Fabris, eds. Ann. N.Y. Acad. Sci. **621**: 291–313.

4. Pierpaoli, W., & W. Regelson. 1994. Pineal control of aging: effect of melatonin and pineal grafting on aging mice. *Proc. Natl. Acad. Sci. USA* **94:** 787–791.

5. Kiyko, V. V. & V. A. Lesnikov. Stereotaxis Apparatus for Rodents. Certificate of Invention. Application No. 4713811/14. Filed at the USSR State Committee for Inventions and Discoveries, May 26, 1989.

6. Lesnikov, V. A., E. A. Korneva, A. Dall 'Ara *et al.* 1992. The involvement of pineal gland and melatonin in immunity and aging. II. Thyrotropin releasing hormone and melatonin forestall involution and promote reconstitution of the thymus in anterior hypothalamic area (AHA)-lesioned mice. *Int. J. Neurosci.* **62:** 141–153.

7. Pierpaoli, W. The pineal aging clock. Evidence, models and an approach to aging-delaying strategies. In *Aging, Immunity and Infection*. D. C. Powers, J. E. Morley & R. M. Coe, eds. Springer Publishing Company. New York. In press.

Ausgewählte Literatur

Anisimov. V., Khavlnson, K. H., and Morozov, V. G. »Twenty Years of Study on the Effects of Pineal Peptide Preparation: Epithalamin in Experimental Gerontology and Oncology.« *Annals of the N.Y. Academy of Science* 719:483–93. 1994.

Arendt, J., Borbely, A. A., Franey C., and Wright, J. »The Effect of Chronic, Small Doses of Melatonin Given in the Late Afternoon on Fatigue in Man: a Preliminary Study.« *Neuroscience Letter* 45:317–21. 1984.

Axelrod, J., and Reisine, T. D. »Stress Hormones: Their Interaction and Regulation.« *Science* 224:452–59. 1984.

Bartness, T. J., and Goldman, B. D. »Mammalian Pineal Melatonin: A Clock for All Seasons.« *Experientia* 45:939–45. 1989.

Bartsch, C., Bartsch, H., Flüchter, S. H., et al. »Diminished Pineal Function Coincides with Disturbed Endocrine Rhythmicity in Untreated Primary Cancer Patients: Consequence of Premature Aging or Tumor Growth?« *Annals of the N.Y. Academy of Science* 719:502–25. 1994.

Bartsch, C., Bartsch, H., Flüchter, S. H., and Lippert, T. H. »Depleted Pineal Melatonin Production in Patients with Primary Breast and Prostate Cancer Is Connected with Circadian Disturbances of Central Hormones: Possible Role of Melatonin for Maintenance and Synchronization of Circadian Rhythmicity.« In *Melatonin and the Pineal Gland,* Touitou, Y., Arendt, J., and Pevet, P., eds. 311–16. Elsevier Science Publishers, B.V., 1993.

Bartsch, H., Bartsch, C., Simon, W. E., et al. »Antitumor Activity of the Pineal Gland: Effect of Unidentified Substances Versus the Effect of Melatonin.« *Oncology* 49:27–30. 1992.

Beitins, I. Z., Barkan, A., Klibanski, A., et al. »Hormonal Responses to Short Term Fasting in Postmenopausal Women.« *Journal of Endocrinology and Metabolism* 60:1120–26. 1985.

Bhattaccharya, S. K., Vivette Glover, I., McIntyre, G., et al. »Stress Causes an Increase in Endogenous Monoamine Oxidase Inhibitor (Tribulin) in Rat Brain.« *Neuroscience Letters* 92:218–21. 1988.

Blask, D., and Hill, S. »Effects of Pineal Hormone Melatonin on the Proliferation and Morphological Characteristics of Human Breast Cancer Cells (MCF-7) in Culture.« *Cancer Research* 48:6121–26. 1988.

Brugger, P., Marktl, W., and Herold, M. »Impaired Nocturnal Secretion of Melatonin in Coronary Heart Disease.« *The Lancet* 945:1408. 1995.

Cohen, M., Lippman, M., and Chabner, B. »Role of Pineal Gland in Etiology and Treatment of Breast Cancer.« *The Lancet* 814–16. October 14, 1978.

Covelli, V., Massari, F., and Fallacara, C. »Interleukin-1B and B-Endorphin Circadian Rhythms Are Inversely Related in Normal and Stress-Altered Sleep. *International Journal of Neuroscience* 63:299–305. 1992.

Dahlitz, M. B., Alvarez, J., Vignau, J., English, J., et al. »Delayed Sleep Syndrome Response to Melatonin.« *The Lancet* 337:1121–24. 1991.

Danforth, S., Tamarkin, L., and Lippman, M. »Melatonin Increases Oestrogen Receptor Binding Activity of Human Breast Cancer Cells.« *Nature* 305:323–24. 1983.

Dawson, D., and Encel, N. »Melatonin and Sleep in Humans.« *Journal of Pineal Research* 15:1–12. 1993.

DeFronzo, R., and Roth, W. »Evidence for the Existence of a Pineal-Adrenal and a Pineal-Thyroid Axis.« *Acta-Endocrinologica* 70:31–42. 1972.

Demisch, L., Demisch, K., and Nickelsen, T. »Influence of Dexamethasone on Nocturnal Melatonin Production in Healthy Adult Subjects.« *Journal of Pineal Research* 5:317–322. 1988.

Dillman, V. M., Anisimov, V. N., Ostroumova, M., et al. »Increase in the Lifespan of Rats Following Polypeptide Pineal Extract Treatment.« *Experimental Pathology* 17:539–45. 1979.

Dollins, A., Zhdanova, I., and Wurtman, R. »Effect of Inducing Nocturnal Serum Melatonin Concentrations on Sleep, Mood, Body Temperature and Performance.« *Proc. Natl. Acad. Sci, USA.* 91:1824–28. 1994.

Ebling, F. J. B., and Foster, D. L. »Pineal Melatonin Rhythms and Timing of Puberty in Mammals.« *Experientia* 45:946–54. 1989.

Ehrlich, S., and Apuzzo, M. L. J. »The Pineal Gland: Anatomy, Physiology, and Clinical Significance.« *Journal of Neurosurgery* 63:321–41. 1985.

Esposti, D., Lissoni, P., Tancini, G., et al. »A Study on the Relationship Between the Pineal Gland and the Opiate System in Patients with Cancer.« *Cancer* 62:494–99. 1988.

Fabris, N. »Neuroendocrine-Immune Aging: An Integrative View on the Role of Zinc.« *Ann. of the N.Y. Acad. of Sci.* 719:353–63. 1994.

–. »A Neuroendocrine-Immune Theory of Aging.« *International Journal of Neuroscience* 51:373–75. 1990.

Fabris, N., Amadio, L., Licastro, F., Mocchegiani, E., et al. »Thymic Hormone Deficiency in Normal Aging and Down's Syndrome: Is There a Primary Failure of the Thymus?« *The Lancet* 1:983–86. 1984.

Fabris, N., Mocchegiani, E., Muzzioli, M., and Provincialli, M. »The Role of Zinc in Neuroendocrine-immune Interaction During Aging.« *Ann. N.Y. Acad. Sci.* 621:314–26. 1991.

Fabris, N., Pierpaoli, W., and Sorkin, E. »Hormones and the Immunological Capacity. III. The Immunodeficiency Disease of the Hypopituitary Snell-Bagg Dwarf Mice.« *Clinical Experimental Immunology* 9:209–25. 1971.

Haimov, I., Laudon, M., and Zisapel, N. »Sleep Disorders and Melatonin Rhythms in Elderly People.« *British Medical Journal* 306 (6948): 167ff. 1994.

Hardeland, R., Reiter, R. J., Poeggler, B., and Tan, D. X. »The Significance of the Metabolism of the Neurohormone Melatonin: Antioxidative Protection and Formation of Bioactive Substances.« *Neuroscience and Behavioral Reviews* 17:347–57. 1993.

Hastings, M. H., Vance, G., and Maywood, E. »Phylogeny and Function of the Pineal.« *Experientia* 45(10):903–1008. 1989.

Heuther, G. »Melatonin Synthesis in the Gastrointestinal Tract and the Impact of Nutritional Factors on Circulating Melatonin.« *Ann. of the N.Y. Acad. of Sci.* 719: 146–58.

Holloway, W. R., Grota, L. J., and Brown, G. M. »Immunohistochemical Assessment of Melatonin Binding in the Pineal Gland.« *Journal of Pineal Research* 2:235–51. 1985.

Irwin, M., Mascovich, A., Gillin, J. C., et al. »Partial Sleep Deprivation Reduces Natural Killer Cell Activity in Humans.« *Psychosomatic Medicine* 56(6):493–98. 1994.

Khoory, R., and Stemme, D. »Plasma Melatonin Levels in Patients Suffering from Colorectal Carcinoma.« *Journal of Pineal Research* 5:251–58. 1988.

Kobayashi, A. K., Kirschvink, J. L., and Nesson, M. H. »Ferromagnetism and EMFs« (letter) *Nature* 65(18):123. 1995.

Lesnikov, V. A., Isaeva, E. N., Korneva, E., and Pierpaoli, W. »Melatonin Reconstitutes the Decreased CFU-S Content in the Bone Marrow of the Hypothalamus-Lesioned mice.« In *Role of Melatonin and Pineal Peptides in Neuroimmunomodulation.* Fraschini, F. and Reiter, R., eds. 225–31. New York: Plenum Press, 1992.

Lesnikov, V. A., Korneva, E. A., Dall'Ara, A., and Pierpaoli, W. »The Involvement of Pineal Gland and Melatonin in Aging. II. Thyrotropin-releasing Hormone and Melatonin Forestall Involution and Promote Reconstitution of the Thymus and Anterior Hypothalamic Area (AHA)-Lesioned mice.« *International Journal of Neuroscience* 62:141–53. 1992.

Lesnikov, V. A., and Pierpaoli, W. »Pineal Cross-Transplantation (Old-to-Young and Vice Versa) as Evidence for an Endogenous ›Aging Clock.‹« *Ann. of the N.Y. Acad. of Sci.* 719:456–60. 1994.

Lewy, A. J., Wehr, T. A., Goodwin, F. K., et al. »Light Suppresses Melatonin Secretion in Humans.« *Science* 210:1267–69.

Lino, A., Silvy, S., Condorelli, L., and Rusconi, A. C. »Melatonin and Jet Lag: Treatment Schedule.« *Biol. Psychiatry* 34:587–88. 1993.

Lissoni, P., Barni, S., Cattaneo, E., et al. »Pineal-Interleukin-2 Interactions and Their Possible Importance in the Pathogenesis of Immune Dysfunction in Cancer.« In *Role of Melatonin and Pineal Peptides in Neuroimmunomodulation.* Fraschini, F., and Reiter, R., eds. New York: Plenum Press, 1991.

Lissoni, P., Barni, S., Cazzaniga, M., et al. »Efficacy of the Concomitant Administration of the Pineal Hormone Melatonin in Cancer Immunotherapy with Low-Dose IL-2 in Patients with Advanced Solid Tumors Who Had Progressed on IL-2 Alone.« *Oncology* 51:344–47. 1994.

Lissoni, P., Barni, S., Tancini, G., et al. »A Study of the Mechanisms Involved in the Immunostimulatory Action of the Pineal Hormone in Cancer Patients.« *Oncology* 50:399–402. 1993.

Lissoni, P., Tancini, G., Barni, S., et al. »Melatonin Increase as Predictor for Tumor Objective Response to Chemotherapy in Advanced Cancer Patients.« *Tumori* 4:339–45. 1988.

Loscher, W., Wahnschaffe, U., Lerchl, A., and Stamm, A. »Effects of Weak Alternating Magnetic Fields on Nocturnal Melatonin Production and Mammary Carcinogenesis in Rats.« *Oncology* 51:288–95. 1994.

Maestroni, G. J. M., Conti, A., and Pierpaoli, W. »Melatonin, Stress, and the Immune System.« *Pineal Research Reviews* 7:203–26. 1989.

–. »Role of Pineal Gland in Immunity III: Melatonin Antagonizes the Immunosuppressive Effect of Acute Stress via an Opiatergic Mechanism.« *Immunology* 63:199–204. 1988.

–. »Role of the Pineal Gland in Immunity: Circadian Synthesis and Release of Melatonin Modulates the Antibody Response and Antagonizes the Immunosuppressive Effect of Corticosterone.« *Journal of Neuroimmunology* 13:19–30. 1986.

Maestroni, G. J. M., and Pierpaoli, W. »Pharmacologic Control of the Hormonally Mediated Immune Response.« In *Psychoneuroimmunology*. New York: Academic Press, 1981.

Masson-Pevet, M., Pevet, P., and Vivien-Roels, B. »Pinealectomy and Constant Release of Melatonin or 5-Methoxtryptamine Induce Testicular Atrophy in the European Hamster. *Journal of Pineal Research* 4:79–88. 1987.

Maurizi, C. P. »Why Not Treat Melancholia with Melatonin and Tryptophan and Treat Seasonal Affective Disorders with Bright Light?« *Medical Hypotheses* 27:271–76. 1988.

Meyer, B. J., and Theron, J. J. »The Pineal Organ in Man: An Endocrine Gland Awaiting Recognition.« *SAMJ*. 73:300–302. 1988.

Miles, A. »Melatonin: Perspectives in the Life Sciences.« *Life Sciences* 44:375–85. 1989.

Mocchegiani, E., Bulian, D., Santarelli, L., Tibaldi, A., Muzzioli, M., Pierpaoli, W., and Fabris, N. »The Immuno-Reconstituting Effect of Melatonin or Pineal Grafting and Its Relation to Zinc Pool in Aging Mice.« *Journal of Neuroimmunology* 53:189–201. 1994.

Mocchegiani, E., Bulian D., Santarelli, L., Tibaldi, A., Pierpaoli, W., and Fabris, N. »The Zinc-Melatonin Interrelationship: A Working Hypothesis.« *Ann. of the N.Y. Acad. of Sci*. 719:298–307.

Morgan, P. J., and Williams, L. M. »Central Melatonin Receptors: Implications for a Mode of Action.« *Experientia* 45:955–64. 1989.

Nakazawa, K., Marubayashi, U., and McCann, S. M. »Mediation of the Short-Loop Negative Feedback of Luteinizing Hormone (LH) on LH-Releasing Hormone Release by Melatonin-Induced Inhibition of LH Release from the Pars Tuberalis.« *Proc. Natl. Acad. Sci. USA* 88:7576–79. 1991.

Natsuko, M., Aoyama, H., Murase, T., and Mori, W. »Anti-Hypercholesterolemic Effect of Melatonin in Rats.« *Acta Pathologica Japonica* 39(10): 613–18.

»NIA Consensus Development Conference: The Treatment of Sleep Disorders in Older People.« *NIA Research Bulletin* (September 1990).

»NIA Funds Timely Research on Sleep, Melatonin and the Circadian Clock.« *NIA Research Bulletin* (July 1992).

Penny, R. »Episodic Secretion of Melatonin in Pre- and Postpubertal Girls and Boys.« *Journal of Clinical Endocrinology and Metabolism* 60:751–56. 1985.

Penny, R., Stanczyk, F., and Goebelsmann, U. »Melatonin: Data Consistent with a Role in Controlling Ovarian Function.« *J. Endocrinol. Invest.* 10:499–505.1987.

Pierpaoli, W. »Changes of the Hormonal Status in Young Mice by Restricted Caloric Diet: Relation to Lifespan Extension.« Preliminary Results. *Experientia* 33:1612–13. 1977.

–. »Inability of Thymus Cells from Newborn Donors to Restore Transplantation Immunity in Athymic Mice.« *Immunology* 29.323–38. 1975.

–. »Integrated Phylogenetic and Ontogenetic Evolution of Neuroendocrine and Identity-Defence, Immune Functions.« In *Psychoneuroimmunology.* Ader, R., ed. 575–606. New York: Academic Press, 1981.

–. »The Pineal Aging Clock: Evidence, Models, and an Approach to Age-Delaying Strategies.« In *Aging, Immunity and Infection.* Powers, D. C., Morley, J. E., and Coe, R. M., eds. New York: Springer Publishing, 1993.

–. »The Pineal Gland: A Circadian or a Seasonal Aging Clock?« *Aging* 3:99–101. 1991.

–. »Pineal Grafting and Melatonin Induce Immunocompetence in Nude (Athymic) Mice.« *Int. J. Neurosci.* 68:123–31. 1993.

Pierpaoli, W., and Besedovsky, H. O. »Failure of the ›Thymus Factor‹ to Restore Transplantation Immunity in Athymic Mice.« *Brit. J. Exp. Path.* 56:180–82. 1975.

–. »Role of the Thymus in Programming of Neuroendocrine Functions.« *Clin. Exp. Immunol.* 20:328–38. 1975.

Pierpaoli, W., Bianchi, E., and Sorkin, E. »Hormones and the Immunological Capacity. V. Modification of Growth Hormone Producing Cells in the Adenohophysis of Neonatally Thymectomized Germ-Free Mice: An Electron Microscope Study.« *Clin. Exp.; Immunol.* 9:889–901. 1971.

Pierpaoli, W., Dall'Ara, A., Pedrinis E., and Regelson, W. »The Pineal Control of Aging: The Effects of Melatonin and Pineal Grafting on the Survival of Older Mice.« *Ann. N.Y. Acad. of Sci.* 621:291–313. 1991.

Pierpaoli, W., Fabris, N., and Sorkin, E. »Developmental Hormones and Immunological Maturation. In *Hormones and the Immune Response.* Ciba Foundation Study Group No. 36. Cohen, S., Cudkowicz, G., McCluskey, R. T., eds. Basel: Karger, 1971.

Pierpaoli, W., Haemmerli, M., Sorkin, E., and Hurni, H. »Role of the Thymus and Hypothalamus in Aging.« In *V. European Symposium on Basic Research in Gerontology.* Schmidt, U. J., Bruschke, G., Lang E., et al., eds. 141–50. Erlangen, Germany: Verlag Dr. med. Straube, 1976.

Pierpaoli, W., Kopp, H. G., Muller, J., and Keller, M. »Interdependence Between Neuroendocrine Programming and the Generation of Immune Recognition in Ontogeny.« *Cell Immun.* 29:16–27. 1977.

Pierpaoli, W., and Maestroni, G. »Melatonin: A Principal Neuroimmunoregulatory and Anti-Stress Hormone. Its Anti-Aging Effects.« *Immunol. Lett.* 16:355–62. 1987.

Pierpaoli, W., and Meshorer, A. »Host Endocrine Status Mediates Oncogenesis: Leukemia Virus-Induced Carcinomas and Reticulum Cell Sarcomas in Acyclic or Normal Mice.« *Eur.J. Cancer Clin. Oncol.* 18(11): 1181–85. 1982.

Pierpaoli, W., and Regelson, W. »Pineal Control of Aging: Effect of Melatonin and Pineal Grafting on Aging Mice.« *Proc. Natl. Acad. of Sci. USA* 94:787–91. 1994.

Pierpaoli W., and Sorkin, E. »Alternations of Adrenal Cortex and Thyroid in Mice with Congenital Absence of the Thymus.« *Nature New Biology* 238:282–85.1972.

–. »Cellular Modifications in the Hypophysis of Neonatally Thymectomized Mice.« *Brit. J. Exp. Path.* 49:288–93. 1968.

–. »Effect of Gonadectomy on the Peripheral Lymphatic Tissue of Neonatally Thymectomized Mice.« *Brit. J. Exp. Path.* 49:288–93. 1968.

–. »Effect of Growth Hormone and Anti-Growth Hormone Serum on the Lymphatic Tissue and the Immune Response.« *Antibiotica et Chemotherapia* 15:122–34. Sorkin, E., ed. Basel: Karger-Verlag, 1969.

–. »Hormones, Thymus and Lymphocyte Functions.« *Experientia* 28:1385–89. 1972.

–. »Relationship Between Thymus and Hypophysis.« *Nature* 215:834–37. 1967.

–. »A Study on Anti-Pituitary Serum.« *Immunology* 16:311–18. 1969.

Pierpaoli, W., and Yi, C. X. »The Involvement of Pineal Gland and Melatonin in Immunity and Aging. I. Thymus-Mediated, Immunoreconstituting and Antiviral Activity of Thyrotropin-releasing Hormone.« *J. Neuroimmunolo.* 27:99–109. 1990.

–. »The Pineal Gland and Melatonin: The Aging Clock? A Concept and Experimental Evidence.« In *Stress and the Aging Brain: Integrative Mechanisms.* Nappi, G., Genazzani, A. R., Martignoni, E., and Petraglia, F., eds. 172–75, New York: Raven Press, 1990.

Prechel, M. M., Audhya T. K., Swenson R., et. al. »A Seasonal Pineal Peptide Rhythm Persists in Superior Cervical Ganglionectomized Rats.« *Life Sciences*: 44:103–10. 1989.

Rahamimoff, R., and Bruderman, I. »Changes in Pulmonary Mechanics Induced by Melatonin.« *Life Sciences* 4:1383–89. 1965.

Regelson, W., and Kalimi, M. »Dehydroepiandrosterone (DHEA)–The Multifunctional Steroid. II. Effects on CNS, Cell Proliferation, Metabolic and Vascular, Clinical and Other Effects. Mechanism of Action?« *Ann. of the N.Y. Acad, of Sci.* 719:564–75. 1994.

Regelson, W., and Pierpauli, W, »Melatonin: A Rediscovered Antitumor Hormone? Its Relation to Surface Receptors; Sex Steroid Metabolism, Immunologic Response, and Chronobiologic Factors in Tumor Growth and Therapy.« *Cancer Investigation* 5(4):379–85. 1987.

Regelson, W. and Sinex, F. N., eds. *Intervention and the Aging Process; Part A: Quantitation Epidemiology and Clinical Research; Part B: Basic Research and Pre-clinical Screening*. New York: Alan R. Liss, 1983.

Reiter, R. J. »Neuroendocrinology of Melatonin.« In *Melatonin, Clinical Perspectives*. Miles, A., Philbrick, D. R. S., and Thompson, C., eds.1-5. Oxford: Oxford University Press, 1988.

–. »Pineal Melatonin; Cell Biology of Its Synthesis and of Its Physiological Interactions.« *Endocrine Reviews* 12:151–80. 1991.

Reiter, R. J., Tan, D. X., Poeggeler, B., et al. »Melatonin as a Free Radical Scavenger: Implications for Aging and Age-Related Diseases.« *Ann. of the N.Y. Acad. of Sci.* 719:1–12. 1994.

Reppert, S. M., Weaver, D., Rivkees, S., and Stopa, E. »Putative Melatonin Receptors in Human Biological Clock.« *Science* 242:78–82. 1988.

Rosenthal, N. E., Sack, D. A., Carpenter, C. J., et al. »Antidepressant Effects of Light in Seasonal Depression.« *Am. J. Psychiatry* 142:163–70. 1985.

Rosenthal, N. E., Sack, D. A., and Wehr, T. A. »Seasonal Variations in Affective Disorders.« In *Circadian Rhythms in Psychiatry*. Wehr, T. A., and Goodwin, F. K., eds. 185–201. New York: Academic Press, 1983.

Rozencwaig, R., Grad, B. R., and Ochoa, J. »The Role of Melatonin and Serotonin in Aging.« *Medical Hypotheses* 23:337–52. 1987.

Samples, J. R., Krause, G., Lewy, A. J., »Effect of Melatonin on Intraocular Pressure.« *Current Eye Research* 7(7):649–53. 1988.

Sandyk, R. »Melatonin and the Maturation of REM Sleep.« *Intern. J. Neuroscience* 63:105–14.

Schalger, D. »Early-Morning Administration of Short Acting B-Blockers for Treatment of Winter Depression.« *Am. J. Psychiatry* 151(9):1383–85. 1994.

Scuderi, P. »Differential Effect of Copper and Zinc on Human Peripheral Blood Monocyte Cytokine Secretion.« *Cell Immunol.* 126:391–405. 1990.

Shirama, K., Furuya, T., Takeo, Y., et al. »Direct Effect of Melatonin on the Accessory Sexual Organs in Pinealectomized Male Rats Kept in Constant Darkness.« *Journal of Endocrinology* 95:87–94. 1982.

Souêtre, E., Rosenthal, N., and Ortonne J. P. »Affective Disorders, Light and Melatonin.« *Photodermatology* 5:107–9. 1988.

Souêtre, E., Salvati, E., Belugou, J. L., et al. »5-Methoxypsoralen Increases Evening Sleepiness in Humans: Possible Involvement of the Melatonin Secretion.« *Eur. J. Clin. Pharmacol.* 36:91–92. 1989.

Takahashi, J. S., and Katz, M. »Regulation of Circadian Rhythmicity.« *Science* 217:1104–11. 1982.

Tan, D. A., Poeggeler, B., Reiter, R., et al. »The Pineal Hormone Melatonin Inhibits DNA-Addust Formation Induced by the Chemical Carcinogen Safrole In Vivo.« *Cancer Lett.* 70:65–71. 1993.

Touitou, Y., Bogdan, A., and Auzéby, A. »Activity of Melatonin and Other Pineal Indoles on the In Vitro Synthesis of Cortisol, Cortisone, and Adrenal Androgens.« *Journal of Pineal Research* 6:341–50. 1989.

Touitou, Y., Fevre, M., Lagoguey, M., et al. »Age and Mental Health-Related Circadian Rhythms of Plasma Melatonin, Prolactin, Luteinizing Hormone and Follicle-stimulating Hormone in Man.« *Journal of Endocrinology* 91:467–75. 1981.

Touitou, Y., Fèvre-Montange, M., Proust, J., et al. »Age- and Sex-Associated Modification of Plasma Melatonin Concentrations in Man. Relationship to Pathology, Malignant or Not, and Autopsy Findings.« *Acta Endocrinologica* 108:135–44. 1985.

Touitou, Y., and Haus, E. »Aging of the Human Endocrine and Neuroendocrine Time Structure.« *Ann. of the N.Y. Acad. of Sci.* 719:378–97. 1994.

Troiani, M. E., Reiter, R. J., Vaughan, M. K., et al. »Swimming Depresses Nighttime Melatonin Content Without Changing N-Acetyltransferase Activity in the Rat Pineal Gland.« *Neuroendocrinology* 47:55–60. 1988.

Underwood, H. »The Pineal and Melatonin: Regulators of Circadian Function in Lower Vertebrates.« *Experientia* 45:914–22. 1989.

Voorduow, B., Euser, R., Verdonk, R., et al. »Melatonin and Melatonin-Progestin Combinations Alter Pituitary Ovarian Function in Women and Can Inhibit Ovulation.« *Journal of Clinical Endocrinology and Metabolism* 74(1):108–17. 1992.

Waldhauser, F., Ehrhart, B., and Forster, E. »Clinical Aspects of the Melatonin Action: Impact of Development, Aging, and Puberty, Involvement of Melatonin in Psychiatric Disease and Importance of Neuroimmunoendocrine Interactions.« *Neuroimmunology Review* 671–81. 1993.

Weiss, J. M., Sundar, S. K., Becker, K. J., and Cierpial, M. A. »Behavioral and Neural Influences on Cellular Immune Responses: Effects of Stress and Interleukin-1.« *J. Clin. Psychiatry* 50(No. 5, Suppl.):43–53. 1989.

Wilson, B. »Chronic Exposure to ELF Fields May Induce Depression.« *Bioelectromagnetics* 9:195–205. 1988.

Wirz-Justice, A., Graw, P., and Krauchi, K. »Light Therapy in Seasonal Affective Disorder Is Independent of Time of Day or Circadian Phase.« *Arch. Gen. Psychiatry* 50:929–37. 1993.

Wurtman, R. J. »Fall in Nocturnal Serum Melatonin Levels During Prepuberty and Prepubescence.« *The Lancet* 362–85. 1984.
- »The Pineal as a Neuroendocrine Transducer.« *Hospital Practice* (January 1980) 82–91.
Wurtman, R. J., and Lieberman, H. »Melatonin Secretion as a Mediator of Circadian Variations in Sleep and Sleepiness.« *Journal of Pineal Research* 2:301–3. 1985.
Wurtman, R. J., and Wurtman, J. J. »Carbohydrates and Depression.« *Scientific American* 260(1):68–74. 1989.
Wutian, W., Chen, Y., and Reiter, R. J. »Day-Night Differences in the Response of the Pineal Gland to Swimming Stress.« *Proceedings of the Society for Experimental Biology and Medicine* 187:315–19. 1988.
Young, I., Francis, P., Leone, A., et al. »Constant Pineal Output and Increasing Mass Account for Declining Melatonin Levels During Human Growth and Sexual Maturation.« *Journal of Pineal Research* 5:71–85. 1988.
Zisapel, N. »Melatonin Receptors Revisited.« *Journal of Neural Transmission* 73:1–5. 1988.

GOLDMANN

Krankheit als Weg

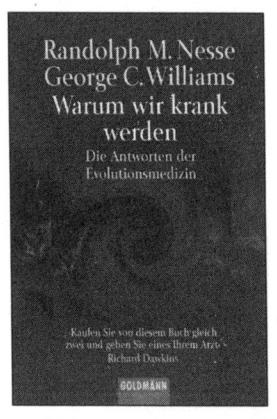

Randolph M. Nesse/George C. Williams,
Warum wir krank werden 15038

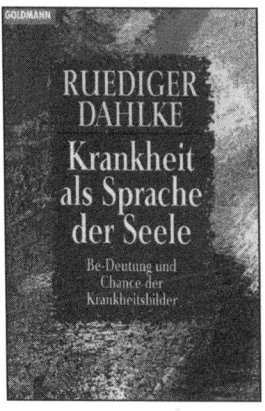

Ruediger Dahlke,
Krankheit als Sprache der Seele 12756

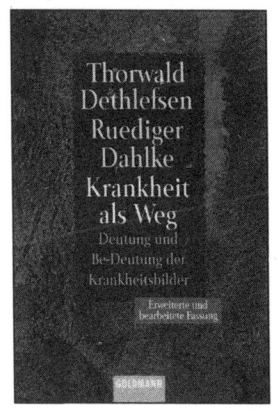

Thorwald Dethlefsen/Ruediger Dahlke,
Krankheit als Weg 11472

Goldmann • Der Taschenbuch-Verlag

ALLEN CARR

Sich bei Übergewicht von den Pfunden zu trennen ist oft ähnlich schwer, wie vom Rauchen zu lassen.
Allen Carr hat jedoch eine sehr erfolgreiche mentale Methode entwickelt, wie beides auf einfache Weise zu schaffen ist. Nach dem Erfolgsbuch
»Endlich Nichtraucher!« jetzt das bahnbrechende Schlankheitsbuch.

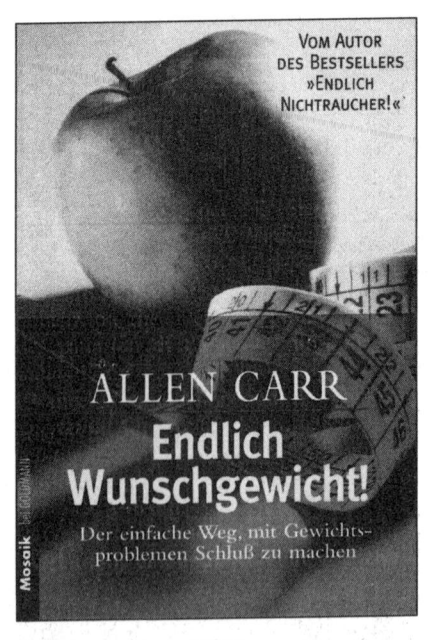

16117

ALLEN CARR

Den unverbesserlichen Raucher gibt es nicht – genau hier setzt Allen Carr mit seiner sensationellen Methode der Nikotinentwöhnung an. Sein Buch konfrontiert den Leser mit der schwierigen Situation, endlich ein für allemal mit dem Rauchen aufzuhören. Carr gibt Ratschläge, wie die körperliche und psychische Abhängigkeit von der Zigarette durch eine Wandlung in der inneren Einstellung überwunden werden kann. Die sensationellen Erfolge seiner Entwöhnungsstrategie sprechen für sich.

ALLEN CARR
Endlich Nichtraucher!
Der einfache Weg, mit dem Rauchen Schluß zu machen

Mosaik bei GOLDMANN

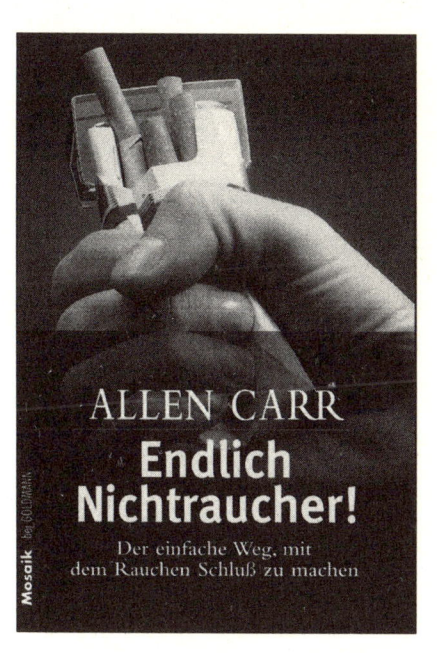

13664

GOLDMANN

*Das Gesamtverzeichnis aller lieferbaren Titel erhalten Sie
im Buchhandel oder direkt beim Verlag.
Nähere Informationen über unser Programm erhalten Sie auch im Internet unter:*
www.goldmann-verlag.de

★

Taschenbuch-Bestseller zu Taschenbuchpreisen
– Monat für Monat interessante und fesselnde Titel –

★

Literatur deutschsprachiger und internationaler Autoren

★

Unterhaltung, Kriminalromane, Thriller
und Historische Romane

★

Aktuelle Sachbücher, Ratgeber, Handbücher und
Nachschlagewerke

★

Bücher zu Politik, Gesellschaft, Naturwissenschaft und Umwelt

★

Das Neueste aus den Bereichen
Esoterik, Persönliches Wachstum und Ganzheitliches Heilen

★

Klassiker mit Anmerkungen, Anthologien und Lesebücher

★

Kalender und Popbiographien

★

Die ganze Welt des Taschenbuchs

★

Goldmann Verlag • Neumarkter Str. 18 • 81673 München

Bitte senden Sie mir das neue kostenlose Gesamtverzeichnis

Name: _____

Straße: _____

PLZ / Ort: _____